TRAITÉ

DES

MALADIES DE LA PROSTATE

PAR

Le Dr Henri PICARD

PROFESSEUR LIBRE DE PATHOLOGIE DES VOIES URINAIRES
A L'ÉCOLE PRATIQUE

Avec 83 figures dans le texte

PARIS

LIBRAIRIE J.-B. BAILLIÈRE ET FILS

19, rue Hautefeuille, près du boulevard Saint-Germain

1877

TRAITÉ

DES

MALADIES DE LA PROSTATE

Paris. — Imprimerie PILLET et DUMOULIN, rue des Grands-Augustins, 5.

TRAITÉ

DES

MALADIES DE LA PROSTATE

PAR

Le Dr Henri PICARD

PROFESSEUR LIBRE DE PATHOLOGIE DES VOIES URINAIRES
A L'ÉCOLE PRATIQUE

Avec 83 figures dans le texte

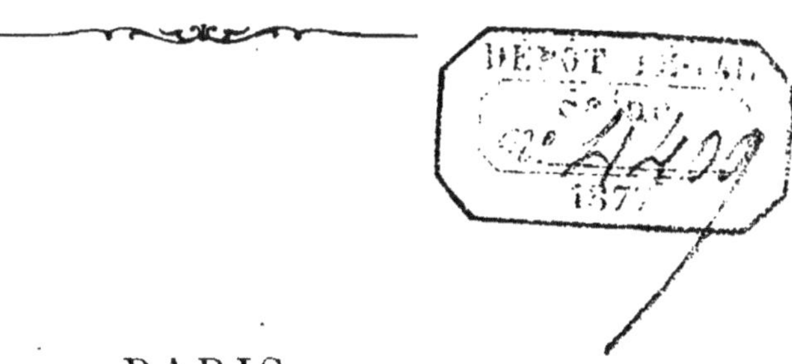

PARIS

LIBRAIRIE J.-B. BAILLIÈRE ET FILS

19, rue Hautefeuille, près du boulevard Saint-Germain

—

1877

PRÉFACE

Une étude suivie des maladies des voies urinaires, et un cours professé à l'École pratique, m'ont amené à l'idée d'exposer dans un ouvrage le résultat de mes travaux. Les progrès accomplis depuis quelques années dans la connaissance et le traitement de ces maladies, me font espérer que cet ouvrage ne sera pas sans quelque utilité pour mes confrères.

Le *Traité des maladies de la prostate*, que j'offre aujourd'hui au public médical, forme l'un des volumes que je me propose de publier successivement. Dans un autre volume, je décrirai les maladies de l'urèthre et, dans un troisième, les affections de la vessie.

J'ai divisé ce *Traité des maladies de la prostate* en douze chapitres.

Dans le premier, je décris *l'anatomie chirurgicale* de cette glande, et donne ses divers diamètres d'après les mensurations de Senne, Sappey, Dolbeau, Richet, en montrant combien il est utile de les parfaitement connaître pour pratiquer l'opération de la taille. J'expose ensuite la *structure* de cette glande, en mettant à profit les recherches de Ch. Robin.

Dans un second chapitre que j'intitule : *Considérations générales*, après avoir montré l'importance physiologique de la prostate tant au point de vue de *l'éjaculation* qu'à celui de *la miction*, je fais voir que cette glande joue dans la pathologie un rôle non moins considérable, et l'influence funeste exercée par ses maladies sur la vessie, les reins et le cœur lui-même. J'expose ensuite l'ordre que je me propose de suivre dans la suite de l'ouvrage.

Je débute dans la description des affections de la prostate par celle de ses *vices de conformation;* je dis les cas dans lesquels elle manque, et ceux dans lesquels ses lobes ne se sont pas réunis.

J'arrive ensuite aux *blessures* de cet organe que j'ai divisées, comme on le fait d'ordinaire, en *contusions*, *plaies*, par instruments piquants, tranchants et contondants. A propos des plaies par instruments tranchants, j'examine d'une manière particulière celles qui sont *intentionnelles*, c'est-à-dire les incisions qu'on pratique sur cette glande dans l'opération de la taille et les conséquences qu'elles peuvent avoir. Dans ce même chapitre j'étudie *les fausses-routes*.

Je consacre le chapitre suivant aux *inflammations* et aux *abcès* dont la prostate peut être le siége. Dans une subdivision de ce chapitre, intitulée : *Prostatorrhée*, je démontre, d'après M. Robin, que dans l'inflammation de la prostate il n'y a pas d'écoulement de liquide prostatique, qu'en un mot, la prostatorrhée vraie n'existe pas. A ce propos, je décris les liquides déversés normalement dans l'urèthre : *humeur prostatique*, des *glandes de Littre*, des *glandes de Méry*, le *sperme* et les liquides qui entrent dans sa composition, ce qui m'amène à dire quelques mots de la *spermatorrhée*.

Le traitement de la prostatite chronique est décrit avec beaucoup de détails, et j'y expose la méthode des cautérisations par instillations de M. Félix Guyon.

J'examine ensuite les abcès périprostatiques, c'est-à-dire ceux dans lesquels le pus fuse au-delà des aponévroses d'enveloppe de la glande.

Vient ensuite la description des *ulcérations* de la prostate dans la blennorrhagie, l'herpétisme, la scrofule, la tuberculose, le cancer et celle de l'endoscope de M. Désormeaux, instrument dont s'est servi cet auteur pour étudier et distinguer ces diverses lésions.

Les ulcérations d'origine diathésique forment une transition naturelle à l'étude du *cancer* et de la *tuberculose* prostatique. Je traite de la première de ces affections d'après le mémoire de M. Maurice Joly, paru en 1869, c'est-à-dire d'après le plus récent travail paru sur ce sujet.

Dans la description de la tuberculose, je débute par un exposé succinct des deux doctrines qui divisent actuellement, sur ce sujet, les anatomo-pathologistes. Je montre ensuite que, quelle que soit la doctrine adoptée, la tuberculose prostatique existe à tous les degrés dans la prostate, mais qu'elle n'y est peut-être pas aussi funeste que dans les autres organes.

La tuberculose prostatique m'amène forcément à décrire les *cavernes de la prostate* et à démontrer comment ces sortes de lésions sont possibles dans cet organe, entraînant presque fatalement à leur suite la *formation de fistules*.

J'arrive après aux diverses variétés de calculs pouvant exister dans la prostate, et à la manière dont il faut s'y prendre pour les extraire, soit par les voies naturelles, soit par incision périnéale.

Dans un autre chapitre, je décris les kystes de la prostate et j'en donne plusieurs observations.

Enfin, j'expose les *changements de volume* si fréquents dans la prostate. J'étudie sous ce titre *les augmentations de volume simples*, c'est-à-dire celles dans lesquelles la forme de la glande n'a pas subi de modifications considérables ; les *tumeurs* et les *valvules uréthro-vésicales*.

J'examine les causes qui peuvent amener ces changements, et je passe en revue les opinions de Thompson, de M. Dodeuil, de M. Sappey. Après les causes, j'en arrive aux conséquences de ces lésions : l'incontinence, la rétention d'urine, et à son mécanisme d'après Dolbeau, le catarrhe vésical ; enfin au traitement qui convient à ces diverses affections.

A propos des valvules, je décris les instruments de Mercier et de Maisonneuve qui servent soit à les inciser, soit à les exciser.

D'autres tumeurs que celles d'origine prostatique pouvant exister dans l'urèthre : *les polypes*, j'en fais la description.

Dans un dernier chapitre, j'expose les causes, l'anatomie pathologique et le traitement de *l'atrophie*.

TRAITÉ

DES

MALADIES DE LA PROSTATE

ANATOMIE DE LA PROSTATE

La prostate a été ainsi nommée, à cause de sa situation, par rapport au col de la vessie. Le mot prostate est, en effet, formé de deux mots grecs : πρό, en avant, et στάω, se tenir.

Situation. — La prostate est un organe symétrique et impair, situé sur la ligne médiane du périnée, à la partie inférieure du col vésical qu'il enveloppe entièrement par sa base, tandis que son sommet répond à la région membraneuse.

Forme. — Winslow a comparé la prostate à une châtaigne, comparaison adoptée par tous les anatomistes, malgré ce qu'elle a de vague. Comme le fait très-bien remarquer Amussat et, après lui, Gellie, dans sa thèse faite en 1854, elle représente plutôt un quadrilatère losangique ; en sorte que, parmi les auteurs, ceux qui lui décrivent une face antérieure et une face postérieure ne sont ni plus ni moins dans le vrai que ceux qui lui assignent une face supérieure et une face inférieure ; la face antérieure de cette glande est en même temps supérieure, comme sa face postérieure est à la fois inférieure.

Nous décrirons donc à la prostate une face antéro-supérieure, une face postéro-inférieure, une base et un sommet, deux bords latéraux. La face *antéro-supérieure* regarde le pubis, dont elle est éloignée de 12 à 15 millimètres; elle est recouverte par la partie de l'aponévrose pelvienne qui du pubis se porte à la vessie, dont elle est séparée, d'ailleurs, par un lacis veineux dont nous reparlerons plus loin. Sur cette face viennent s'attacher quelques fibres des ligaments antérieurs de la vessie, auxquels on a donné le nom de pubio-prostatiques. Ces ligaments sont des cordons fibreux résistants qui partent de la partie inférieure du pubis à l'union de la branche avec le corps de l'os et vont, en se dissociant, s'insérer à la fois sur la prostate, la vessie et le rectum. La glande n'en reçoit qu'un petit nombre de fibres; les plus nombreuses vont se rendre à la face antérieure de la vessie; les plus externes au rectum, en passant sur les faces latérales de la prostate à laquelle elles constituent une seconde enveloppe fibreuse dont elle est séparée par des plexus veineux.

La face *postéro-inférieure* est en rapport avec le rectum auquel elle adhère intimement au moyen d'une aponévrose très-dure, très-résistante, peu fournie de [tissu cellulaire, et étudiée par Denonvilliers qui lui a donné le nom d'aponévrose pros-

tato-péritonéale. Cette face est très-souvent creusée, sur son milieu, d'une sorte de gouttière qui l'a
fait comparer à un as de cœur de carte à jouer et
sur laquelle l'intestin vient s'accoler sans la débor-
der. M. Richet fait remarquer que la partie supérieure de cette face s'unit surtout intimement au
rectum, au niveau de l'angle antérieur formé par
cet intestin, pour s'en éloigner vers sa partie inférieure, en même temps que celui-ci se porte en arrière, de manière à laisser, entre lui et cet organe,
un espace auquel on a donné le nom de triangle
prostato-rectal.

La *base* de la prostate embrasse entièrement le
col de la vessie et se prolonge en arrière sous le
trigone vésical. Elle est obliquement taillée de sa
face supérieure à sa face inférieure et d'avant en
arrière. En bas, elle forme, avec la face postéro-
inférieure, un angle très-saillant. C'est par la base
que les canaux éjaculateurs pénètrent dans la prostate. Ils la perforent de haut en bas et d'arrière en
avant, et, après en avoir parcouru au moins un centimètre, dans une sorte de canal intérieur, ils viennent déboucher dans l'urèthre, de chaque côté du
verumontanum, en formant un angle très-aigu.
On désigne sous le nom de *verumontanum* ou *crête
uréthrale* une saillie située sur la ligne médiane de
la paroi inférieure de l'urèthre. Plus élevée en
avant, où elle se perd insensiblement, en diminuant
de hauteur et quelquefois en se bifurquant dans la
portion membraneuse, elle envoie de chaque côté,

par son extrémité postérieure, des plis radiés, parfois à peine visibles, auxquels on a donné le nom de *freins du verumontanum* et qui vont disparaître dans la vessie. De chaque côté du verumontanum, viennent s'ouvrir les orifices des conduits prostatiques.

Au point culminant du verumontanum, existe un orifice long de 3 à 4 millimètres, large de 1/6 à 1/4 de millimètre, qui donne accès dans une cavité de 1 centimètre de profondeur environ. Cette dépression, dont on ignore les usages, c'est l'*utricule prostatique* que certains anatomistes regardent comme l'analogue de l'utérus et même de l'utérus et du vagin chez la femme.

Le *sommet* embrasse en partie la portion musculaire de l'urèthre et vient se terminer en arrière du ligament de Carcassonne ou aponévrose moyenne dont il est distant, au dire de M. Richet, de 10 millimètres environ.

Les *bords latéraux*, qu'on pourrait désigner sous le nom de faces, à cause de leur épaisseur, sont en rapport avec le muscle releveur de l'anus dont ils sont séparés par l'aponévrose latérale de la prostate.

L'urèthre traverse la prostate de haut en bas et d'arrière en avant. La portion de la glande qui se trouve en arrière est ordinairement plus épaisse que celle comprise entre cet organe et le pubis ; le rapport, d'après M. Sappey, serait de 1 à 4 millimètres. Au dire de quelques anatomistes, la partie de la glande située en avant de l'urèthre, derrière le pubis, n'existerait presque jamais ; en sorte que la glande recevrait l'urèthre comme dans une gouttière ; mais c'est là une erreur manifeste, cette disposition étant assez rare. Quelquefois cependant on a vu tout l'opposé, et la plus grande partie du tissu glandulaire être située en avant de l'urèthre. Dans ces cas, l'épaisseur des tissus qui sépare le rectum de l'urèthre est peu considérable, et le doigt sent facilement à travers le rectum les instruments introduits dans le canal.

La prostate est enveloppée sur toutes ses faces d'aponévroses, qui s'appliquent exactement sur elle et lui forment une sorte de cage qui contient en même temps l'urèthre et à laquelle on a donné le nom de loge *uréthro-prostatique*. Ce sont : en arrière, l'aponévrose prostato-péritonéale, qui sépare, comme nous l'avons dit, le rectum de la prostate. Cette aponévrose, de forme triangulaire, à sommet tronqué, s'étend de haut en bas et d'arrière en avant, entre l'aponévrose supérieure et l'aponévrose moyenne. Sa base se continue en haut avec le péritoine, au niveau du cul-de-sac recto-vésical ; son sommet avec la lame supérieure de l'aponévrose moyenne ; en avant, elle adhère intimement à la prostate ; en arrière, le rectum glisse sur elle ; latéralement, elle se confond avec le tissu cellulaire qui entoure les plexus veineux périprostatiques.

Sur les côtés, l'aponévrose latérale de la prostate ou pubio-rectale, qui s'étend, comme la précé-

dente, de haut en bas, entre les deux aponévroses
supérieure et moyenne du périnée et, d'arrière en
avant, entre le pubis et le rectum. En bas, l'aponévrose moyenne du périnée, ou ligament de Carcassonne, qui, comme nous l'avons vu, limite presque le
sommet de la prostate. Cette aponévrose, traversée
par l'urèthre, s'attache en avant à l'angle formé
par la symphyse du pubis, sur les côtés, à la lèvre
interne de l'arcade pubienne, et s'avance par sa
base jusqu'au niveau du rectum. Là, elle se divise
en deux feuillets : l'inférieur, qui se continue avec
l'aponévrose superficielle du périnée, et le supérieur, qui s'unit avec le précédent sur les côtés,
mais qui, par sa partie moyenne, s'applique sur la
face antérieure du rectum, rejoint l'aponévrose
moyenne et ferme de cette façon la loge prostatique
en arrière.

En haut, la loge prostatique est recouverte par
l'aponévrose supérieure, qui s'insère, comme on
sait, à la circonférence du bassin et dont le centre
est percé pour livrer passage en avant au col de la
vessie et en arrière au rectum ; elle recouvre la face
supérieure de la prostate, mais non la face antérieure, et vient se fixer à la partie postérieure de
la symphyse pubienne par deux faisceaux ligamenteux connus sous le nom de ligaments antérieurs
de la vessie (1).

La prostate est, en outre, entourée de plexus

_____

(1) Richet. *Anatomie chirurgicale.*

veineux dont l'importance est considérable au point de vue chirurgical. Ces plexus, qui s'appliquent directement sur la glande et la séparent des enveloppes que nous venons de décrire, sont au nombre de trois : deux latéraux et un antérieur. Les deux latéraux partent de chaque côté de la partie antérieure du rectum, se portent en avant et se jettent dans chacune des extrémités du troisième, qui est transversal, et recouvre toute la partie antérieure de la prostate. Ce plexus reçoit, en arrière, la plupart des veines venant du col de la vessie, et en avant celles qui arrivent du dos de la verge en passant au-dessous du pubis. La prostate est donc entourée en tous sens, excepté en arrière, par de gros plexus veineux (plexus de Santorini), qui sont en quelque sorte le confluent de toutes les veines de cette région.

Les veines situées en avant de la prostate offrent une disposition particulière : elles traversent le muscle de Wilson, qui s'étend de chaque côté de la portion membraneuse de l'urèthre, à laquelle il s'insère en arrière, tandis qu'en avant il s'attache à la face postérieure de la symphyse et du corps du pubis, ce qui lui a fait donner le nom de pubio-uréthral. Ces veines sont accompagnées par des prolongements fibreux, qui en tiennent les parois écartées et béantes. Les artères peu importantes viennent des vésicales, dont l'une a reçu le nom de vésico-prostatique.

Il nous reste un point à étudier, le plus important certainement pour les chirurgiens; ce sont les dimensions de la prostate. En effet, sans la connaissance exacte des divers diamètres de la glande, il est impossible de pratiquer aucune des tailles uréthrales, puisqu'elles ont toutes pour but d'extraire la pierre au travers d'une incision de la prostate et du col de la vessie. Mais, il faut bien le dire, si ces dimensions ont été étudiées par un grand nombre d'anatomistes, il n'en est presque pas qui se soient entendus sur les chiffres et qui en aient donné de concordants.

Senn, prenant pour centre le canal de l'urèthre, a donné les suivants, qui représentent les rayons de la prostate :

De l'urèthe à la partie moyenne et inférieure.   14 à 16 mm.
    —   directement en dehors...........   16 à 18 »
    —   la partie inférieure et extérieure..   20 à 22 »

Pour M. Sappey, ces chiffres sont trop considérables et devraient être ainsi rectifiés :

Rayon inférieur......................   17 mm.
    —   transverse.....................   15 »
    —   oblique en bas et en dedans......   22 »

Ces mensurations, regardées comme exactes par M. Richet, ne concordent pas avec celles qu'a trouvées M. Dolbeau; pour ce chirurgien, en effet, voici quels sont les chiffres représentant les mêmes rayons :

Rayon inférieur......................   15 mm.
    —   transverse ....   13 »
    —   oblique en bas ....   18 »

Et, à ce propos, M. Dolbeau fait cette réflexion fort juste qu'il ne serait pas exact de baser sur ces chiffres restreints l'ouverture qu'on peut obtenir en incisant méthodiquement le col de la vessie (1).

D'un autre côté, d'après M. Richet, adoptant en cela les idées de Deschamps, le diamètre de l'orifice du col vésical dilaté ne peut atteindre que 16 millimètres, tandis que, d'après M. Dolbeau, on peut arriver jusqu'à 18 millimètres. Donc, si on s'en rapporte aux mensurations de MM. Sappey et Richet, on obtiendra, par la taille bilatérale, c'est-à-dire par la section de la prostate suivant ses deux rayons obliques, en bas et en dedans, qui, étant chacun de 22 millimètres, viendront s'ajouter aux 16 millimètres de la dilatation du col, une ouverture totale de 60 millimètres. Si, au contraire, on adopte les chiffres de M. Dolbeau, cette ouverture n'aura que 54 millimètres, 18 pour le col et 18 pour chacun des rayons obliques en bas, en tout trois fois 18. D'où il résulte que, d'après M. Dolbeau, on ne peut retirer par l'ouverture de la taille bilatérale, quand elle ne dépasse pas les limites de la glande, qu'un calcul de 3 centimètres de diamètre et de 3 centimètres et demi, en s'en rapportant aux mensurations de M. Richet.

Tout ce que nous venons d'exposer est d'ailleurs beaucoup plus théorique que pratique, car, quoi qu'on fasse, il est bien rare que l'incision de la taille

(1) Dolbeau. *Traité pratique de la pierre dans la vessie.*

ne dépasse pas les limites de la prostate. Cet organe, comme l'a fait remarquer Deschamps, et après lui M. Richet, est, en effet, moins large à sa pointe qu'à sa base, d'où il résulte qu'une incision qui divise cette dernière partie dans les trois quarts de sa largeur dépassera nécessairement les limites de sa pointe, puisque son étendue sera forcément la même en haut qu'en bas. Dès lors, les plexus veineux et les enveloppes fibreuses seront eux-mêmes divisés, exposant l'opéré à toutes les conséquences qu'on voulait éviter. Du reste, il vaut mieux, au dire de M. Richet, d'accord en cela avec Malgaigne, qu'il en soit ainsi, car il est encore moins dangereux de dépasser les limites de la glande que de contondre et déchirer les bords de l'incision.

Structure (1).—Cet organe est pourvu d'une enveloppe propre, épaisse de 1/2 millimètre, extrêmement adhérente au tissu glandulaire avec lequel elle est en continuité de fibres, ainsi que nous le verrons bientôt. Elle se distingue assez facilement à la dissection du tissu cellulaire périprostatique; elle offre une teinte grisâtre demi-transparente bien prononcée. Elle est formée principalement de fibres-cellules ayant les dimensions, l'aspect extérieur et la structure de celles de la vessie. Ces fibres entrent pour les 9/10 environ dans la composition de cette enveloppe; elles sont remarquables par le dévelop-

____

(1) Cette description est celle qui a été donnée par le professeur Robin, dans la Thèse de Gellie. Paris, 1854.

pement des nodosités propres à la plupart de ces fibres; elles sont disposées en faisceaux, dans lesquels toutes sont parallèles, et forcément adhérentes les unes aux autres. La plupart de ces faisceaux ont une direction longitudinale; d'autres sont obliques; quelques-uns disposés transversalement. Notons, en passant, que la portion prostatique de l'urèthre est pourvue de faisceaux de fibres-cellules semblables, mais plus petits, et la plupart ayant une direction longitudinale.

Nous allons actuellement traiter de la structure intime du tissu glandulaire proprement dit.

La prostate appartient, en effet, à la classe des glandes en grappes composées; elle diffère toutefois, sous plus d'un rapport, de la disposition des autres glandes qui composent ce groupe. La différence consiste surtout en ceci, que les culs-de-sac appendus à chacune des divisions des conduits excréteurs se jettent sur cette division dans toute sa longueur, à des intervalles inégaux et relativement assez grands. Ils ne se jettent pas, comme dans les autres glandes en grappes, à l'extrémité même de cette division ou subdivision du canal sécréteur, et, par suite, ils ne sont pas réunis en un groupe, *acinus*, ou grain glandulaire, séparé des autres aussi par une couche cellulo-vasculaire propre à chacun d'eux. De là vient que la coupe de la prostate est homogène et non point granuleuse comme dans les autres glandes.

Voici maintenant, plus en détail, quelle est la

disposition propre à chaque cul-de-sac et au tissu interposé. Le tissu de la prostate se compose d'une trame accessoire et de la partie sécrétante proprement dite, faisant corps l'un avec l'autre, d'une manière plus intime que toute autre espèce de glande. La trame se compose des éléments suivants : 1° Fibres du tissu cellulaire assez abondantes disposées en faisceaux mal limités, accompagnées de matière amorphe finement granuleuse. Ces faisceaux sont dirigés en tous sens, le plus souvent parallèlement à la direction des tubes sécréteurs et des conduits excréteurs. 2° Ce que présente de remarquable cette trame, c'est la présence d'une quantité considérable de faisceaux de fibres-cellules. Beaucoup de ceux-ci sont en continuité, à la surface de la glande, avec les faisceaux qui entrent dans la composition de l'enveloppe propre de la prostate ; aussi en résulte-t-il, pour cette enveloppe, une grande difficulté à la séparer de la glande. Les fibres-cellules, outre leur quantité, sont remarquables par leur dimension ; car, sous tous les rapports, elles ressemblent à ce qu'on trouve dans la vessie, et si quelques-unes sont plus courtes, toutes sont aussi larges. Les faisceaux des fibres-cellules sont remarquables aussi en ce que leur direction est, pour la plupart, la même que celle indiquée pour les faisceaux du tissu cellulaire. 3° Il existe dans la trame du tissu prostatique un assez grand nombre de filets nerveux ; ces filets existent soit dans la partie jaunâtre superficielle, soit dans la portion qui est plus voisine du canal de l'urèthre. Sans pouvoir indiquer ici exactement quel est leur nombre et leur quantité relative, il suffira d'indiquer qu'il est presque impossible d'enlever un lambeau du tissu prostatique large de 2 à 3 millimètres et épais de 1/3 de millimètre sans y trouver un filet nerveux. Chacun de ces filets est composé en général de 4 à 6 tubes larges chacun de 6 à 8/1000 de millimètre et entouré d'un névrilème commun relativement très-abondant. Ce névrilème est en outre remarquable par une quantité assez considérable de noyaux allongés qui accompagnent les fibres du tissu cellulaire du névrilème. La présence de ces tubes nerveux est certainement en rapport avec la quantité notable d'éléments musculaires de la vie organique qui, ainsi qu'on vient de le voir, entrent dans la composition de la trame de cette glande.

Dans la partie superficielle jaunâtre de la prostate, les intervalles qui séparent les uns des autres les culs-de-sac sécréteurs (intervalles remplis par la trame que nous venons de décrire) sont larges de 1/100 de millimètre au moins et 6 à 9/100 au plus. Ainsi, comme on le voit, les culs-de-sac sécréteurs sont loin d'être rapprochés et contigus, comme ils le sont dans chacun des *acini* des glandes en grappes ordinaires.

Nous allons maintenant nous occuper de la disposition des tubes sécréteurs, déjà nous avons vu qu'ils ne sont point groupés en *acini;* bien que ces culs-de-sac se jettent successivement les uns dans les autres, de manière à former un ensemble de culs-de-sac disposés sous forme de grappes, le long des tubes excréteurs, ils s'abouchent avec ceux-ci, à des intervalles assez considérables. L'épaisseur de la trame qui sépare ces culs-de-sac peut donner une idée de la grandeur de ces espaces. Les culs-de-sac sécréteurs de la prostate ont une largeur qui varie de 37 à 70/100 de millimètre; les uns sont cylindriques, à coupe circulaire, par conséquent; la plupart sont un peu aplatis. Ces derniers offrent en général la largeur que nous venons d'indiquer, dans leur plus petit diamètre, sur une largeur variable. Suivant qu'on examine ces culs-de-sac plus ou moins près du conduit excréteur, le plus grand diamètre de leur coupe|ovale est de 7/100 à 1/10 de millimètre.

Non seulement ces culs-de-sac sont aplatis, mais encore leur forme n'est pas régulière. Ils présentent sur leur trajet, et surtout vers leur extrémité terminale, des bosselures latérales plus ou moins prononcées. La longueur de chaque cul-de-sac, c'est-à-dire l'espace qui sépare leur extrémité terminale de leur point d'abouchement, est généralement de 1 à 4 fois plus grand que leur largeur.

La paroi propre de ces culs-de-sac est épaisse de 2 à 3/100 de millimètre, très-adhérente à la trame, elle se déchire facilement, aussi éprouve-t-on les plus grandes difficultés à isoler les éléments glandulaires. Les tubes sécréteurs sont tapissés d'un

épithélium pavimenteux par compression réciproque, à cellules un peu irrégulières, granuleuses à
l'intérieur, assez irrégulièrement disposées à la face
interne des tubes. Leur diamètre est en moyenne
de 2/100 de millimètre, leur noyau de 5 à 7/100 de
millimètre. Il est sphérique ou ovoïde; la forme
sphérique est la plus commune chez certains sujets,
du moins, car, à cet égard on observe des variétés
d'un sujet à l'autre. Ce noyau offre un contour un
peu irrégulier; il est granuleux à l'intérieur, de
teinte assez foncée et sans nucléole proprement dit.
On trouve presque constamment, sinon toujours,
des culs-de-sac sécréteurs remplis d'une matière
jaunâtre, demi-solide, granuleuse; cette matière est
composée principalement de granulations graisseuses d'un jaune brunâtre, solides, irrégulières,
extrêmement abondantes, d'un aspect tout particulier, en un mot, et dont le volume varie de 1 à
2/1000 de millimètre. On y trouve, en outre, des cellules d'épithélium libre, pareilles à celles qui tapissent les tubes, et des noyaux libres semblables à
ceux que contiennent les cellules. Enfin beaucoup
de ces tubes contiennent des petits calculs formés de
couches concentriques très-élégantes, dont les plus
petits ressemblent un peu à des grains d'amidon;
mais ils sont presque entièrement formés de
substance azotée; les plus gros distendent souvent,
d'une manière notable, les culs-de-sac qui les renferment. Nous reparlerons de ces calculs dans un
article spécial.

Nous allons terminer par quelques mots sur la structure des conduits excréteurs de la prostate.

Nous avons déjà parlé de leur volume et de leur direction, de leur mode successif de réunion les uns dans les autres. Voici maintenant quelle est leur structure. Lorsque les culs-de-sac, en se réunissant les uns dans les autres, finissent par constituer un conduit de 2 à 3/10 de millimètre, on peut constater que l'épithélium de la face interne prend peu à peu la forme cylindrique ou mieux primatique, puis dans les tubes un peu plus larges, ces cellules épithéliales ont leur extrémité libre chargée de cils vibratiles, en général très-nettement caractérisés. On trouve pourtant, quelquefois, des sujets chez lesquels les cellules n'ont pas la régularité de forme, ni la longueur considérable qui leur sont habituelles. Il importe aussi de noter, dans l'épaisseur des cellules, autour de leur noyau, des granulations graisseuses d'un jaune foncé, volumineuses, ressemblant à celles qui flottent dans le liquide prostatique et lui donnent sa couleur blanche.

La paroi propre de ces conduits excréteurs, qui tapisse l'épithélium que nous venons de signaler, est composée d'une certaine quantité de fibres propres du tissu cellulaire, accompagnée de matière amorphe finement granuleuse, mais sans fibres élastiques. Ils renferment aussi une quantité au moins égale de faisceaux de fibres-cellules, formant avec les éléments précédents, une seule et unique couche, dans laquelle les faisceaux musculaires sont principalement disposés en long, et les autres obliquement, sans qu'il soit possible d'en apercevoir dont la direction soit, d'une manière précise, circulaire et transversale.

CONSIDÉRATIONS GÉNÉRALES

Le rôle *physiologique* de la prostate, peu connu des anciens, est considéré aujourd'hui comme prépondérant dans l'*éjaculation* et dans la *miction*.

Éjaculation. — La fonction immédiate de la prostate, c'est la sécrétion d'une humeur particulière. Ce liquide existe toujours dans les conduits glandulaires; mais sa quantité augmente pendant le coït, en dehors duquel il n'est jamais excrété. A ce moment, les fibres musculaires végétatives de la prostate, qui forment environ le tiers de l'organe, se contractent sur les glandules qu'elles entourent et en expriment le contenu.

Ce liquide possède une réaction alcaline et la consistance du lait épais, crémeux, non visqueux : il est blanc, plus ou moins jaune, selon les sujets. C'est lui qui restitue au sperme sa couleur blanche qu'il a perdue dans les vésicules séminales. La sécrétion du liquide prostatique étant peu rapide, la couleur du sperme devient plus grisâtre, moins lactescente et plus claire, quand plusieurs coïts se sont succédé dans un court espace de temps.

Quand on examine le liquide prostatique sur un cadavre, on le trouve légèrement alcalin, de couleur laiteuse ou opaline très-prononcée, assez coulant. Il se compose d'un fluide incolore, tenant en suspension de très-fines granulations et des gouttelettes graisseuses, quelques rares cellules épithéliales prismatiques et quelques gouttes hyalines d'une substance visqueuse. Il ne contient pas de leucocytes.

Les cellules épithéliales peu nombreuses dans le liquide éjaculé, le sont bien davantage dans celui qu'on exprime de la glande. Ce sont des cellules à cils vibratiles, tapissant les canaux extérieurs. Dans les glandules on trouve aussi des concrétions dont nous parlerons dans un article spécial.

Si, après la mort, on fait sortir le sperme contenu dans les vésicules séminales par le canal déférent, on voit qu'il est gris-brun, tandis que le liquide prostatique qu'on exprime des orifices glandulaires a la consistance de la crème, de couleur jaunâtre, analogue à du pus, dont on ne peut le distinguer qu'au moyen du microscope. Aussi a-t-il souvent été pris pour ce liquide chez des sujets morts avec une épididymite (1).

Le liquide prostatique ne paraît pas, d'ailleurs, nécessaire à la fécondation, les spermatozoïdes étant, sous ce rapport, la partie active du sperme. Ce qu'il y a de certain, c'est que le sperme est éja-

____

(1) Robin, *Leçons sur les humeurs.*

culé avec autant de facilité chez les individus dont
la prostate ne sécrète pas de liquide. Ainsi, M. de
Quatrefages a vu un individu dont cet organe ne·
présentait aucun orifice glandulaire et qui cependant avait des érections et des éjaculations naturelles.

Outre la sécrétion et l'excrétion du liquide que
nous venons de décrire, la prostate, recevant, par
sa base, les conduits éjaculateurs qui la parcourent
dans la plus grande partie de sa longueur, doit
exercer aussi une action sur eux, action qui aide
probablement à la projection du sperme dans l'éjaculation, soit par la contraction de ses fibres musculaires, soit par le gonflement de son tissu en
général et du verumontanum en particulier, qui
contribue à l'occlusion du col vésical en arrière,
comme le prouve l'impossibilité d'uriner pendant
l'érection.

L'occlusion du col vésical, pendant l'éjaculation,
est regardée par MM. Kuss et Duval comme d'une
importance capitale. Autrement le sperme, maintenu en avant par la contraction du muscle de
Wilson, passerait dans la vessie, comme on le voit
dans certains cas pathologiques. Arrêté en arrière
par le verumontanum, en avant par le muscle de
Wilson, ce liquide s'accumule entre ces deux obstacles ; mais, la constitution du muscle de Wilson ne
lui permettant pas de rester longtemps en contraction, il se relâche et livre passage au sperme qui,
grâce à son accumulation, se précipite avec force

en avant. D'un autre côté, le muscle de Wilson se contractant de nouveau, pour se relâcher ensuite, explique les saccades spasmodiques de l'éjaculation. La turgescence du verumontanum pendant l'éjaculation aurait, au dire de Thompson, aussi pour but de maintenir entr'ouverts les canaux éjaculateurs. Le rôle considérable de la muqueuse prostatique dans cette fonction explique pourquoi ses maladies la troublent si souvent.

On pourrait se demander, néanmoins, si la prostate est indispensable à l'éjaculation. Quoique je n'aie point trouvé d'observations dans lesquelles on ait pu constater en même temps et l'absence de cet organe et l'excrétion du sperme, il est permis de croire que la contraction des canaux éjaculateurs, celle des vésicules séminales, des canaux déférents et, probablement aussi, de l'épididyme dont les muscles à fibres lisses ont des contractions lentes, mais très-puissantes, suffiraient à cette fonction. La contraction des canaux éjaculateurs et déférents ne se produit-elle pas, en effet, sur les animaux récemment tués, par l'excitation directe de ces conduits ou seulement de la portion lombaire du grand sympathique ou de la moelle épinière au moyen de la pile ?

Miction. — Le rôle de la prostate n'est pas moins important ici. L'accolement de ses parois serait, au dire de MM. Kuss et Duval, la principale cause de la rétention de l'urine dans la vessie. Pour eux, le sphincter vésical n'existe pas, par cette raison qu'il

ne peut y avoir contraction permanente d'un muscle.
C'est, pour ces auteurs, la muqueuse prostatique
qui joue le principal rôle dans le besoin d'uriner.
Quand la réplétion de la vessie est complète, l'urine
fait irruption dans la région prostatique et provoque l'action réflexe qui nous avertit du besoin
d'uriner. C'est alors seulement qu'intervient, sous
l'influence de la volonté, la contraction du muscle
de Wilson pour empêcher le liquide de s'échapper.

Si le rôle de la prostate est important en physiologie, il ne l'est pas moins en pathologie. Placée
au confluent des deux appareils urinaire et génital,
quoiqu'elle paraisse plutôt appartenir à ce dernier,
puisqu'elle est soumise aux lois organiques qui séparent les organes génitaux dans les deux sexes, et
qu'elle est spéciale à l'homme, ses maladies exercent sur l'un et l'autre une influence considérable.
Je ne parlerai pas de ses vices de conformation qui,
à de rares exceptions près, ne sont jamais isolés.
Mais qu'une phlegmasie simple, superficielle ou
profonde s'empare de l'organe, on saisit aussitôt
combien son importance, au point de vue dont nous
parlons, est peu en rapport avec son volume. Souvent, en effet, les testicules deviennent alors douloureux, les épididymes se gonflent ou s'indurent,
la rétention d'urine même se montre quelquefois,
et, contrairement à ce qui se passe pour un grand
nombre d'organes, en apparence beaucoup plus
importants, à cette phlegmasie aiguë, pour peu que
des soins pressants et énergiques n'aient pas été

donnés, succède une inflammation chronique d'une ténacité désespérante ou bien des abcès, des phlegmons auxquels la proximité d'organes importants donne une gravité considérable.

Si, au lieu d'une phlegmasie simple aiguë ou chronique, nous avons affaire à une affection diathésique, nous voyons la glande, détruite peu à peu, laisser à sa place, comme dans la tuberculose, des cavités et des fistules auxquelles l'art se trouve presque impuissant à remédier, ou, comme dans le cancer, des tumeurs qui remplissent le plus souvent la cavité vésicale et procurent aux malades, comme la transformation précédente, tous les tourments de la cystite, de la rétention ou de l'incontinence d'urine, avant de les conduire au tombeau.

Les traumatismes de la prostate, qu'ils soient accidentels, comme à la suite d'une chute, d'un coup ou d'une blessure par arme à feu ou arme blanche, ou intentionnels, comme dans la taille, donnent lieu à des considérations intéressantes, que le tissu prostatique ait seul été atteint ou que ceux dont il est entouré l'aient été avec lui. La facilité ordinaire de la guérison des blessures limitées à la glande étonne autant que la gravité de celles qui la dépassent. Enfin, nous trouvons à étudier dans la prostate, comme dans beaucoup d'autres organes, mais avec les caractères que leur imprime la glande où ils naissent, des calculs et des kystes.

En outre de ces affections locales ou générales, communes à tous les organes du corps humain, la prostate offre à étudier une maladie tout à fait spéciale, son augmentation de volume chez les vieillards, changement si important au point de vue des maladies de la vessie et des reins, dans la dernière partie de la vie. La prostate s'hypertrophie, comme on a coutume de le dire, et aussitôt difficulté de la miction, quand il n'y a pas incontinence d'urine, racornissement ou dilatation de la vessie. Ajoutez à cela la décomposition de son contenu et, par suite, son inflammation catarrhale, si commune à un certain âge, inflammation qui ne tarde pas à se propager, en arrière, jusqu'aux reins par les uretères, et en avant à l'urèthre dont la sensibilité devient extrême, chez ceux qui souffrent de cette affection. Enfin, si l'obstacle au cours de l'urine est considérable, non-seulement les reins sont comprimés, mais le cœur lui-même, obligé à plus d'efforts, pour contre-balancer la pression qui s'exerce sur la colonne sanguine, ne tarde pas à être affecté.

En résumé, nous décrirons les maladies suivantes :

1° Les vices de conformation — absence de la prostate. défaut de réunion des lobes de la prostate.

2° Les blessures comprenant — les contusions. les plaies. les fausses-routes.

3° Les inflammations comprenant — les inflammations — aiguës et chroniques. les suppurations — les abcès dans la prostate et les abcès périprostatiques.

4° Les ulcérations.......... { simples { inflammatoires. / traumatiques. ; diathési-ques. { herpétiques. / arthritiques. / scrofuleuses. / cancéreuses. / tuberculeuses.

5° Les maladies diathésiques { cancers. / tubercules.

6° Les cavernes et les fistules.

7° Les calculs prostatiques.

8° Les kystes de la prostate.

9° L'augmentation de volume, comprenant { l'augmentation de volume simple. / les tumeurs prostatiques. / les valvules uréthro-vésicales.

10° L'atrophie.

Incidemment, je dirai quelques mots de la *spermatorrhée*, à propos de la *prostatorrhée*, et des diverses humeurs normales déversées dans l'urèthre et qu'on a souvent confondues avec des liquides morbides. A propos des tumeurs prostatiques, je donnerai une description des *polypes* de l'urèthre.

VICES DE CONFORMATION

DE LA PROSTATE

Comme le fait très-justement remarquer Béraud, les vices de conformation de la prostate n'ont que bien peu d'importance au point de vue chirurgical. De deux choses l'une, en effet, ou ils sont isolés, ce qui est rare, ou ils accompagnent d'autres lésions des organes génito-urinaires. Or, dans le premier comme dans le second cas, le vice de conformation de la glande est au-dessus des ressources de l'art. Ne le fût-il pas que l'importance, tout à fait relative de cet organe, n'excuserait pas une intervention chirurgicale toujours dangereuse. Quand le vice de conformation embrasse l'ensemble des organes génito-urinaires, comme l'exstrophie de la vessie, les graves inconvénients et les conséquences si fâcheuses qu'il entraîne justifient pleinement des opérations dont le résultat n'a pas été, quelquefois, sans profit pour les malades ; mais ces opérations elles-mêmes laissent la prostate de côté, sans même s'en occuper. Cette glande, d'ailleurs, est si profondément située, qu'on ne pourrait l'atteindre, quand même on en aurait l'intention.

ABSENCE DE LA PROSTATE

Quand la prostate manque, il n'y a pas, à proprement parler, vice de conformation de l'organe lui-même, mais de ceux qui l'environnent ; aussi, est-ce l'ensemble de ces parties qu'il faut décrire, pour montrer leur disposition dans le cas qui nous occupe.

La prostate n'existe pas dans trois circonstances différentes :

1° Dans les cas d'absence complète des organes génitaux ;

2° Dans beaucoup de cas d'exstrophie de la vessie ;

3° Dans quelques cas, très-rares, les organes génitaux sont bien conformés ; seule, la prostate manque.

1° On conçoit parfaitement que si les organes génitaux n'existent pas, la prostate, qui en fait partie au moins autant que de l'appareil urinaire, puisqu'elle est traversée par les canaux éjaculateurs, puisse elle-même manquer. D'ailleurs, l'appareil générateur étant complétement absent, il est impossible de se prononcer sur le sexe du monstre, dont la difformité se rapporte aussi bien aux organes génitaux mâles qu'aux organes génitaux féminins. Mais les exemples d'absence complète des organes génitaux sont excessivement rares. On voit bien, il est vrai, l'un de ceux-ci manquer, mais les autres existent. Quelquefois aussi ils ne sont pas apparents à l'extérieur, et on en pourra croire l'individu privé, si on y regarde superficiellement ; mais en cherchant bien, même pendant la vie, on en trouve au moins des traces et, après la mort, on les découvre souvent entièrement.

Ainsi, dans une observation tirée du journal de Sédillot, t. XXXII, p. 376, on lit l'observation d'un enfant dépourvu de vessie, à l'autopsie duquel on ne trouva aucun des organes internes de la génération. Mais, quand on étudie attentivement cette observation, on y rencontre certains détails qui semblent indiquer, quoique l'auteur n'en dise rien, qu'il existait chez cet enfant au moins des vestiges d'organes génitaux, témoin le passage suivant qui a très-probablement rapport aux testicules :

« Au-dessous de la tumeur et du pubis, dans la place qu'occupent ordinairement les parties génitales, nous avons trouvé à droite et à gauche, parallèlement, deux tubercules de chaque côté, adossés à la partie inférieure de la tumeur, charnus, mollasses, de contexture tendré, l'un de la grandeur d'un gros grain de café arrondi, l'autre oblong, plus petit, plus interne, séparé du premier par une rainure; une distance de demi-pouce séparait aussi les tubercules du côté droit de ceux du côté gauche. Sur cette séparation, mais plus près des tubercules droits, se trouvait une ouverture ovale de deux lignes de diamètre longitudinal, et d'une ligne de diamètre transversal, située obliquement de haut en bas et de droite à gauche. L'urine, pendant la vie, passait en partie par cette ouverture; le stylet qu'on y introduisait pénétrait dans le bas-ventre. »

Dans l'observation suivante, communiquée à Breschet par le docteur Dolivera, et qui est tout à fait concluante, on n'a pas trouvé trace d'organes génitaux. Ici, la prostate était bien absente, avec le reste de l'appareil générateur; mais le sexe de l'enfant étant, par cela même, impossible à établir, le fait, d'après la remarque que nous avons faite en commençant, perd beaucoup de son intérêt:

« L'enfant vint à terme le 26 juillet 1815; la tête, la face, le thorax et les membres supérieurs n'offraient rien de remarquable. La partie supérieure de l'abdomen était déprimée, l'inférieure présentait l'état suivant: la peau de la région hypogastrique paraissait manquer dans un point; elle formait un bourrelet rouge de deux lignes d'étendue autour de la tumeur, qui la dépassait de deux pouces environ et qui paraissait être formée par le péritoine épaissi ; cette tumeur avait trois pouces à peu près dans tous les sens et paraissait contenir une portion des intestins. A la partie inférieure de cette même tumeur, et vers l'aine gauche, on apercevait un prolongement d'un pouce et demi de long, presque semblable au pis d'une vache, mais dépouillé, rouge et grenu, avec un orifice par où s'échappait le méconium. Un peu plus à droite se trouvait une autre exubérance, de quelques lignes seulement, percée de plusieurs trous, par lesquels coulait continuellement l'urine. Plus loin encore et dans la même direction, on apercevait le cordon ombilical, très-délié. A droite du pubis se voyait un repli de la peau qu'on aurait pris pour une portion de la vulve.

« Une tumeur oblongue, de trois pouces et demi à quatre pouces de long sur deux à trois de large, occupait la fesse gauche. Les membres inférieurs étaient très-maigres.

« Le 29 juillet, MM. Dolivera et Forestier procédèrent à l'ouverture du cadavre de cet enfant : ils ouvrirent la tumeur, dont le péritoine formait l'enveloppe ; les viscères qui y étaient parurent en très-bon état. Une sonde introduite dans l'orifice du prolongement qui présentait à son extrémité l'espèce d'anus dont on a parlé conduisit à un intestin très-grêle, qui parut être l'extrémité du colon descendant. La cavité pelvienne était très-petite ; on n'y a trouvé *aucune trace des organes génitaux, ni du rectum ;* au lieu de vessie existaient deux petits renflements formés par l'extrémité inférieure des ureteres, qui se rétrécissaient ensuite pour aller se terminer aux petits tubercules dont nous avons parlé.

« Le repli de la peau, que nous avons dit ressembler à une portion de la vulve, n'était formé intérieurement que par du tissu lamineux (1). »

2° Les exemples de la seconde variété sont beaucoup plus nombreux, car très-souvent, quand la vessie est exstrophiée, la prostate n'existe pas.

On en trouve un exemple dans la description suivante des organes génito-urinaires d'un fœtus monstrueux dont Littre a fait l'autopsie.

. . . .

« 6° Les deux reins étaient parfaitement ronds et tout composés de grains comme une mûre. Le rein gauche avait 15 lignes de diamètre, et chacun de ses grains près d'une ligne et demie. Le droit en avait 9 et ses grains environ 1.

« 7° La grosseur des uretères excédait de beaucoup la naturelle. Ces conduits allaient en serpentant d'un bout à l'autre, et avaient chacun une espèce de mésentère qui les contenait dans cette disposition.

« L'uretère gauche était d'un tiers plus gros que le droit et se terminait à la partie moyenne droite

____

(1) *Dictionnaire des sciences médicales*, t. XIV, 1815.

d'une vessie de 7 lignes de longueur et de 4 de largeur, située dans le bassin de l'hypogastre, du côté gauche. Le cou de cette vessie était fort court, étroit, et s'ouvrait de niveau à la superficie du ventre, par un trou rond, qui faisait fonction de celui de l'uretère et me parut avoir un sphincter. L'uretère droit aboutissait à la surface extérieure du ventre par un trou de figure ovale, d'environ une ligne et demie de longueur et d'une demi-ligne de largeur.

« 8° Les testicules étaient enfermés dans le ventre, l'un dans l'aine droite et l'autre dans la gauche. Le vaisseau éjaculateur du testicule droit se terminait dans la cavité de l'uretère du même côté. L'éjaculatoire du testicule gauche aboutissait dans la cavité de la petite vessie.

« 9° Ce fœtus n'avait *ni prostate* ni vésicule séminale. Il avait une verge, mais point de scrotum. La verge était longue de 9 lignes et grosse de 4 ; sa figure et sa situation étaient naturelles ; elle était composée du gland, de deux corps caverneux et de l'uretère. Le gland n'avait ni prépuce ni trou. Il était solide, de même que le reste de la verge (1). »

Voici un second exemple de la même difformité trouvée par Desault sur un sujet de 17 ans, mort des suites d'une ivresse alcoolique :

« Les os pubis étaient écartés entre eux d'environ trois pouces. Cet écartement, qui augmentait

____

(1) *Histoire de l'Académie royale des sciences de Paris*, 1789. — Sur un fœtus humain monstrueux, par M. Littre.

la distance ordinaire des épines antérieures de
chaque os iléon, était occupé supérieurement par
un ligament très-fort, très-épais, recouvert par la
peau, qui lui était très-adhérente. Au-dessous de
cette partie s'élevait un fongus ou bourgeon charnu
rouge, et qui avait été très-sensible, surtout pendant le froid. Ce fongus était de la grosseur d'un
petit œuf de poule ; il avait à sa partie inférieure
deux trous d'où l'urine s'écoulait goutte à goutte.
Il touchait et était appuyé sur deux corps ronds,
semblables à ceux qui résulteraient d'une division
verticale du gland jusqu'au canal de l'urèthre ; et
c'était effectivement le gland ainsi conformé, sur lequel on remarquait une gouttière formée par la paroi inférieure de l'urèthre, comme lorsque ce canal
existe. Vers le milieu de cette paroi, et dans la partie de l'urèthre qu'on nomme dans l'état naturel
fosse naviculaire, s'élevait un tubercule semblable
au verumontanum. Au côté de ce tubercule étaient
les deux orifices des conduits éjaculateurs ; au-dessous du gland se trouvait un lambeau de peau imi-
tant un prépuce fendu dans sa partie supérieure.
Le périnée était un peu saillant et présentait un
petit scrotum, qui cependant ne contenait pas les
testicules. Ces organes étaient près du pubis, dans
deux replis de peau qui, par leur figure et leur situation, ressemblaient aux grandes lèvres des femmes ; ils avaient la même conformation que dans
l'état naturel et étaient seulement plus petits qu'ils
ne le sont communément à l'âge de dix-sept ans.

Les conduits déférents suivaient leur direction ordinaire et se terminaient dans les vésicules séminales. Ces vésicules étaient très-petites et situées derrière la partie inférieure du fongus. *On n'a pas trouvé de prostate.* Les corps caverneux avaient leurs attaches aux os ischion et pubis, comme dans l'état bien conformé ; mais ils se portaient vers le fongus, où ils se terminaient après s'être réunis (1). »

On pourrait multiplier ces exemples, car les observations n'en manquent pas. Cependant, malgré leur nombre, il ne faudrait pas en conclure que l'absence de prostate est inséparable de l'exstrophie vésicale ; loin de là, les cas où ce vice de conformation existe avec la persistance de cette glande sont certainement les plus fréquents.

3° M. Deville a présenté à la Société anatomique un exemple de la troisième variété. C'était une pièce recueillie par M. Gandon, dans laquelle la vessie était énormément dilatée. Près du col vésical, on ne constate aucune trace de prostate, et à la place qu'elle devrait occuper, la vessie se prolonge sous forme d'infundibulum, avec l'urèthre parfaitement libre, terminé par un méat urinaire, à quatre lèvres, bien conformé.

Dans quelques cas d'exstrophie de la vessie la prostate existe bien, mais elle est déformée ou plus petite qu'à l'état normal. C'est ce que l'on voyait sur un sujet de vingt ans dont l'autopsie a été faite par

(1) *Commentaire de médecine,* par une Société de médecine d'Édimbourg (cité par Chopart, *Traité des maladies urinaires,* p. 168).

Pinel : « On remarquait, dit-il, la glande prostate au col de la vessie, dans l'intervalle des os pubis. *Elle avait moins de volume que dans l'état ordinaire et sa forme n'était pas non plus naturelle.*

Dans une observation de Deschamps rapportée par Chopart et ayant pour sujet l'autopsie d'un homme de 30 ans, on trouve la phrase suivante : « Les testicules, les vésicules séminales et la glande prostate n'ont offert de particulier que d'être plus petits qu'ils ne le sont communément à cet âge. »

Quelquefois la prostate existe bien, mais elle semble avoir changé de nature; ainsi Flajani l'a vue semblable à un morceau de tissu cellulaire induré; ou bien on n'y trouve plus d'orifices glandulaires; témoin le fait rapporté par Quatrefages que nous avons cité dans les généralités. Dans quelques cas, elle n'est plus traversée par les canaux éjaculateurs qui cheminent en dehors d'elle pour s'ouvrir sur un point quelconque de la surface uréthrale, ou se perdre dans le ventre ou les tissus environnants, sous forme de deux cordons blanchâtres sans orifice apparent. Dans un cas rapporté par Quatrefages, ils traversaient encore la prostate, mais, après s'être réunis, dans son intérieur, en un seul canal d'une ligne et demie de diamètre, sur huit lignes de longueur, qui s'ouvrait sur la ligne médiane, au fond du sinus circavésical.

DÉFAUT DE RÉUNION DE LA PROSTATE

Chez un grand nombre d'animaux, contrairement à ce qui existe chez l'homme où elle est unique, la prostate est double ; aussi, avant Vésale, les anatomistes décrivaient-ils cette glande comme formant deux corps distincts, sous le nom de *parastates*. Cette manière de procéder, fausse quand on considère cet organe chez l'adulte, ne l'est plus quand il s'agit du fœtus. Chez lui, en effet, cette glande est divisée en plusieurs lobes. D'après Guthrie, elle serait séparée en deux parties latérales, formées elles-mêmes de deux lobes. Selon cette manière de voir, les deux lobes internes opèrent leur jonction du quatrième au cinquième mois et la réunion des trois parties ainsi formées s'effectue définitivement au sixième. Mais on admet aujourd'hui, pour la glande prostate, un mode de développement différent et semblable à celui des autres parties de l'appareil génital, ce qui confirme la loi d'homœozygie, si bien établie et exposée par M. le professeur Serres. Cette loi, d'après laquelle les organes primitivement séparés en deux moitiés semblables viennent se souder sur la ligne médiane, par suite d'une évolution symétrique et centripète, est difficile à constater sur la plupart des organes, à cause de la rapidité avec laquelle elle s'accomplit. Mais il n'en est plus de même pour les organes génito-urinaires, et quelques cas d'exstrophie de la vessie avec bifidité persistante chez l'adulte ont confirmé cette loi et montré que les deux lobes latéraux de la prostate, comme la paroi abdominale, la vessie et l'urèthre, pouvaient rester séparés pendant la vie extra-utérine. On en trouve un exemple dans un mémoire de Vrolit d'Amsterdam paru en 1862 et traduit par Fallot. L'enfant né à terme était un jumeau assez fort, mais atteint d'exstrophie de la vessie et chez lequel la prostate se divisait, vers son milieu, en deux lobes qui montaient en divergeant et sur le sommet desquels reposaient les vésicules séminales. Au milieu d'eux, s'élevait le tronçon imperforé du gros intestin qui perçait la paroi postérieure de la vessie. Quand la disposition embryonnaire persiste, l'urèthre n'a plus pour plancher inférieur le plan résistant et dur que lui forme ordinairement la prostate dans la partie postérieure et il n'est plus séparé du rectum que par un tissu très-mince.

BLESSURES DE LA PROSTATE

La prostate, que son petit volume et sa situation profonde, au-dessus des tissus du périnée et derrière le pubis, préserve, plus que bien d'autres organes, de l'action des violences extérieures, est cependant plus exposée que beaucoup d'entre eux à l'action des instruments piquants, tranchants et contondants. En effet, ce n'est pas seulement dans le traumatisme accidentel qu'elle se trouve blessée par ces sortes d'instruments; mais encore, et surtout, dans ceux qui ont été réglés par l'art, c'est-à-dire dans les opérations nécessitées par ses maladies ou par celles de l'urèthre ou de la vessie. Bien souvent alors le chirurgien porte sur elle, avec intention, une lame tranchante.

Dans d'autres circonstances plus rares, c'est un instrument piquant, le trocart, par exemple; mais alors l'opérateur la blesse contre son gré. Ces accidents devaient être fréquents autrefois, quand la ponction capillaire de la vessie, au moyen de l'aspiration, était inconnue et qu'on conduisait, dans cet organe, par l'hypogastre, le périnée ou le rectum, un gros trocart à hydrocèle. Dans le premier cas, on était exposé à piquer la face antéro-supérieure de la prostate; dans les autres, à la traverser de part en part de sa face postéro-inférieure à sa face antérieure; si bien que, selon quelques chirurgiens, dans la ponction périnéale, le trocart passerait toujours au travers de la prostate. Enfin, sa position au col de la vessie qui la préserve des violences extérieures, plus que toute autre partie des organes génito-urinaires, l'expose, au contraire, aux pressions, aux contusions, aux déchirements du cathétérisme et, par conséquent, à ce genre de blessures auquel on a donné le nom de *fausses-routes.*

Nous décrirons donc trois sortes de blessures de la prostate : 1° les contusions; 2° les plaies; 3° les fausses-routes.

CONTUSIONS

Les contusions de la prostate n'ont pas été décrites par les auteurs. C'est à peine si Velpeau, dans son article sur les maladies de la prostate du Dictionnaire en 30 volumes, en dit quelques mots, quoique ce soit le premier paru sur ce sujet. Béraud, dans sa thèse d'agrégation sur les mêmes maladies, reproduit l'article du maître, sans y rien ajouter.

C'est, qu'en effet, les contusions de la prostate de causes externes sont rares, ce qui s'explique facilement, comme nous venons de le dire, et par sa situation profonde au-dessus du périnée, et par la disposition même de cette région et par ses rapports avec l'arcade pubienne et les os coxaux.

Supposons qu'un choc se produise sur le périnée, qu'un homme tombe à cheval sur une poutre, par exemple, comment veut-on que la prostate, placée au col de la vessie, sur un plan vertical passant à peu près au niveau de l'anus, entourée, en outre, d'aponévroses épaisses, dont la résistance éminemment favorable lui laisse, tout en la protégeant, une mobilité assez étendue pour fuir devant la violence, comment veut-on, dis-je, que la prostate puisse être atteinte ?

Ajoutez à cela la direction du plan périnéal, oblique de bas en haut et d'avant en arrière, qui fait que la partie antérieure de cette région, c'est-à-dire la partie correspondante à la symphyse, subit le choc en l'amortissant presque entièrement, puisque le pubis lui présente un obstacle solide, difficile à dépasser. Aussi, que voyons-nous dans les contusions du périnée? L'urèthre blessé, mais à un niveau correspondant à celui que je viens de désigner, c'est-à-dire à sa courbure sous-pubienne, en arrière du bulbe, dans la partie antérieure de la région membraneuse, point d'élection des rétrécissements traumatiques, aussi bien que des rétrécissements spontanés.

Quant à la prostate elle-même, elle est le plus souvent épargnée.

Nous venons d'examiner les chances de contusions de la prostate dans l'hypothèse d'une violence agissant sur le périnée. Mais la glande sera au moins aussi bien préservée contre une violence s'exerçant en avant, car le pubis auquel elle répond par sa face antéro-supérieure lui fournit une protection encore plus directe et aussi efficace.

Il en serait de même et à plus forte raison, si le choc venait des parties latérales; il devrait alors, en effet, être assez violent, non-seulement pour traverser les os coxaux, mais encore les parties molles qui recouvrent leur face externe. Or, ce résultat ne pourrait guère se produire, comme dans le cas précédent, que dans le traumatisme par armes à feu. Malgré ces dispositions protectrices, en apparence si efficaces, nous verrons que la prostate a été très-rarement, mais enfin quelquefois contusionnée. Ainsi, Velpeau l'a trouvée, dans un cas, criblée de petits grumeaux sanguins; mais il y avait en même temps déchirure des tissus voisins, car il n'y a guère, d'après lui, d'exemple authentique de contusion pure et simple de la prostate.

Cependant, dans la thèse de Dugas (Montpellier, 1832), on trouve deux observations dont la seconde, au moins, me paraît bien se rapporter à une contusion de la prostate.

La première est celle d'un capitaine de lanciers qui, étant retombé violemment sur la partie postérieure de sa selle, fut pris, à la suite d'un dîner succulent, accompagné de copieuses libations, d'une rétention d'urine avec fièvre et douleurs violentes au col de la vessie. Le doigt introduit dans le rectum sentait la prostate considérablement augmentée de volume, chaude, animée de battements pulsatils. Peut-être le choc avait-il retenti jusque sur l'organe qui, à la suite de cette contusion, avait été pris d'inflammation. D'ailleurs, un traitement énergique empêcha celle-ci d'arriver jusqu'à la suppuration. Je dois ajouter, pour être vrai, que le malade avait précédemment souffert d'une blennorrhagie supprimée par des injections; circonstance qui jette un certain doute sur les conséquences de la contusion.

Dans la seconde, il n'en est plus de même. Il s'agit d'un nommé Portal, jeune homme de 25 ans, bien portant, n'ayant jamais eu de blennorrhagie, qui fut pris, à la suite d'une course de quinze lieues à cheval, d'une difficulté d'uriner avec grossissement et suppuration de la prostate qu'on fut obligé d'ouvrir.

Ces deux exemples viennent à l'appui de l'assertion de Velpeau, que l'équitation ou la pression prolongée du périnée sur un corps dur peut froisser la prostate et y faire naître le germe d'une maladie plus ou moins sérieuse.

Les symptômes d'une contusion de la prostate sont identiques à ceux de l'inflammation. Douleur au col de la vessie, s'irradiant dans l'anus; gonflement de la glande, avec chaleur et battements pulsatils, strangurie, ténesme vésical et rectal.

Si on avait lieu de soupçonner une contusion de la prostate, il faudrait, comme on le fit dans le premier cas, et, comme le conseille Velpeau, en prévenir le résultat par un traitement antiphlogistique énergique : 15 à 20 sangsues dans l'anus, au moyen du spéculum que nous décrirons à l'article inflammation, ou au périnée; celles-ci peuvent être remplacées par des ventouses appliquées sur cette dernière région. On prescrirait aussi des grands bains prolongés, des onctions sur le périnée avec la pommade mercurielle belladonée, recouverte de cataplasmes; le repos, une alimentation modérée ou la diète en cas de [fièvre; enfin, on aurait soin de tenir le ventre libre par l'usage de purgatifs légers ou de lavements au miel.

PLAIES DE LA PROSTATE

Les plaies de la prostate sont faites par des instruments piquants, tranchants ou contondants. ainsi que nous l'avons dit .dans les généralités. Quels qu'ils soient, d'ailleurs, ces instruments agissent toujours de dehors en dedans, ou de dedans en dehors.

Quand ils pénètrent de l'extérieur à l'intérieur, c'est, dans la plupart des cas, à travers le périnée qu'ils s'ouvrent un chemin pour pénétrer dans les parties profondes. Quelquefois alors accidentelles, les plaies sont bien plus souvent l'œuvre du chirurgien. *Accidentelles,* c'est presque toujours une chute qui en est la cause ; le périnée venant frapper brusquement un corps du genre de ceux que nous venons de désigner tout à l'heure. Ainsi, Velpeau l'a vue traversée par la pointe d'un tranchet sur lequel un homme s'était assis et, une autre fois, par la pointe d'un échalas sur lequel le blessé était tombé. Dugas a vu, dans des circonstances identiques, cet organe traversé par l'extrémité d'une branche d'arbre. Parfois c'est une opération chirurgicale mal exécutée qui en est la cause, la ponction périnéale de la vessie, par exemple, si comme le prétendent quelques chirurgiens, le trocart traverse presque toujours la prostate dans cette opération.

Bien plus souvent, les plaies de la prostate par le périnée sont *intentionnelles,* c'est-à-dire la conséquence d'une opération chirurgicale parfaitement réglée ; *la taille* dont presque tous les procédés consistent à la traverser, par cette face, avec un instrument tranchant. Heureux quand l'incision assez large et la pierre peu volumineuse permettent au chirurgien d'extraire le corps étranger, sans transformer cette plaie régulière en une ouverture déchiquetée et contuse.

La prostate n'est pas seulement atteinte par le périnée, mais encore par le rectum. Ce sont alors quelquefois des corps étrangers introduits dans ce dernier organe pendant l'ivresse, une chope, par exemple, qu'on est obligé de briser pour l'en retirer ; des épingles, des graviers, des noyaux de fruits dont le séjour finit par ulcérer la paroi prostato-rectale. Ou bien ces plaies, comme les précédentes, peuvent être consécutives à une opération chirurgicale : la taille recto-vésicale ou la·ponction par le rectum. Toutefois, il faut bien le dire, une blessure de la prostate, dans cette dernière opération, ne serait guère possible que par suite d'une hypertrophie considérable de la glande ou d'une très-grande inhabileté de la part du chirurgien.

Les plaies de la prostate par projectile d'arme à feu pénétrant par le rectum sont tout à fait exceptionnelles : en voici cependant un cas curieux que sa rareté même m'engage à reproduire :

B., soldat du train, reçut le 23 mars 1870, pendant que, le corps demi-fléchi en avant, il était occupé à charger une voiture de fourrage, une balle qui pénétra par la région fessière un peu en arrière du grand trochanter.

Le blessé ne perçut pas d'abord une grande douleur, l'hémorrhagie fut nulle, la température resta normale; point très-important, comme nous le verrons tout à l'heure ; le pouls conserva aussi le rhythme accoutumé,

Un stylet introduit dans l'ouverture d'entrée de la balle ne donna aucune notion sur le trajet du projectile. Cependant, ayant fait pisser le malade devant lui, M. Bédard, auteur de l'observation, vit sortir de l'urine mêlée à du sang, ce qu'il regarda comme un signe de mauvais augure. Il y avait d'ailleurs une légère rétention d'urine. Le malade ressentait, en outre, une douleur prostatique très-vive et de la pesanteur dans le rectum.

Le toucher rectal donnait la sensation d'une hypertrophie prostatique très-résistante et comme métallique. C'était là, en effet, sur la ligne médiane, dans l'aponévrose prostato-périnéale que la balle était logée. Elle fut extraite le 28 mai par Ricord. L'incision avec le bistouri à lame cachée porta sur la ligne médiane de cette aponévrose, et la balle saisie avec une pince fut retirée assez facilement. Le soulagement fut immédiat, l'hémorrhagie nulle.

Le lendemain, l'urine n'était plus mélangée de sang, mais, par contre, le pus sortant en abondance par l'ouverture d'entrée de la balle, fit penser à une fracture de l'os iliaque qu'il fut d'ailleurs impossible de constater.

ll sortit aussi par la suite une grande quantité de pus par la plaie d'extraction. Le malade ayant eu de la diarrhée, on lui administra des lavements émollients et des irrigations furent faites dans la plaie.

Vingt jours après l'opération, le malade qui n'avait jamais eu plus de 38°3, ni une fièvre ardente et seulement une diarrhée un peu persistante, sortit de l'ambulance avec bon appétit. Cependant ayant été quelques jours après visité par M. Bédard, le blessé fut trouvé dans un état moins satisfaisant, l'appétit était perdu, la diarrhée avait reparu, la suppuration abondante avait agrandi l'ouverture d'entrée de la balle et les muscles de la cuisse étaient décollés, dans une certaine hauteur, par un foyer ayant son point de départ dans l'aine gauche, mais sans communication avec le trajet de la balle. Ce foyer fut ouvert et la cuisse placée en demi-flexion dans un appareil ouaté compressif. Par l'ouverture d'entrée, on put alors constater, avec le doigt introduit très-haut, une fracture de l'os iliaque régulière semblant faite comme à l'emporte-pièce. A partir de ce moment, le malade, malgré une petite vérole et l'émaciation du membre inférieur, se rétablit promptement.

Plusieurs remarques doivent être faites ici. D'abord, la température ne s'est jamais beaucoup élevée, signe de très-bon augure indiquant qu'aucun organe intrapelvien important ni le péritoine n'étaient atteints. On voit en second lieu que l'intervention chirurgicale a été utile, puisque le malade s'en est trouvé immédiatement soulagé. Pour extraire la balle, on avait le choix entre la méthode employée ou une incision prérectale, suivant la méthode de Demarquay, ou bien sur le milieu ou les côtés du raphé.

La persistance de la suppuration indique son origine osseuse; l'os iliaque se faisant d'ailleurs remarquer sous ce rapport parmi tous les autres.

Les plaies de la prostate peuvent être faites par la région hypogastrique ou pubienne, mais alors elles sont toujours accidentelles. Tantôt c'est une arme à feu dont le projectile la pénètre, après avoir traversé le pubis; tantôt c'est une épée qui transperce le col de la vessie en même temps que la partie inférieure de la paroi abdominale antérieure. Dans la ponction vésicale par l'hypogastre, c'est le trocart qui pointe dans la glande ou, dans le cathétérisme rétrograde, le bec de la sonde qui y creuse une fausse-route. M. Monod raconte qu'ayant eu à traiter, à la maison de santé, un homme atteint de rétention d'urine et n'ayant pu le sonder, il pratiqua la ponction hypogastrique, mais, qu'au lieu d'urine, il ne sortit que du sang par le trocart. Le malade fut soulagé par cette sorte de saignée et urina dès lors naturellement; mais étant mort, quelques jours après, de suppuration de la prostate et de la vessie, on put s'assurer à l'autopsie que le trocart était venu pointer sur la prostate, ce qui n'était pas étonnant puisqu'elle s'avançait jusqu'au-dessus du pubis de manière à pouvoir y être sentie.

En résumé, les plaies de la face inférieure ou postérieure de la prostate, c'est-à-dire produites par des instruments agissant par le rectum ou le périnée, sont assez fréquentes, mais presque toujours l'œuvre du chirurgien. Celles de la face antérieure ou supérieure, plus rares, sont au contraire toujours accidentelles.

Nous venons d'examiner les blessures de la prostate, venues de l'extérieur. Dans une seconde catégorie, on doit ranger toutes celles dont la cause agit du dedans au dehors, c'est-à-dire sur la surface uréthrale de la glande. Ici encore, nous avons d'ailleurs, comme tout à l'heure, les plaies accidentelles et celles qu'on pourrait appeler curatives, puisqu'elles sont faites par le médecin dans un but thérapeutique.

Les premières sont toutes la conséquence d'une manœuvre de cathétérisme mal exécutée, soit avec le lithoclaste, soit avec la sonde droite, courbe ordinaire ou coudée; l'instrument exerce alors une simple pression contondante, ou bien il traverse l'organe en partie ou en totalité et occasionne cette sorte de blessure à laquelle on a donné le nom de fausse-route et dont nous ferons une étude séparée. Dans d'autres circonstances, c'est un calcul qui, spontanément ou sous l'effort du chirurgien, déchire le tissu prostatique, ou une cautérisation trop énergique qui sphacèle le tissu glandulaire.

Les secondes, c'est-à-dire les plaies intentionnelles ou curatives, sont faites avec des instruments spéciaux, tranchants ou contondants, dont nous reparlerons en traitant des valvules du col vésical.

SYMTÔMES. — Si la plaie de la prostate faite par le périnée est *accidentelle*, il y aura une hémorrhagie plus ou moins considérable, et si la glande est traversée dans toute son épaisseur, l'urine s'écoulera seulement pendant la miction, mais, dès son début, par l'ouverture de la plaie, pourvu que la section n'ait pas dépassé, en arrière, le col de la vessie; auquel cas l'écoulement pourrait ne pas être intermittent, mais continu. Tel est ce qu'on trouve le plus souvent. Cependant, il ne faudrait pas conclure d'une manière absolue de l'absence de ce symptôme que la prostate n'est pas divisée de part en part, car, si la section est nette, le tissu dense et serré de la glande, les aponévroses qui la contiennent, la congestion consécutive à la blessure ne permettant pas le facile écartement des lèvres de la plaie, il pourrait se faire, comme on l'a vu d'ailleurs même dans les plaies de la vessie, ou que l'urine ne s'écoulât que d'une manière intermittente, quoique le col vésical ait été divisé, ou qu'elle sortît par le méat, quand même la plaie extérieure communiquerait avec l'intérieur de l'urèthre. Ce serait alors à l'exploration directe des parties qu'il faudrait avoir recours. Pour cela, il suffirait, si l'ouverture de la plaie était assez large, d'y introduire l'index, aussi profondément que possible, pendant qu'un cathéter irait audevant de lui par le canal; leur rencontre démontrerait en même temps et l'existence de la communication et sa profondeur dans le canal. Si l'étroitesse de la plaie ne permettait pas l'introduction du doigt, on le remplacerait par une sonde cannelée ou un stylet. Les mêmes signes subjectifs se montreraient, et les mêmes moyens d'en reconnaître l'origine seraient à employer si la prostate avait été blessée par le rectum. N'est-ce pas le doigt introduit dans cet organe qui a fait reconnaître la balle du soldat dont nous avons parlé à propos des plaies de la prostate par le rectum ?

On a dit, et Béraud comme les autres, que dans la blessure de la prostate par le périnée et surtout par le rectum, du liquide prostatique et du sperme pouvaient s'échapper soit par l'orifice périnéal, soit par le rectum ou le méat urinaire. Mais, on doit se demander si ce phénomène a été bien réellement constaté, et si ceux qui ont affirmé son existence n'ont pas plutôt cédé à une vue de l'esprit. Le liquide prostatique, en effet, n'est sécrété qu'en assez petite quantité et n'est jamais projeté au-dehors qu'avec le sperme, auquel il se mélange intimement, au moment de l'éjaculation, sous l'influence des contractions du tissu musculaire de la glande. Peut-être, aussitôt après l'accident, s'écoule-t-il un peu de ce liquide ; mais, dans tous les cas, il se trouve mêlé au sang et à l'urine qui s'échappent de la blessure, et en trop petite quantité, pour que l'œil puisse le distinguer.

Quant au sperme, il ne s'écoulerait qu'au cas où

les vésicules séminales dans lesquelles, d'ailleurs,
il est assez abondant, auraient été divisées. Cet
accident, plus à craindre que le précédent, serait
surtout la conséquence d'une plaie faite par le
rectum, comme la taille vésico-rectale de Sanson.
Du reste, ce liquide n'aurait plus alors sa couleur
habituelle. En effet, le liquide contenu dans les
vésicules séminales n'est pas blanc ou blanc jaunâtre, mais de couleur grise ou brune, à peine
transparent, quelquefois presque opaque, gélatiniforme, grenu au toucher. D'ailleurs, comme le
liquide prostatique, son mélange au sang et à l'u-
rine ne permettrait guère de le reconnaître, si ce
n'est à l'aide du microscope, et alors les cellules
épithéliales prismatiques et nucléaires, les sympexions, les spermatozoïdes et les flocons de mucine
suffiraient pour déceler sa présence et affirmer la
lésion des vésicules séminales.

Dans le cas de blessure de la prostate par l'hypogastre, on n'aurait guère, pour asseoir un diagnostic, que l'écoulement du sang par la canule du
trocart, dans la ponction hypogastrique, comme
dans le cas de Monod, ou par le méat, dans le
cathétérisme rétrograde, ce qui laisserait dans la
plus grande incertitude sur son point de départ.

De tous ces signes, c'est encore le toucher rectal
ou l'emploi du stylet qui, combiné avec le cathétérisme, donne les meilleurs résultats ; heureux
si l'on peut, par ces moyens, arriver à un diagnostic
certain. Car, comme le dit Demarquay, combien

de fois la prostate et les vésicules séminales ont-elles été intéressées dans les plaies de la vessie, sans que la lésion ait pu être constatée à l'autopsie, les malades ayant guéri.

Qu'observe-t-on, en effet, dans les blessures par projectiles d'armes à feu, ayant certainement donné lieu à des plaies de la prostate? Pas autre chose que les symptômes de perforation vésicale : hémorrhagie plus ou moins abondante au moment de l'accident, sortie de l'urine mêlée de sang ou de matières fécales par les plaies, pendant plus ou moins longtemps. C'est ce qui s'est présenté dans le cas suivant, dans lequel la lésion prostatique, quoique n'ayant pas été directement constatée, n'est pas douteuse :

Hautefeuille, jeune soldat de 22 ans, au 1er régiment d'infanterie de marine, fut frappé d'une balle qui, brisant le coccyx, pénétra dans la vessie et sortit au-dessous de la symphyse du pubis. Pendant fort longtemps, l'urine s'écoula par la plaie antérieure, les fèces par la postérieure. Ces deux blessures se fermèrent le 18 septembre, il sortit de l'ambulance le 25 parfaitement guéri.

Voici un fait à peu près semblable rapporté par Baudens : D., soldat au 3e régiment de ligne, reçut à Staoli une balle qui lui enleva d'arrière en avant une partie du coccyx, déchira l'anus et laboura la moitié postérieure du périnée, d'où elle fut extraite par cette ouverture. Le malade conserva une fistule recto-vésicale donnant issue à des gaz et aux fèces qui s'échappaient par l'urèthre avec l'urine. Une sonde à demeure dans la vessie, une grosse mèche dans le rectum et la section du pont membraneux formant la paroi inférieure de la fistule, amenèrent la guérison.

Il n'est pas dit, dans cette observation, que la prostate fut atteinte, mais, comme dans la première, le trajet de la balle le prouve suffisamment.

En résumé : hémorrhagie au moment de la blessure, épanchement d'urine mêlée de sang, difficulté de la miction, fistule urinaire, stercorale ou stercorale et urinaire tout à la fois, oblitération des canaux éjaculateurs avec atrophie simultanée des testicules, phlegmasie urineuse, phlébite et cystite. Voilà les accidents présents et consécutifs auxquels donnent lieu les plaies de la prostate. Nous allons revenir sur quelques-uns d'entre eux, et comme ils ont été surtout étudiés à propos des *plaies intentionnelles* de la prostate, c'est-à-dire de la taille, nous dirons quelques mots de l'incision de la prostate dans cette opération.

L'hémorrhagie peut être considérable, si nous en croyons Phillips, qui l'a vue très-abondante, mais non fatale, dans trois cas d'opérations pratiquées sur cet organe. Ces hémorrhagies sont souvent, dans l'opération de la taille, la conséquence de l'ouverture du plexus prostatique, dont les veines bridées par les aponévroses ne peuvent rapprocher leurs parois. Elles peuvent être aussi consécutives à l'ouverture d'une artère anormale du pourtour de la prostate : tantôt c'est une branche de l'obturatrice fournie par l'épigastrique, tantôt un rameau de l'iliaque interne. D'après Velpeau, l'hémorrhagie devrait être bien plus souvent attribuée à une anomalie de ce genre, qu'à la blessure de l'artère honteuse.

La phlébite s'explique par la disposition des veines et par leur nombre. Le malade y succombe souvent dès le huitième ou quinzième jour.

Les phlegmasies urineuses qui se produisent souvent immédiatement après la taille pour se prolonger plus ou moins longtemps, en donnant lieu à des phlegmons quelquefois considérables, peuvent, comme les deux accidents précédents, être attribuées à la disposition et à l'ouverture du plexus veineux. Cet accident, aussi redoutable que commun, fait périr à lui seul plus de malades que tous les autres ensemble.

L'oblitération des conduits éjaculateurs est celui de ces accidents qu'on observe le moins souvent, à la suite des plaies prostatiques, surtout depuis que les manœuvres de la taille ont été mieux réglées et la lithotritie inventée. Cet accident était surtout à craindre, nous l'avons dit, dans la taille vésicorectale, suivant la méthode de Sanson ; dans cette espèce de taille, en effet, on prolonge l'incision de la prostate très-loin en arrière; or, les canaux éjaculateurs entrent dans cette glande par le milieu de sa base, puis se dirigent, d'arrière en avant, en la parcourant dans presque toute sa largeur ; on conçoit, dès lors, que l'incision doive à peu près fatalement diviser l'un des deux conduits, et souvent, le réservoir du sperme lui-même. Lapeyronie a vu cet accident et, à sa suite, l'atrophie du testicule. Aussi Scarpa rejette-t-il la taille de Sanson, qui n'est plus pratiquée de nos jours.

Quoi qu'il en soit, cet accident paraît être plutôt le résultat de violences exercées sur le col pendant l'extraction du calcul que de la section même de cet organe. C'est ce qui semble au moins résulter des observations des anciens chirurgiens et démontré par les autopsies. D'ailleurs, même sectionnés, les conduits éjaculateurs ne sont pas fatalement condamnés à l'oblitération, et on en a vu qui, atteints par l'instrument tranchant, s'étaient cicatrisés et dont le canal avait persisté et s'était rétabli.

Si maintenant on cherche les moyens les plus certains d'éviter les complications que nous venons de décrire, on n'en trouve guère qu'un seul, consistant à éviter dans la taille, quel que soit d'ailleurs le procédé employé, de faire une ouverture trop grande à la prostate. C'est pour atteindre ce but et fournir, en même temps, un passage suffisant à la sortie de la pierre qu'ont été inventés tous les procédés de taille; et, quand on lit leurs auteurs, on voit qu'ils ont mis tous leurs soins à ne pas dépasser le pourtour de la glande.

C'est qu'en effet, quand ces limites n'ont pas été dépassées, l'opération perd une grande partie de sa gravité ; car le tissu prostatique a peu de tendance à s'enflammer, et comme il est très-dense, il se laisse très-difficilement pénétrer par l'urine. Aussi quand la plaie est petite et bien nette, la réunion s'opère-t-elle avec rapidité. Ainsi Vidal raconte que dans une taille faite par Béclard l'urine sortit par l'urèthre trois heures après l'opération. On l'a vue, dans des circonstances analogues, s'échapper par les voies naturelles au bout de vingt-quatre heures et souvent après quatre ou cinq jours.

Si on dépasse les limites de la prostate, le col vésical est plus ou moins divisé, et les lèvres de la plaie, n'étant plus maintenues ni par les tissus solides qui entourent la glande, ni par une bride plus ou moins épaisse de son parenchyme, s'écartent, en laissant l'urine s'épancher librement dans les tissus environnants. Alors, deux accidents sont surtout à redouter : une fistule urinaire, car les tissus éprouvent alors une grande difficulté à se réunir, et l'inflammation si redoutable du tissu cellulaire qui entoure la prostate et le col de la vessie. Cette inflammation, dont nous avons déjà parlé sous le nom de phlegmasie urineuse, s'étend d'abord à la couche cellulaire qui sépare le rectum de la prostate et celle-ci du pubis, et ensuite au tissu cellulaire contenu entre l'aponévrose périnéale et pelvienne et qui se prolonge entre le péritoine et la vessie, de manière à rentrer dans le *fascia propria*. La taille bilatérale de Dupuytren, dans laquelle le lithotome double incise chaque lobe latéral dans son plus grand diamètre, paraît devoir être préférée, car tout en respectant les limites de la glande, elle fournit à la pierre l'ouverture la plus large (1).

C'est qu'en effet, si les petites incisions ont le grand avantage de n'atteindre ni le tissu cellulaire ni les veines ou les artères périprostatiques, elles ont le grand inconvénient de ne laisser passer que les petites pierres, et, pour peu que celles-ci soient volumineuses, d'exiger, pour leur extraction, des efforts qui contondent les lèvres de la plaie; or, autant les plaies simples de la prostate semblent offrir peu de dangers, autant leur gravité augmente quand elles sont contuses. La douleur s'ajoute alors à la suppuration, et si le malade ne succombe pas dès le commencement, il est exposé à chaque instant à tous les accidents que nous avons examinés tout à l'heure.

Pour parer aux dangers des grandes incisions et aux inconvénients des petites, on a eu recours aux débridements multiples, sans peut-être en avoir obtenu un meilleur résultat.

Dans ces derniers temps, M. Dolbeau a inventé une opération qui peut être la solution du problème : c'est *la lithotritie périnéale.* Cette opération permet de briser des calculs volumineux, sans léser aucun vaisseau important ni le bulbe uréthral, et la

(1) Velpeau, *Médecine opératoire*, tome II.

déchirure de la prostate consécutive à la dilatation du col ne dépasse jamais la base de la glande, en sorte que les phlegmasies urineuses ne sont pas plus à craindre que les hémorrhagies. C'est une opération d'un manuel opératoire peu brillant, au dire même de son auteur, mais beaucoup moins dangereuse que la taille.

Pour ne pas blesser la prostate dans la ponction de la vessie, si on opère par le périnée, le malade étant dans la position adoptée pour la taille, il faut enfoncer le trocart horizontalement sur le milieu d'une ligne qui, partant du raphé, à deux centimètres en avant de l'anus, irait rejoindre l'ischion droit, et avoir soin d'en diriger la pointe *légèrement en dehors*. Dans la ponction recto-vésicale, le malade ayant la même position que précédemment, on doit reconnaître la base de la prostate et la saillie que forme la vessie distendue avec l'indicateur gauche, et n'enfoncer le trocart qu'un peu au-dessus de ce point. Dans la ponction hypogastrique, le manche du trocart ne doit pas être relevé trop tôt, sans quoi on fait basculer sa pointe, qui risque d'accrocher le col vésical.

Ces préceptes perdent aujourd'hui la plus grande partie de leur intérêt, car, avec l'appareil aspirateur, on peut faire la ponction au-dessus du pubis et la renouveler, autant qu'on veut, avec la plus grande facilité et sans aucun danger.

Marche, durée, terminaison, pronostic. — La marche des plaies de la prostate, qu'elles soient accidentelles ou intentionnelles, est suffisamment indiquée par ce que nous avons dit plus haut. Sont-elles simples, nettes, peu étendues, elles guérissent généralement vite. Sont-elles, au contraire, étendues ou contuses, tous les accidents énumérés plus haut sont à craindre. L'hémorrhagie peut être intarissable et entraîner la mort presque immédiatement ; le plus souvent ce sont les phlegmasies urineuses du tissu cellulaire qui, sans amener une fin aussi prompte, ne la rendent pas moins certaine au bout de quelque jours. D'autres fois, c'est l'infection purulente, comme dans l'exemple suivant, rapporté par Dupuytren : alors la terminaison funeste peut se faire attendre longtemps et n'arriver que quand déjà l'on croit son malade guéri.

Dulondel, fourrier au 3ᵉ régiment de l'ex-garde royale, fut blessé le 24 juillet 1814, d'une balle qui vint frapper la partie antérieure de l'abdomen au côté gauche de la ligne blanche et faire saillie à la fesse droite en arrière de la tubérosité de l'ischion, après avoir franchi le pubis et l'ischion gauche et traversé le col de la vessie ainsi que la partie inférieure du rectum immédiatement au-dessus du sphincter. On fit, pour extraire la balle, une incision du tissu cellulaire sous-cutané de la fesse. La plaie antérieure, de la largeur d'une pièce de deux francs, laisse dès le principe s'échapper des matières et de l'urine ; autour elle est fortement ecchymosée. La contre-ouverture postérieure ne tarda pas à devenir fistuleuse stercorale. Quant à la verge, elle ne donnait pas d'urine, en sorte qu'il était permis de penser que la continuité de l'urèthre était interrompue. Il n'y avait d'ailleurs aucun symptôme de péritonite. Vers le 10 août, on retira par les parties antérieures de la plaie un morceau d'aponévrose souillé d'urine et de matières fécales. Le 25 août, un abcès considérable ayant son siége sous le grand pectoral gauche fut ouvert. On introduisit une sonde dans la vessie pour rétablir le cours de l'urine, qui coula limpide et transparente. Les matières stercorales sortaient moins abondantes par la plaie hypogastrique, l'abcès de la poitrine était fermé, ce qui n'empêcha pas le malade de succomber dans le marasme.

A l'autopsie, on trouve au bas du rectum : 1° à la partie inférieure et latérale gauche et un peu au-dessus du sphincter (un pouce environ) une ouverture pouvant recevoir le doigt indicateur qui se dirige vers la plaie du pubis qui, pendant la vie, livrait issue aux matières stercorales; 2° une ouverture opposée à la plaie précédente et placée à la partie postérieure droite de l'intestin, très-rétrécie et ne pouvant admettre l'extrémité du petit doigt, se dirigeait vers la plaie, par un petit trajet étroit et revenu sur lui-même.

La vessie, très-petite, ne pouvait contenir un œuf de poule. Son col était tout à fait divisé dans la portion prostatique, et la prostate en partie détruite. Là il existait un foyer où l'on voyait :

1° l'ouverture du rectum ; 2° l'ouverture du col de la vessie; 3° l'ouverture de l'urèthre en avant. Les ischions et pubis gauches sont dénudés et fracturés; l'articulation pubienne dénudée, mobile, baignée de pus.

Les plaies de la prostate ne se terminent pas toujours d'une manière aussi funeste, même quand elles sont contuses et étendues. Il est facile de se convaincre, en lisant les observations des anciens chirurgiens et celles de la dernière guerre, sur les plaies vésicales, que, bien souvent, la prostate a été blessée, déchirée, contusionnée dans une grande étendue, sans que la mort en soit résultée. L'opinion de Larrey était donc exagérée quand il pensait que les plaies de ce genre étaient toujours mortelles.

Si les plaies de la prostate guérissent souvent, ce n'est pas toujours sans laisser après elles des inconvénients sérieux. Une cystite par exemple, ordinairement très-persistante, ou des fistules : hypogastrique en avant, périnéale en arrière, ne laissant toutes deux échapper que l'urine, ce qui est relativement heureux, car, quand elles sont recto-vésicales, elles donnent issue en même temps à ce liquide et aux matières fécales.

Enfin les blessures prostatiques entraînent quelquefois l'atrophie testiculaire, comme Demarquay en cite un cas, ou l'oblitération des conduits éjaculateurs.

Traitement.—Si la plaie n'a pas divisé toute l'é-

paisseur de la glande et qu'elle ait été faite par le périnée, des lavages fréquemment répétés de la blessure du pourtour de l'anus, des bains seront, avec un
pansement simple, les seuls moyens à employer. A
ces soins, on ajoutera des lavements émollients si la
plaie communique avec le rectum. Si elle est la
conséquence d'une opération pratiquée sur la
glande par l'intérieur de l'urèthre, une sonde à
demeure, des injections antiputrides pourront être
mises en usage utilement ; nous dirons plus longuement, à l'article fausses-routes, et en traitant de la
section des valvules du col, la conduite à tenir.

Quand la prostate a été traversée par une balle,
c'est encore aux soins de propreté, aux lavages,
aux irrigations qu'il faut avoir recours. La balle
a-t-elle établi une communication de la plaie avec
le rectum, des lavements répétés deux ou trois fois
par jour, comme dans le second cas; de volumineuses tentes de charpie dans ce conduit, des irrigations prolongées de la plaie avec l'eau phéniquée
au 1/1000 ou chlorurée au 2/100 seront indispen-
sables. La section du pont membraneux qui forme
en bas le pourtour de la fistule, pourra aussi être
utile à la cicatrisation de cette dernière. La balle
a-t-elle pénétré en avant, une sonde à demeure qui,
en même temps qu'elle détournera l'urine de la
plaie, permettra de faire des injections dans la
vessie, sera le meilleur remède à opposer à la persistance de l'orifice anormal. Si la blessure prostatique communiquait à la fois avec le rectum en

arrière et l'hypogastre en avant, on réunirait tous les moyens que nous venons d'énumérer : lavements émollients, tentes de charpie dans le rectum, section du pont membraneux, sonde dans la vessie et irrigation de cet organe. En cas d'hémorrhagie, tamponnement ou injection d'eau froide, suivant le point blessé.

Dans l'opération de la taille on n'agira pas autrement, les soins de propreté étant les plus utiles. On placera dans la plaie une sonde munie d'un sac de baudruche. La sonde permettra à l'urine de sortir et aux injections d'arriver dans la vessie. Le sac de baudruche, gonflé par de l'eau, exercera une compression suffisante pour arrêter les hémorrhagies. Il pourra d'ailleurs être remplacé par la canule à chemise. Quelques chirurgiens se contentent de placer dans la plaie une éponge qui absorbe l'urine, et que l'on peut renouveler ou laver autant qu'il est nécessaire.

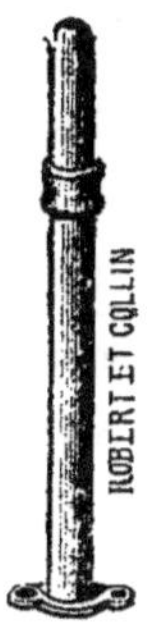

Canule à chemise.

FAUSSES-ROUTES.

M. Voillemier définit la fausse-route une perforation de l'urèthre pendant le cathétérisme.

Les fausses-routes peuvent être superficielles ou profondes; simples ou doubles. Superficielles, quand la muqueuse ou le tissu cellulaire sous-muqueux sont seuls perforés; profondes, quand l'instrument s'est enfoncé plus ou moins loin dans le tissu parenchymateux. La fausse-route est simple quand elle n'a qu'une ouverture, elle forme alors un véritable cul-de-sac ; elle est double, si les tissus ont été traversés de part en part, de manière à constituer une sorte de canal artificiel.

Les fausses-routes sont surtout fréquentes, à la courbure sous-pubienne de l'urèthre, au niveau du bulbe et de la région membraneuse. Quoiqu'une main inhabile ne puisse guère en faire autre part, sur un urèthre sain, les exemples de fausses-routes dans la partie libre de la verge ne sont cependant pas rares. Toutefois, c'est à la courbure sous-pubienne, comme nous venons de le dire, qu'on les rencontre le plus souvent, d'autant plus que cette courbure est le siége de prédilection des coarctions uréthrales, qui ajoutent ainsi un obstacle morbide à la difficulté normale.

La région prostatique est, après la portion bulbo-membraneuse, la plus fréquemment traversée par les fausses-routes. Là, en effet, comme le fait très-bien remarquer M. Voillemier, existent des cavités dans lesquelles le bec de la sonde peut s'engager. « J'ai conservé, dit-il, plusieurs pièces qui présentent cette disposition pathologique. Sur les unes, la crête uréthrale est allongée dans le sens du canal ; la muqueuse tiraillée dans le même sens présente de chaque côté du verumontanum et tout près du col de la vessie, un cul-de-sac peu profond et terminé en pointe ; sur d'autres, on trouve de véritables sinus dont l'ouverture dirigée en avant est tantôt ronde et tantôt elliptique, comme une boutonnière. Leur cavité est souvent en forme d'ampoule et capable de loger un petit pois. Quelquefois cette disposition est portée si loin, que toute la portion postérieure et inférieure de la prostate est transformée en plusieurs loges, irrégulières, séparées par des cloisons minces et flottantes. Je possède une pièce où ces cavités sont assez grandes pour qu'on fasse entrer facilement dans l'une d'elles l'extrémité du petit doigt. Elles se prolongent en arrière jusque dans la vessie. »

Les obstacles du genre de ceux que nous venons de signaler ont été décrits par tous les auteurs. Valsalva raconte avoir fait l'autopsie d'un homme qu'on n'avait pu sonder, parce que l'orifice d'un des conduits éjaculateurs était si dilaté, que le bec de la sonde s'y engageait, à chaque tentative de cathétérisme. Or, comme le fait remarquer Morgagni, ce n'était là probablement qu'un sinus du verumontanum dans lequel s'ouvraient, comme chez beaucoup de sujets, les conduits éjaculateurs.

D'après Chopart, la sonde peut s'engager dans le sinus du verumontanum, s'y arrêter et en rompre facilement la paroi supérieure. La sonde peut aussi, au dire du même auteur, se trouver arrêtée dans l'un des deux enfoncements en manière de cul-de-sac, qui vont sur l'un des côtés du verumontanum. Cette espèce d'enfoncement, dit-il, est plus difficile à surmonter, lorsqu'il y existe des brides transversales ou de petites membranes sous lesquelles la sonde peut s'engager. D'autres fois, l'obstacle provient de la saillie que forme la partie du verumontanum qui est allongée en manière de corde, et il se trouve quelquefois, de chaque côté, de petites colonnes fibreuses, parallèles, dures et qui offrent de la résistance au passage de cet instrument. Dans une annotation au livre de Chopart, F. Pascal dit qu'on observe quelquefois sur le verumontanum et à ses côtés des fibrilles saillantes, dures, et des cicatrices qui gênent le cours des humeurs dans l'urèthre ou leur direction.

A ces sinus, ces cavités, ces brides, il faut ajouter, comme causes de fausses-routes, les transformations qui s'opèrent, dans le parenchyme glandulaire, au déclin de la vie. Alors, en effet, la prostate augmente généralement de volume et vient faire, au devant du col vésical, des saillies de forme variable.

Tantôt l'accroissement de volume porte sur l'organe entier, tantôt sur un ou deux lobes seulement, et imprime, dans chaque cas, une direction différente à l'urèthre. Dans d'autres circonstances, la transformation de la glande se manifeste sous forme d'une ou plusieurs tumeurs, plus ou moins grosses, sessiles ou pédiculées, s'avançant soit du côté de l'urèthre, soit du côté de la vessie. Enfin, quelquefois, elle élève au col vésical une véritable barrière de forme valvulaire qui s'oppose au libre écoulement de l'urine. On conçoit avec quelle facilité une sonde pourra passer au travers de ces tissus hypertrophiés, de ces tumeurs ou de ces valvules, si l'on songe surtout que la prostate devient parfois, alors, friable à ce point que les mains les plus exercées l'ont traversée presque à leur insu ; ce qui le prouve, c'est que cet accident est arrivé à Civiale lui-même dont personne ne contestera la grande habileté.

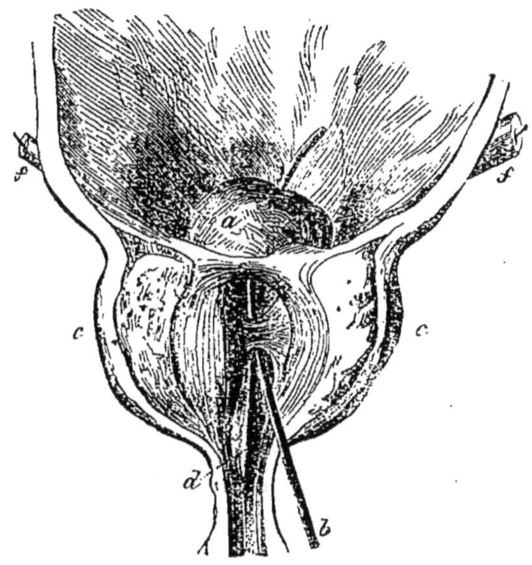

Tumeur prostatique traversée par une fausse-route superficielle en avant, profonde en arrière (*).

Une fausse-route est aussi très-facile à faire dans une prostate tuberculeuse. Presque toujours,

(*) *a*, tumeur prostatique, désignée sous la dénomination de végétation par Cruveilhier ; *b*, sonde introduite dans la vessie, après avoir perforé la face inférieure de l'urèthre, derrière le verumontanum, elle rentre dans le canal et perfore ensuite l'orifice vésical de l'urèthre et la tumeur qui y adhère ; *c, c*, coupe de la prostate faisant connaître l'épaisseur de cette glande ; *d*, crête urthérale ; *e*, bride transversale de l'orifice vésical, s'étendant d'un lobe à l'autre de la prostate et envoyant des faisceaux fibreux à la tumeur prostatique ; Cruveilhier considère cette bride comme musculeuse ; *f, f*, uretères, dont le gauche est très-volumineux. (Civiale, *Traité des maladies des voies urinaires*, t. II, p. 386.)

H. Picard.   5

en effet, à une certaine période de cette maladie la glande est creusée de cavités ou de cavernes dans l'orifice desquels le bec de la sonde vient s'engager. Sur un malade dont M. Delfau cite l'observation dans sa thèse, l'instrument était arrêté au sommet de la glande, avant d'entrer dans la vessie, et rien n'eût été plus facile que de faire une fausse-route si on l'avait poussé un peu fortement.

Les fausses-routes s'observent sur tout le pourtour de la région prostatique. Elles ne sont pas rares à la paroi supérieure. Ainsi Lallemand raconte qu'ayant été placé une fois dans l'alternative de pratiquer ou la ponction de la vessie ou le cathétérisme forcé, ce dernier lui parut mériter la préférence. Il en résulta, à la partie prostatique de l'urèthre et au côté supérieur, une fausse-route, qui s'ouvrait dans la vessie, à un pouce au-dessus de l'orifice uréthral.

Les parties latérales de la prostate sont encore moins à l'abri des accidents. Civiale en cite plusieurs cas dans le second volume de son *Traité des maladies des voies urinaires*, et M. Voillemier décrit dans son ouvrage sur les maladies de l'urèthre deux pièces qui en sont des exemples remarquables. Les malades, comme celui de Lallemand, avaient subi le cathétérisme forcé, pour un rétrécissement et, au premier moment, on avait pu croire à un succès; la sonde, en effet, était arrivée dans la vessie, car l'urine était sortie. Mais les malades étant morts quelques jours après, on put voir que celle-

ci avait perforé le canal en avant du bulbe, longé
la face du lobe droit de la prostate et pénétré dans
la vessie sur le côté, dans un point assez rapproché
de son bas-fond ; la longueur de la fausse-route était
de 7 cent. sur un des sujets, de 9 sur l'autre.
M. Voillemier insiste sur ce fait que la sonde, après
avoir marché presque parallèlement au canal, n'a
point traversé la prostate qui était sur sa route.
Elle s'est portée au dehors assez brusquement.
M. Voillemier qui, outre ces deux cas, a observé,
dans trois autres, la même déviation, l'attribue à
la résistance que présente la coque fibreuse de la
glande.

Les fausses-routes sont beaucoup plus fréquentes
sur la paroi inférieure de la région prostatique ;
chose facile à comprendre, après la description que
nous avons donnée de cette surface de la glande et
des obstacles qu'elle présente : brides, sinus, cavités, hypertrophie, tumeur, valvules, et d'après la
direction imprimée aux cathéters, qu'on a bien plus
de tendance à appuyer en bas dans cette portion de
l'urèthre.

Que le bec d'une sonde d'argent ordinaire vienne
s'engager dans un de ces sinus, dans une de ces
cavités, il en sera comme coiffé; et pour peu que
l'instrument ait une impulsion trop vive, il pourra
sinon s'y enfoncer profondément, au moins en déchirer la muqueuse.

Un pareil accident sera moins à craindre avec
une bougie exploratrice à boule, parce que sa tige,

très-flexible, se plie devant l'obstacle. Mais il n'en sera plus tout à fait de même avec une bougie fine en baleine. L'acuité de son extrémité vésicale, la rigidité relative de sa tige lui permettront de piquer la muqueuse et même de pénétrer à une certaine profondeur dans le tissu glandulaire, ou de traverser de part en part une de ces brides, une de ces cloisons minces et flottantes dont parle M. Voillemier.

Dans tous ces cas, sauf le dernier, la fausse-route est incomplète, et, par conséquent, peu dangereuse ; et, dans celui-ci, le peu d'épaisseur des tissus traversés n'ajoute pas beaucoup à la gravité de la lésion.

Le peu de danger de ces fausses-routes est démontré par la quantité considérable qu'on en rencontre sur la prostate d'individus habitués à être sondés par le chirurgien ou surtout par eux-mêmes, soit pour une hypertrophie prostatique, ce qui est le cas le plus fréquent, soit pour une autre maladie des voies urinaires.

Mais ce fait, que l'observation démontre avec évidence, la disposition de la fausse-route l'explique suffisamment. Et, en effet, est-ce que la direction de son orifice, ouvert en avant, ne la préserve pas autant que possible, et même entièrement, de la pénétration et par conséquent du séjour de l'urine ?

La disposition d'une fausse-route, même incomplète, consécutive à une ponction de la vessie par l'hypogastre ou au cathétérisme rétrograde, serait assurément beaucoup moins favorable. Alors, en effet, l'ouverture regardant le col vésical, le jet d'urine y pénétrerait certainement, et ce liquide, venant à s'y décomposer, pourrait donner lieu aux plus graves accidents.

Si les fausses-routes incomplètes sont fréquentes dans la prostate, les fausses-routes complètes sont loin d'y être rares; nous en avons cité un exemple à la paroi supérieure; mais c'est sur l'inférieure qu'on les observe presque toujours. Alors, ou elles sont complètes d'emblée ou ce sont d'abord des fausses-routes incomplètes dans lesquelles la sonde, s'engageant à chaque cathétérisme, finit par creuser un canal ouvert à ses deux extrémités.

Les fausses-routes complètes sont surtout la conséquence du cathétérisme forcé. Là, en effet, tout concourt à la perforation de la glande, et la forme de l'instru-

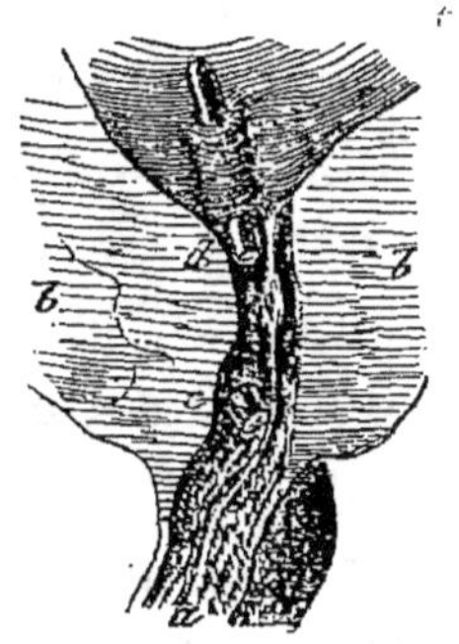

Fausse-route de [la partie profonde de l'urèthre (*).

ment à bec pointu et la force mise en jeu pour le pousser dans la vessie. Les exemples que nous avons cités plus haut étaient le résultat de ces opérations.

Quand la fausse-route est incomplète, son pro-

(*) Figure empruntée à Howship : *a*, bulbe de l'urèthre; *b, b*, lobe latéral de la prostate divisé pour montrer le cours du canal; *c*, bout de bougie engagé dans une fausse-route; *d*, autre bout de bougie engagé dans une autre fausse-route; en arrière, *e, e*, la crête urthérale. (Figure tirée du *Traité des maladies des voies urinaires*, de Civiale, t. II, p. 387.)

nostic varie avec son trajet. Si celui-ci se maintient tout entier dans la glande, il est peu redoutable, et le malade vit très-bien avec cette lésion, sans même s'en douter. Son intérieur se tapisse d'une sorte de membrane muqueuse de nouvelle formation, et l'urine sort par le conduit anormal aussi bien que par l'urèthre. On raconte qu'Astruc, souffrant d'une rétention d'urine, conséquence d'une hypertrophie de la prostate, la glande fut traversée par la sonde et qu'il urina par la fausse-route, pendant les dix dernières années de sa vie.

L'innocuité des fausses-routes de la prostate s'explique par la structure de son tissu dense et serré, qui ne se laisse facilement ni envahir par l'inflammation, ni pénétrer par l'urine. Aussi Bally avait-il déjà pensé à traverser la prostate avec une sonde dans le cas de rétention d'urine; et Cruveilhier, adoptant cette idée, a proposé une opération nouvelle, consistant à pousser un trocart, à travers la prostate, jusque dans la vessie. Les suites de cette opération, à laquelle il a proposé de donner le nom de *ponction de la vessie à travers la prostate*, ne seraient pas. si nous en jugeons d'après ce que les autopsies nous apprennent, fort à craindre. Malheureusement, comme le fait remarquer Vidal, qui n'est pas éloigné d'admettre une pareille opération, le manuel opératoire en serait fort incertain. Comment, en effet, reconnaître qu'on est arrivé sur la prostate ou qu'on la traverse alors qu'on fait des fausses-routes presque sans en avoir conscience? Comment, d'un autre côté, conduire la sonde sans déviation jusque dans la vessie? Car, d'une part, la sonde ressortant avant d'y être parvenue, rendrait l'opération inutile, puisque l'urine ne pourrait sortir par la plaie, et, de l'autre, s'avançant trop loin, elle transpercerait la vessie loin de son col et exposerait, par conséquent, le malade à tous les dangers d'une infiltration urineuse dans le petit bassin. Ou bien, on risquerait de pratiquer une fausse-route tout à fait en dehors de la prostate, comme dans les cas de M. Voillemier.

Quand il existe une fausse-route complète dans la partie profonde de l'urèthre, la sonde peut être maintenue sur la ligne médiane et cependant n'avoir pas cheminé tout du long dans la glande. Tantôt alors la fausse-route commence en avant de sa pointe, au niveau du bulbe, et on conçoit quel danger fait courir au malade le passage d'un liquide aussi irritant que l'urine dans un tissu qui, contrairement à celui de la prostate, est essentiellement aréolaire et vasculaire. On a alors à craindre non-seulement l'inflammation des tissus adjacents, mais encore l'infiltration d'urine, avec toutes ses conséquences; les fistules urinaires en particulier. Tantôt, et cela arrive surtout chez les vieillards qui veulent se sonder eux-mêmes, le cathéter, poussé directement en avant, entre bien dans la prostate, mais, au lieu d'arriver dans la vessie, sort dans le rectum, donnant lieu à une fistule prostato-rectale, d'autant plus difficile à guérir que l'urine et les matières fécales passant alternativement ou simultanément dans son trajet en entravent la cicatrisation. Cet accident est d'autant plus fréquent que beaucoup de malades emploient la sonde sans en avoir appris le maniement, et que l'instrument dont ils se servent est droit. Thompson, dans son *Traité des maladies des voies urinaires*, cite un cas de fausse-route de cette espèce, produite dans les conditions que nous venons de signaler. Les fausses-routes peuvent s'ouvrir antérieurement dans la prostate, mais quelquefois il arrive ce que nous avons supposé dans l'opération proposée par Cruveilhier, que la sonde ressortant beaucoup trop loin vient transpercer le bas-fond de la vessie et causer une infiltration d'urine dont nous avons indiqué les conséquences.

Nous avons, jusqu'à présent, considéré la sonde, quelle que fût d'ailleurs la marche suivie par elle, comme ayant perforé la prostate, parallèlement à l'axe de l'urèthre; mais, quelquefois, il n'en est pas ainsi. Le canal artificiel n'est plus alors direct, mais tortueux, irrégulier; ou bien, tout en étant droit, il est oblique par rapport au canal normal. Les cas ne sont pas rares, dans lesquels il existe plusieurs fausses-routes, séparées les unes des autres, parallèles sur le même plan ou superposées, quelquefois se croisant en différents sens ou s'ouvrant l'une dans l'autre.

Tel est le cas suivant rapporté par Civiale dans son *Traité des maladies des voies urinaires* : « Une des

fausses-routes, car il y en avait plusieurs, commen-
çait au côté droit et à la partie antérieure de la
crête uréthrale, traversait la prostate d'avant en
arrière et de haut en bas, et conduisait dans un
foyer purulent, situé entre cette glande et le rectum. Une seconde, qui avait son origine à la partie
médiane, derrière la première, perçait la prostate

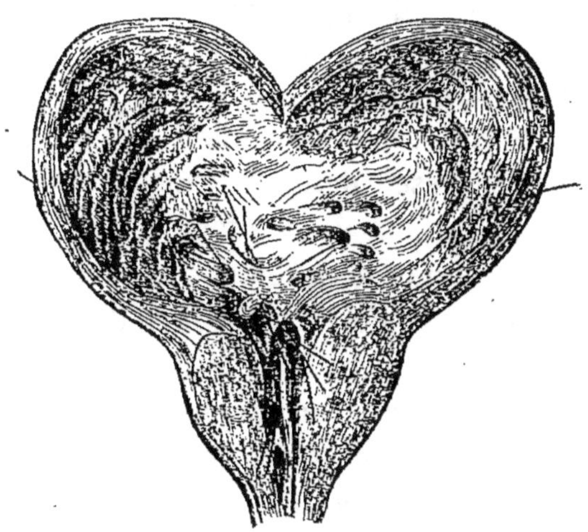

Fausses-routes multiples de la prostate (*).

dans la même direction que la précédente, et aboutissait au même foyer. Une troisième partait du
côté droit de la seconde et se bifurquait immédiatement; l'une de ses branches, se dirigeant en
dehors, s'ouvrait dans la vessie derrière le lobe
latéral droit de la prostate, l'autre se portait obliquement au dehors et en arrière et débouchait
aussi dans la vessie, en formant au-dessous de

(*) Cette figure fait l'objet de la description que nous donnons ici. (Figure
tirée du *Traité des maladies des voies urinaires* de Civiale, t. II, p. 385.)

l'orifice de l'urèthre, du même côté, une subdivision séparée seulement par une bande étroite. »

La multiplicité des fausses-routes incomplètes est surtout fréquente, car il n'est pas rare de trouver la prostate littéralement criblée d'ouvertures faites par la sonde.

Du reste, complètes ou incomplètes, les fausses-routes ne sont quelquefois pas profondément situées sous les tissus. Dans un cas de fausse-route complète, rapporté par Civiale, il n'y avait, pour ainsi dire, qu'un soulèvement de la muqueuse. Une sonde passée dans le trajet anormal n'était recouverte que par une couche mince de tissus.

C'est presque uniquement chez les vieillards, comme ce que nous avons déjà dit doit le faire supposer, qu'on trouve les fausses-routes prostatiques. Chez l'enfant, en effet, cet organe, à l'état pour ainsi dire rudimentaire, est trop petit pour être atteint par le cathéter. Chez l'adulte, placé de niveau avec le bas-fond de la vessie, il ne forme obstacle au passage de la sonde que dans le cas de prostatite, de tuberculose ou de cancer. Chez le vieillard, il se relève, au contraire, plus ou moins, et à un degré tel quelquefois, qu'il forme avec le reste du plancher uréthral un véritable angle droit. On comprend, dans de telles conditions, combien une fausse-route est facile.

Cependant, il ne faudrait pas en conclure qu'on s'aperçoive facilement des lésions produites, car, s'il en était ainsi, elles seraient moins fréquentes.

On a signalé l'hémorrhagie comme étant le résultat immédiat d'une perforation de la prostate; mais, au dire de Civiale, l'apparition du sang est, au contraire, rare, et ce liquide vient souvent d'ailleurs, même dans les cas de perforation de la prostate. Néanmoins si, après avoir éprouvé une résistance au bec de la sonde et avoir senti l'instrument glisser sur des parties rugueuses, on éprouve la sensation d'un obstacle vaincu, le chirurgien devra craindre une fausse-route si, après avoir retiré l'instrument, il en trouve les yeux souillés de sang. A défaut de tous ces signes, l'opérateur pourra s'en rapporter à la douleur ressentie par le malade, quoique ce soit là un signe bien trompeur. Le patient, en effet, absorbé par les angoisses de la rétention d'urine et l'effroi que lui inspirent et sa position et le cathétérisme, ne pourra déterminer que très rarement le moment où la sonde s'écarte de la voie véritable.

En somme, il est incontestable, comme le dit Civiale, qu'on peut s'écarter de la direction de l'urèthre, pour ainsi dire, sans s'en apercevoir, et la pratique des plus grands chirurgiens ne permet pas de douter que la fausse-route ne puisse être méconnue, lors même que la sonde s'y est engagée jusqu'à une certaine profondeur. Combien, dit le même auteur, n'en a-t-on pas vu qui étaient surpris de ce qu'il ne s'écoulait pas d'urine, quoique déjà la sonde eût été enfoncée jusqu'au pavillon? Combien d'autres, au contraire, satisfaits de leur opération en voyant l'urine couler, ne se doutent même pas qu'ils ont fait fausse route? Si du sang vient à sortir, ils l'attribuent à l'irritabilité des tissus, à la déchirure de quelques vaisseaux superficiels, jusqu'à ce que de nouveaux accidents, où la mort des sujets, comme dans les deux cas de Voillemier, vienne révéler leur erreur? Et quoi d'étonnant à cela, quand on songe à la difficulté de diriger une sonde au milieu d'une région prostatique malade, dans laquelle le ramollissement des tissus s'ajoute à la déviation du canal?

Pour éviter de pareilles lésions, il faudra, chez les vieillards et dans les maladies de la prostate en général, à supposer qu'il n'existe pas de rétrécissement uréthral, ne se servir que de la sonde coudée; et encore, à moins qu'il ne s'agisse d'une exploration, l'instrument devra-t-il toujours être en gomme élastique et aussi mou, aussi flexible que possible, d'un gros calibre, n° 15 ou 16, si ce n'est plus, de la filière Charrière.

Si, pendant un cathétérisme quelconque, on s'apercevait qu'on fait fausse route, il faudrait, bien entendu, ne pas poursuivre l'introduction de l'instrument, mais, après l'avoir retiré immédiatement, mettre son malade au repos, lui prescrire des bains, des cataplasmes sur le ventre et sur le périnée, et des tisanes émollientes. Si l'opération avait pour but de combattre une rétention d'urine grave, il vaudrait mieux avoir recours à la ponction capillaire de la vessie, que s'acharner à des manœuvres désormais désastreuses. D'ailleurs, les bains, les émollients amènent souvent le résultat désiré, c'est-à-dire l'évacuation de l'urine. Le traitement précédent, suffisant pour les fausses-routes incomplètes, le sera aussi le plus souvent pour les fausses-routes complètes. Celles-ci, en effet, sont ordinairement peu nuisibles, comme nous l'avons vu. De plus, elles se ferment quelquefois, au moins en partie, avec une grande promptitude ; ainsi, Civiale rapporte un fait de fausse-route complète, observé par Cock, dans lequel il fut impossible de découvrir, quelques jours après, la voie suivie par la sonde. Du reste, ici, comme dans lecas de fausse-route incomplète, les émollients et les antiphlogistiques seraient les moyens les plus simples et les meilleurs, étant bien entendu que le chirurgien se tienne prêt à intervenir contre la rétention ou contre l'infiltration d'urine.

Il est une précaution, plus directe et plus immédiate que celle dont nous venons de parler, utile à prendre dans le cas de fausse-route complète, c'est de laisser à demeure la sonde cause de l'accident. Quand on s'est aperçu de celui-ci, on la fixe et on la laisse en place pendant deux ou trois jours, surtout si on a des raisons de penser que le canal artificiel n'est pas tout entier dans la prostate. Au bout de ces quelques jours, on la remplace par une sonde en gomme élastique de même calibre, qu'on laisse à demeure jusqu'à ce que l'organisation du canal enlève toute crainte d'infiltration urineuse. Il va sans dire que chez un homme atteint d'une fausse-route complète ou incomplète, c'est à la sonde à courbure courte qu'il faudra toujours avoir recours pour le cathétérisme. Cependant, si la fausse-route siégeait à la paroi supérieure du col, une sonde à grande courbure de Gely serait préférable, le bec de la précédente devant nécessairement buter dans l'orifice du conduit anormal.

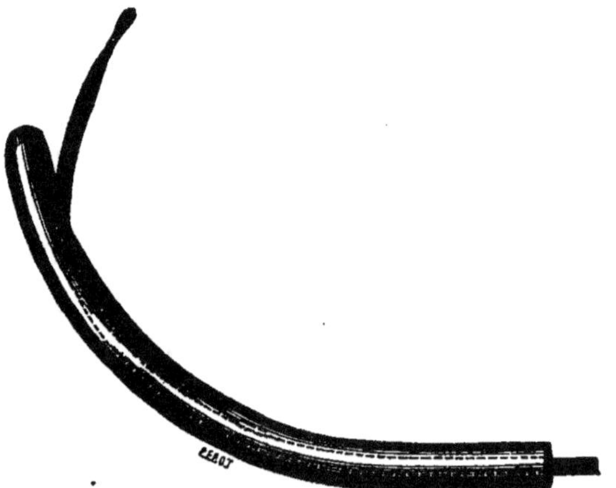

Instrument de Mercier, pour éviter les fausses-routes (*).

On pourrait, dans le cas de fausse-route incomplète, rendant le cathétérisme difficile, se servir d'une grosse sonde à grande courbure en métal à bec mousse et conique, munie d'un œil sur sa concavité, près de l'extrémité vésicale. Le bec étant engagé dans la fausse-route, on introdui-

(*) C'est une sonde d'argent, creuse jusqu'à la ligne ponctuée; au delà est une partie pleine, qui entre dans la fausse-route. On introduit, dans l'instrument, une petite sonde de gomme que l'on fait sortir à l'orifice situé sur la concavité, pour traverser l'urèthre au-devant de la fausse-route occupée par l'extrémité de l'instrument. (Thompson, *Traité des maladies des voies urinaires*, p. 476.)

rait, dans son intérieur, une sonde d'un diamètre inférieur qui, ressortant par l'œil dont nous venons de parler, arriverait facilement dans la vessie.

Si la fausse-route s'ouvre dans le rectum, une sonde à demeure, des lavements émollients, des mèches dans le rectum constitueraient tout le traitement.

Supposé que la sonde ait perforé la vessie loin de son col, la sonde à demeure à laquelle on joindrait les émollients, les antiphlogistiques et l'opium à hautes doses seraient les premiers remèdes à employer.

INFLAMMATION ET SUPPURATION

DE LA PROSTATE

ÉTIOLOGIE. — L'inflammation de la prostate, qu'elle soit aiguë ou chronique, n'est presque jamais primitive. C'est dans une maladie antérieure des organes urinaires qu'il faut en chercher la source; maladie qui peut d'abord siéger dans la vessie ou dans l'urèthre, mais incomparablement plus souvent dans ce dernier organe. L'uréthrite, telle est, en effet, la cause la plus fréquente de l'inflammation prostatique, et, par conséquent, des abcès de cet organe. Du dehors, la maladie gagne de proche en proche, pour s'établir dans les parties profondes, sur le bulbe d'abord d'où si fréquemment les rétrécissements de cette partie du canal, puis en s'avançant plus avant, sur la prostate. Une fois là, la phlegmasie engendre : tantôt des accidents aigus qui se terminent soit par résolution, soit par suppuration ; tantôt, quand elle est favorisée par le tempérament du sujet, par un traitement mal dirigé ou par toute autre cause, elle passe à l'état chronique ; souvent la prostatite est chronique d'emblée. Aussi, quand un malade se présente à vous avec une blennorrhée ancienne et que vous ne constatez pas de rétrécissement, cherchez dans le fond de l'urèthre et vous y trouverez une inflammation de la prostate superficielle ou profonde.

Dans d'autres circonstances, la maladie, venant encore de l'extérieur, est produite par un agent qui violente l'urèthre ; ainsi, on a vu l'inflammation et même la suppuration de la prostate, survenir à la suite d'une injection trop irritante ou lancée trop énergiquement. M. Guyon a observé un cas de mort, par abcès de la prostate, consécutif à une injection forcée (1). M. Cullerier a vu le même résultat à la suite d'une injection caustique lancée à toute volée dans le canal.

Des accidents du même genre ont quelquefois suivi un cathétérisme forcé ou un cathétérisme inhabile, la lithotritie, la cautérisation par la méthode de Lallemand et l'uréthrotomie.

On peut rapprocher de cet ordre de causes l'obs-

____

(1) Guyon. Leçons orales, 1874.

tacle qu'opposent au cours régulier de l'urine les rétrécissements de l'urèthre, obstacle qui a pour conséquence la décomposition de l'urine, et, par suite, l'altération plus ou moins profonde des parties du canal situées en arrière.

Parmi les causes qui, ayant toujours leur siége dans les organes urinaires, viennent des parties profondes, il faut citer les calculs de la vessie ou de l'urèthre. Les premiers, par leur séjour sur le bas-fond de l'organe, produisent une irritation qui finit par enflammer la vessie et la prostate elle-même. A bien plus forte raison en est-il ainsi quand le calcul, sorti de la cavité vésicale, est venu s'engager dans la partie de l'urèthre enveloppée par la prostate.

Enfin, il est une cause plus directe, puisqu'elle siége dans l'organe lui-même, qui peut donner lieu à l'inflammation aiguë et à la suppuration de la glande, c'est la prostatite chronique. Le malade qui en est atteint est toujours plus ou moins sous le coup d'accidents aigus et d'abcès.

On peut en dire autant de ceux qui ont des tubercules dans la prostate et qui, eux aussi, sont toujours menacés d'accidents du même genre.

Il n'a pas été question jusqu'ici des causes de prostatite ayant agi de la périphérie à la profondeur; c'est qu'en effet la prostate est si profondément cachée qu'elle est difficilement accessible aux traumatismes extérieurs, tels que coups et chutes. Aussi, à part les inflammations de la glande consécutives aux manœuvres de la taille, trouve-t-on peu à dire sur ce sujet.

C'est ici qu'il faut placer les excès vénériens et la masturbation, qui entretiennent dans le canal un état d'irritation sous l'influence duquel l'inflammation et même la suppuration de la glande peuvent avoir lieu, ainsi que Verdier en cite un exemple.

En dehors de ces causes, on en a cité un grand nombre d'autres, mais dont l'action est beaucoup moins positive et sujette à plus de discussion ; les irritations produites par les lésions de voisinage, telles qu'une inflammation hémorrhoïdale, lac onstipation habituelle, les fissures à l'anus, les habitudes sédentaires; mais ce ne sont pas là, à vrai dire, de véritables causes. Tout au plus, peut-on dire que ces différents états provoquent une stase sanguine dans les veines du bassin et le plexus veineux périprostatique, et favorisent l'arrêt du sang dans une région où la circulation est déjà difficile, ce qui peut entretenir une inflammation déjà ancienne.

Il en est de même de l'équitation qui, comme elles, pourrait donner lieu à la stagnation du sang, Cette origine devrait être écartée, si, comme le fait remarquer Thompson, on n'a pas observé une plus grande fréquence de la prostatite chez les cavaliers et en particulier chez les soldats. Cette opinion du chirurgien anglais est contraire à celle de Velpeau, et Dugas, dans sa thèse, rapporte une observation non douteuse d'abcès de la prostate, à la suite d'une course de quinze lieues à cheval. C'est celle de Pierre Portal que nous avons rapportée en partie dans un autre endroit de ce livre (1).

Les boissons alcooliques n'agissent probablement sur la prostate qu'en y réveillant une inflammation latente et ancienne. Cependant, je crois qu'il ne faudrait peut-être pas regarder comme tout à fait inoffensive, pour une prostate saine, l'abus de la bière, du vin doux ou de champagne. On a vu, dit-on, certaines personnes voyageant en Allemagne être prises à la suite de l'usage de la bière d'un écoulement ayant son origine dans une inflammation des glandules prostatiques. Il en serait de même de l'usage des cantharides. Mais, même encore, dans les cas dont nous venons de parler, il y aurait intérêt à savoir jusqu'à quel point le canal était indemne et si, surtout, il n'avait pas existé de chaudepisse auparavant.

On peut en dire autant du copahu et du cubèbe. Évidemment administrés à haute dose, dans le cours d'une uréthrite, ils pourront donner lieu à une prostatite, comme l'ont d'ailleurs observé les médecins et les internes de l'hôpital du Midi; mais leur action sur une prostate saine serait probablement nulle.

J'ai vu dernièrement, dans le service de M. Guyon, un cas de cystite aiguë survenue pendant une atta-

(1) Dugas. Thèse. Montpellier, 1832.

que de rhumatisme articulaire aigu chez un individu qui n'avait jamais eu de maladie de l'urèthre ;
l'origine en était positive et incontestable. Peut-on
en induire que, sous la même influence, une prostatite puisse se produire? Peut-être, mais je n'en
connais pas de cas authentique.

On a aussi parlé du froid humide, comme origine
de la prostatite; que l'individu fût resté exposé à
la pluie ou assis sur l'herbe fraîche et mouillée. Il
en est de cette cause comme de celles que nous
venons de passer en revue. Le froid humide ne
donnera très-probablement pas lieu à une inflammation de la prostate, si l'organe n'est pas déjà
malade. J'ai eu, pour ma part, l'occasion d'observer un sujet dont la maladie semblait avoir débuté
sous cette influence; mais il ne me fut pas difficile
de reconnaître qu'il y avait eu une uréthrite mal
guérie, et consécutivement une subinflammation de
la glande qui s'était réveillée sous l'influence de
l'humidité.

La prostate a quelquefois été le siége d'abcès
métastatiques. M. Désormeaux en a rapporté un
exemple dans un cas d'infection purulente (1) et
M. Pastureau, un autre dans un cas de variole (2).

L'inflammation de la prostate est une maladie de
l'âge adulte et de l'âge mûr. Chez l'enfant, l'appareil génital n'existant, pour ainsi dire, qu'à l'état
latent, l'inflammation de la prostate ne se montre

(1) Société de chirurgie, séance du 1er mai 1861.
(2) Pastureau. Thèse, Paris, 1872.

pas. Dans la vieillesse, il peut y avoir subinflammation, mais jamais suppuration de la glande.

ANATOMIE PATHOLOGIQUE. — Les lésions anatomiques diffèrent, suivant qu'il y a inflammation aiguë ou chronique, ou suppuration.

1° *Inflammation aiguë*. Tantôt l'inflammation s'attaque d'emblée au parenchyme de la glande; tantôt elle s'introduit dans les conduits prostatiques qui s'ouvrent autour du verumontanum, chemine jusque dans la granulation terminale de ces conduits et enflamme consécutivement le tissu cellulo-fibreux qui forme la gangue de la prostate ; dans les deux cas le résultat est le même.

Le gonflement de la glande, soit qu'on l'examine sur le vivant, par le toucher rectal, soit sur le cadavre, dans les rares autopsies qu'on a pu faire de sujets morts pendant le cours d'une prostatite aiguë, est le phénomène qui frappe tout d'abord ; le volume peut en être doublé et même triplé. Il n'en est pas de même de la muqueuse, dont l'aspect n'a pas changé ; c'est à peine si on l'a trouvée plus rouge qu'à l'état normal. Par contre, le parenchyme de la glande est de couleur plus foncée, il est gorgé de sang et de lymphe plastique au milieu de laquelle on voit un petit nombre de globules purulents, provenant des follicules glandulaires. Ces follicules renferment quelquefois assez de pus pour constituer de petits abcès, isolés çà et là, mais dont plusieurs peuvent se réunir en un seul et constituer un dépôt plus ou moins volumineux.

Sur la muqueuse qui devient velvétique, on trouve parfois une sorte d'exsudation de lymphe plastique organisée (1).

2° Dans l'*inflammation chronique*, la prostate est, comme dans l'inflammation aiguë, ordinairement augmentée de volume; cependant ce n'est pas là un fait général et, quelquefois, elle est plus ou moins atrophiée. La membrane muqueuse est épaissie, fongueuse et plus vasculaire qu'à l'état normal. Si la maladie est ancienne, elle est décolorée, livide, grisâtre et peut être recouverte d'une exsudation plastique. Les ouvertures des conduits glandulaires sont élargies et pleines d'un liquide opalin, lactescent, et, dans un ou deux, existe un dépôt de pus peu considérable. A la coupe, le tissu est moins consistant, moins ferme, moins serré, plus foncé, et il en sort un liquide souvent teinté de sang.

Dans des autopsies nombreuses de jeunes gens morts après avoir eu divers accidents vénériens, M. Bouloumié a rencontré, comme lésion, surtout une dilatation des canaux excréteurs des glandules de la prostate et de nombreux calculs à stratification concentrique, mais il n'a pas trouvé d'hypertrophie musculaire (2). Au dire de M. Guerlain (3), le tissu cellulaire qui enveloppe la glande a augmenté de densité et de cohésion; on l'a même souvent vu

(1) Thompson, *Maladies de la prostate*, traduction française par Édouard Martin, Édouard Labarraque et Victor Campenon, p. 237.

(2) Bouloumié, *Considérations générales sur la pathogénie des maladies de la prostate*, etc. Paris, 1874.

(3) Guerlain. Thèse, Paris, 1860.

infiltré de pus qui remonte dans le petit bassin et forme des abcès autour de l'organe, comme Thompson l'a constaté plusieurs fois.

3° Quand la *suppuration* a lieu, elle peut revêtir différentes formes. Dans la prostatite aiguë, comme nous l'avons dit, d'après Thompson, on rencontre quelquefois plusieurs petits abcès qui peuvent rester isolés, ou, par leur réunion, en former un seul plus volumineux. C'est qu'alors l'inflammation, d'après ce que nous avons dit en commençant l'anatomie pathologique, et d'après Cullerier, ayant débuté par les conduits prostatiques, a donné lieu aux abcès décrits par le chirurgien anglais.

Mais on a souvent affaire, dans le cours de la prostatite aiguë ou chronique, à des suppurations plus graves et pour l'étude desquelles il ne sera pas inutile de jeter un regard sur la situation anatomique de la prostate ; c'est, en effet, d'après les rapports de cette glande que l'on peut se rendre compte de la marche du pus et des désordres qui peuvent en résulter.

Elle est située au-dessus de l'aponévrose moyenne du périnée, sur laquelle elle repose ; par sa face inférieure et postérieure, elle répond, plus intimement en haut qu'en bas, au rectum dont elle est séparée par la couche cellulo-fibreuse prostato-péritonéale. Par sa face antérieure et supérieure, elle est en rapport avec un lacis veineux dont il y a peu à s'occuper au point de vue anatomique, celui qui se trouve sur les côtés étant beaucoup plus important; plus en avant, existe un tissu cellulaire assez lâche, recouvert lui-même par cette portion de l'aponévrose périnéale supérieure, qui de la vessie se porte au pubis, et par les ligaments antérieurs de la vessie ou pubio-prostatiques.

Le sommet de la prostate répond à la portion musculeuse de l'urèthre; la base, au col vésical sur lequel elle se prolonge en arrière et en bas. On voit, d'après cela, que l'urèthre est situé en avant de la prostate, comme le rectum l'est en arrière. Mais les relations de la glande avec ce dernier organe, sont beaucoup moins intimes qu'avec le premier.

Sur les côtés, comme en avant, elle est entourée par un lacis veineux qui la sépare de l'aponévrose latérale de la prostate, en dehors de laquelle on trouve le releveur de l'anus.

La prostate est donc étroitement serrée dans une véritable loge fibreuse, formée : en arrière, de l'aponévrose prostato-péritonéale; sur les côtés, de l'aponévrose latérale; en avant, de l'aponévrose périnéale supérieure.

Il s'ensuit que, pour rester dans les limites de la glande, le pus ne devra pas sortir des enveloppes de cette loge.

Mais l'urèthre traverse, à la hauteur de sa portion membraneuse, immédiatement en arrière du bulbe, l'aponévrose moyenne ou ligament de Carcassonne, sur laquelle, ainsi que nous venons de le dire, repose la face inférieure et postérieure de la prostate. Or, comme ce ligament fibreux, de forme triangulaire, ferme en avant le détroit inférieur du bassin, puisqu'il s'insère au ligament sous-pubien en haut et en avant, aux lèvres internes des branches descendantes du pubis et ascendantes de l'ischion, au-dessus de l'insertion des muscles ischio-caverneux, sur les côtés; tandis qu'il va rejoindre la face antérieure du rectum et l'aponévrose prostato-péritonéale en arrière, il s'ensuit que l'urèthre est pour ainsi dire enfermé, au moins pour toute la partie située en arrière du ligament de Carcassonne, dans la loge prostatique; rapport important, dont la conséquence est que les abcès de la prostate qui s'ouvriront dans le canal resteront compris dans les limites de la glande, sans compter que le pus aura pour s'échapper au dehors, par le canal, la plus grande liberté.

Il n'en sera plus de même quand il fusera d'un autre côté, quel qu'il soit d'ailleurs. Dans le premier cas, on aura affaire à un abcès de la prostate proprement dit; dans le second, à un abcès périprostatique, car le pus, n'étant plus alors contenu dans la loge prostatique, pourra aussi bien fuser vers le tissu cellulaire pelvien que vers le rectum (1).

Dans sa marche, ce liquide a plus de tendance à s'avancer vers l'urèthre que partout ailleurs, parce qu'il rencontre moins de résistance de ce côté;

____

(1) Guyon. Leçons orales.

d'autant plus que l'inflammation a rendu les tissus sus-jacents plus fragiles et plus faciles à rompre. Le parenchyme glandulaire, qui est alors seul atteint, peut être plus ou moins profondément détruit. Si une des parties de l'organe seulement est malade, celles qui n'ont pas été touchées par la suppuration peuvent rester parfaitement saines, quoique baignées par le pus. Les conséquences de la maladie sont celles d'un abcès ordinaire; c'est-à-dire qu'il se forme une cicatrice qui n'altère le plus souvent en rien les fonctions de la glande.

L'ouverture uréthrale n'est pas toujours unique; quelquefois elle est multiple et la muqueuse est criblée de petits pertuis qui ne permettent pas à l'urine de pénétrer dans le foyer. Ce liquide, d'ailleurs, viendrait-il en baigner la cavité qu'il n'en résulte le plus souvent aucun inconvénient et que la cicatrisation n'en marche pas moins avec sécurité et rapidité. M. Cullerier semble beaucoup trop craindre, selon nous, ce mode de terminaison.

On ne pourrait citer que quelques rares exemples d'abcès prostatiques ouverts au périnée. C'est qu'en effet il existe là une épaisseur de tissus trop considérable pour être traversée. Quand néanmoins cette direction a été suivie par le pus et qu'il n'existe pas de complications, la marche de la maladie est simple et la cicatrisation se fait comme dans les cas précédents.

Les abcès de la prostate s'ouvrent quelquefois encore dans la cavité vésicale; cela arrive au dire de Béraud, lorsque le foyer purulent siége sur les côtés, en haut et en arrière de la prostate. Il est alors très-difficile de dire d'une manière certaine ce qu'est devenu le pus, car mêlé à l'urine, divisé par elle et rendu avec elle, sa présence est difficile à constater.

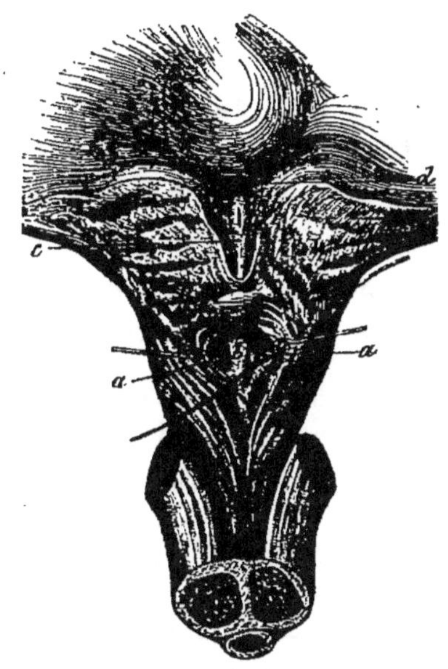

Abcès de la prostate (*).

Après l'urèthre, c'est dans le rectum que les abcès prostatiques ont le plus de tendance à s'ouvrir. Bien qu'alors la maladie soit moins simple, puisque le pus s'est ouvert une issue en dehors de la loge prostatique, sa marche et sa terminaison ordinaires sont le plus souvent heureuses; car ce liquide n'a

(*) *a, a,* cavité de l'abcès au milieu de laquelle est l'urèthre *b*; *c*, bec de la sonde dans la portion prostatique de l'urèthre élargi *a*. (Thompson, *Maladies des voies urinaires*, fig. 84, p. 351.)

pas eu, pour se faire jour, à suivre un long trajet et à causer de grands désordres. La cicatrisation s'opère à peu près, comme dans les abcès précédents. On est exposé, il est vrai, à voir persister une fistule, comme Velpeau en a été témoin plusieurs fois; mais, outre que c'est là un accident rare, on doit ajouter qu'il n'est pas durable, et, qu'à moins de tubercules, cette fistule se cicatrise toujours au bout d'un temps plus ou moins long.

Cependant un abcès de cette espèce peut très-bien envahir d'autres régions. C'est ce que M. Guyon a vu, dans son service, sur un homme atteint d'un vieux rétrécissement. Chez ce malade, en effet, le pus, après avoir gagné le rectum, envahit la fosse ischio-rectale et le périnée. C'est, du reste, ce qui arrive ordinairement dans ces circonstances; la fosse ischio-rectale une fois atteinte, le pus vient saillir au périnée et gagne, avec la plus grande facilité, les bourses et même le fourreau de la verge en avant et en bas, ou le tissu cellulaire sous-péritonéal en arrière, comme M. Desprès en a vu un exemple. Ceci tient à ce que, cette cavité n'étant fermée ni en arrière ni en bas, le pus peut filer dans l'une et l'autre de ces directions. Celui-ci, d'ailleurs, ne fuse guère d'emblée directement en avant, à cause de l'obstacle que lui oppose le ligament de Carcassonne.

Il n'en est pas de même pour la fosse ischio-rectale, et certains abcès s'y dirigent d'emblée, sans avoir fait aucun effort vers le rectum; comme

M. Guyon a eu l'occasion de le voir sur un étudiant en médecine. Chez ce jeune homme, atteint de prostatite, le doigt, introduit dans le rectum, sentait dans l'urèthre la sonde par laquelle il sortit une certaine quantité de pus ; malgré cela, cinq jours après, une incision pratiquée dans la fosse ischio-rectale donna issue à une masse de 250 grammes de liquide qui constituait le dépôt principal.

M. Guyon a eu l'occasion d'observer, chez un autre malade, des accidents analogues, mais beaucoup plus graves. Cet individu, après un coït suspect, s'était administré une injection astringente, qu'il poussa trop violemment, en trop grande quantité, et probablement jusque dans la vessie. Deux ou trois jours après, apparition d'une prostatite dont le premier symptôme fut l'impossibilité d'uriner. A l'examen, M. Guyon trouva, sur le côté gauche du rectum, une tuméfaction allant jusqu'à la prostate, et le pus vint bientôt aboutir à la fosse ischio-rectale du même côté. M. Guyon pratiqua une incision hâtive très-profonde ; plus tard, une incision nouvelle au périnée, et il passa un drain ; mais, malgré l'écoulement du pus, il se fit une ouverture dans l'urèthre, puis une autre dans le rectum, ce qui constituait, comme on le voit, un abcès périprostatique. Le malade succomba à la pyohémie du plexus prostatique et à l'infection putride.

On peut juger, d'après les faits précédents, que la suppuration prostatique est loin de se limiter. Le suivant, qui a été aussi observé par M. Guyon, en est une preuve nouvelle. Le malade en question offrait une tuméfaction considérable de la cuisse gauche, coïncidant avec une difficulté d'uriner. La sonde droite introduite donna issue à un verre de pus; la sonde courbe, au contraire, ne ramenait que de l'urine, phénomène qu'explique la marche des deux instruments, le premier suivant la paroi inférieure du canal, tandis que le second passait par-dessus.

Guidé par ces indications, M. Guyon pensa qu'il existait une suppuration de la prostate. Et, en effet, le foyer de la cuisse ayant été ouvert, il en sortit un litre et demi de pus. Peu de jours après, la mort du malade permit de trouver l'origine de tous ces désordres, qui était, comme on l'avait supposé, dans la prostate.

Mais ces fusées purulentes peuvent s'avancer beaucoup plus loin encore et d'une manière tout à fait insidieuse. C'est ainsi que M. Guyon a pu observer un marin chez lequel la suppuration, consécutive à un abcès de la prostate, avait cheminé jusqu'au rebord des fausses côtes. Le malade, qui avait été opéré d'uréthrotomie, en revenant d'un voyage à la suite duquel il s'était livré à de nombreux excès, fut pris, en se promenant, de frissons analogues à ceux de la fièvre uréthrale, avec douleurs dans la fosse iliaque, dans laquelle, d'ailleurs, la main ne sentait rien. Mais bientôt apparut, sous le rebord des fausses côtes, un point fluctuant qui donna issue à du pus. Le malade ayant succombé, on trouva, à l'autopsie, un abcès de la prostate, avec décollement du tissu cellulaire du petit bassin et de la cavité péritonéale postérieure. Cependant il n'y avait eu, pendant la vie, ni difficulté d'uriner ni abcès périnéphrétique.

Ces accidents sont la conséquence de ce que nous avons dit tout à l'heure sur la situation de la prostate ; ils peuvent se produire, et le pus arriver dans le tissu cellulaire du bassin, chaque fois qu'il s'échappe par une autre route que l'urèthre. Bien plus, on a été parfois témoin de ces mêmes accidents quand le pus avait été évacué par cet organe.

Quand il s'est échappé de la loge inférieure du périnée pour aller sur le côté, le pus peut aussi bien fuser dans la fosse ischio-rectale que dans la loge supérieure, et, par conséquent, dans le bassin.

M. Béraud cite, dans sa thèse, un cas d'abcès de la prostate, ouvert au pli de l'aine après avoir suivi le canal déférent. Les pièces ont été montrées par M. Pigeaux à la Société anatomique. La prostate formait une vaste poche pleine de pus dans laquelle s'ouvrait le cordon déférent, dilaté et rempli également de pus jusque vers l'anneau inguinal.

Ce que nous venons de dire s'applique surtout aux abcès aigus ; mais il y a encore les abcès chroniques, particulièrement chez les malades qui sont affectés de tubercules de la prostate, sans en avoir dans les poumons. Ces sortes d'abcès arrivent, comme les précédents, à se faire jour dans l'urèthre ou dans les fosses ischio-rectales, mais sans produire des désordres de la même espèce. Parfois ils donnent lieu à une véritable poche. Dans ce cas, la suppuration peut avoir détruit la plus grande partie de la glande; celle-ci a même quelquefois disparu entièrement, si bien qu'il n'en reste plus que la coque fibreuse enveloppante. L'urèthre alors peut traverser, intact, cette coque fibreuse. L'abcès, dans ces cas, persiste à l'état chronique, et on le trouve tapissé d'une membrane pyogénique grisâtre, inégale, et que Thompson a vue de couleur verdâtre. Parfois cette cavité est traversée en différents sens par des brides cellulaires ou fibreuses qui paraissent être des restes de la glande. Si la prostate a été détruite dans une grande étendue, on a ce que Velpeau a appelé une *caverne urineuse de la prostate*. Cette caverne peut communiquer avec le rectum, l'urèthre ou la vessie; quelquefois avec ces deux organes à la fois, et cela, par une ou plusieurs ouvertures. Ces fistules, qui se produisent toujours, chez les phthisiques, quand le pus s'est fait jour au dehors, sont, le plus souvent, incurables. Mais il ne faudrait pas conclure, de la présence d'une des poches que nous venons de décrire, a une origine tuberculeuse; une telle conclusion ne serait justifiée que s'il existait des tubercules dans d'autres organes. Quoi qu'il en soit, les cavernes éprouvent d'autant plus de difficulté à se cicatriser qu'elles sont, comme nous l'avons dit, tapissées d'une sorte

de membrane muqueuse et continuellement sou-
mises à l'influence de l'air ou des liquides putrides :
l'air, quand elles communiquent avec le périnée, et
l'urine ou les matières stercorales, suivant qu'elles
s'ouvrent dans l'urèthre, la vessie ou le rectum.
Quand elles s'ouvrent au périnée ou dans le rectum,
la pression avec le doigt fait sourdre une quantité
plus ou moins considérable de pus; si c'est dans
l'urèthre, la sonde fait reconnaître la lésion.

SYMPTOMATOLOGIE.—*Prostatite aiguë.*—Les symptômes du début sont quelquefois obscurs; c'est ce
qu'exprimait un malade qui montrait son périnée,
en disant : « J'ai des inquiétudes partout là dedans (1). » Quoi qu'il en soit, l'incertitude est de
courte durée. En même temps que les envies d'uriner deviennent plus fréquentes, la difficulté et la
douleur pendant la miction augmentent. L'urine,
rare et brûlante, laisse déposer une matière filante
et visqueuse. Souvent la maladie débute par une
rétention d'urine. L'écoulement uréthral, quand
il existe, devient moins abondant et se supprime
même complétement. La sensation vague ressentie
au périnée devient une gêne qui se change elle-
même en une douleur lancinante, pulsatile et presque continue. Les téguments sont tendus, gonflés,
sensibles à la pression. La défécation est pénible ;
il y a du ténesme et de faux besoins d'aller à la
selle, causés par la présence, à la partie inférieure

____

(1) Pastureau. Thèse déjà citée.

H. Picard.   7

du rectum, de la prostate, qui fait l'office d'un corps étranger.

La fièvre apparaît; le malade, privé de sommeil, est dans un état d'agitation extrême et ne sait quelle position prendre. La miction devient de plus en plus difficile; le gonflement de la glande est tel, qu'il y a parfois rétention complète d'urine, si bien qu'on est obligé d'avoir recours à la sonde, ce qui est, pour le malade, une aggravation de souffrances; la constipation est opiniâtre. La douleur spontanée devient alors paroxystique.

A ce moment, le toucher rectal est à peu près impossible, les moindres tentatives pour franchir le sphincter anal provoquent des douleurs atroces, quelles que soient les précautions prises. Une fois dans le rectum, le doigt explorateur peut sentir, à sa face antérieure, une tumeur dure, très-douloureuse à la pression, et mesurer l'augmentation de chaleur de toutes les parties. Arrivée à ce point, la maladie se termine par résolution ou par suppuration.

Dans le premier cas, les symptômes que nous venons de décrire s'apaisent assez rapidement; la fièvre se calme, le malade urine plus facilement et prend un peu de repos; le ténesme disparaît, et avec lui la constipation.

Dans le cas contraire, la fièvre, loin de se ralentir, redouble; les douleurs augmentent encore et s'étendent jusqu'aux lombes et aux cuisses; un frisson, parfois très-violent, indique la formation du pus. Au périnée, le gonflement se prononce et gagne jusqu'au scrotum; on ne peut examiner cette région par le palper sans arracher des cris au malade. Le toucher rectal est nécessaire, mais ne doit être pratiqué qu'avec les plus grandes précautions, pour ne point exaspérer les souffrances du malade. Alors, le doigt, parvenu au-dessus du sphincter anal, sent une fluctuation plus ou moins étendue, qui du rectum peut se transmettre nettement au périnée. Quand l'abcès est petit et profondément situé du côté de l'urèthre, la fluctuation est difficile à percevoir. On peut alors, pour s'éclairer, avoir recours au cathétérisme : en introduisant la sonde avec beaucoup de douceur, on la sent brusquement arrêtée à la partie postérieure de la partie membraneuse et donner à la main la sensation d'un corps mollasse et dépressible. Pendant l'exploration, on parvient quelquefois à déchirer l'enveloppe de la collection purulente, ce dont on s'aperçoit à la résistance vaincue et à l'issue du pus. C'est là un accident qui doit être regardé comme heureux, car il débarrasse le malade immédiatement.

Quand l'abcès s'ouvre spontanément, le soulagement se fait attendre plus longtemps, mais il est le même dans les deux cas : immédiatement tous les symptômes s'apaisent à peu près complétement, si bien que, comme dit Velpeau : « A cet orage violent, qui semblait mettre la vie du malade en danger, succède un calme presque complet. »

Quand le pus sort du côté du rectum, ce qui arrive encore assez souvent, les choses se passent de la même façon, pourvu que la collection en soit bien limitée et que l'issue ait eu lieu par une seule ouverture.

Le pus qui sort de l'abcès est ordinairement plus ou moins fétide, quelquefois mal lié et souvent visqueux. Sa quantité est variable : 10, 30, 60 et même 250 grammes. On trouve dans les thèses et dans les auteurs que le malade a rendu jusqu'à un et deux litres de pus; toutefois il est bien difficile d'admettre qu'on ait eu affaire, dans ces cas, à un abcès de la prostate, mais bien plutôt à une collection purulente siégeant entre cet organe et le rectum.

On peut juger, d'après ce que nous avons dit en décrivant l'anatomie pathologique des abcès de la prostate, de ce qui arrive quand le pus franchit les limites de la loge prostatique pour s'étendre au loin, ce qui est d'ailleurs le cas le plus fréquent. Le malade alors est exposé aux plus graves désordres et aux plus grands dangers. Le moindre, c'est de voir aboutir le pus dans la fosse ischio-rectale; car alors il suffit de lui donner issue avec le bistouri pour faire cesser les phénomènes; la maladie a seulement été plus longue. Mais quand il s'avance en haut jusqu'aux côtes, et même jusqu'à l'omoplate, en bas jusqu'au genou, les décollements de tissus sont si considérables, la pyohémie si imminente, l'épuisement si complet, qu'il reste peu d'espoir de sauver le malade. Si le tissu cellulaire sous-péritonéal a été envahi, le danger est encore plus imminent.

Prostatite chronique. — Souvent, que les symptômes de la prostatite aiguë aient peu à peu perdu de leur acuité ou qu'au contraire il y ait eu suppuration, la maladie n'a pas complétement cessé, et, après des alternatives de rémission et d'augmentation, on la voit passer à l'état chronique. Il n'est pas rare que la prostatite soit chronique d'emblée ; c'est alors la continuation d'une blennorrhagie qui n'a pas guéri.

Dans ces différents cas, le malade, qui s'était cru débarrassé, s'aperçoit bientôt qu'il n'en est rien. D'abord, l'écoulement n'a jamais cessé complétement ; il apparaît, surtout quand on presse sur la verge, une goutte filante ; les envies d'uriner sont plus fréquentes, et l'urine provoque, le plus souvent, une sorte de brûlure au moment où elle s'engage dans le canal et à la fin de la miction. Il y a de la gêne, une pesanteur au périnée et à l'anus. Cette sensation devient parfois une véritable douleur, si bien que le moindre mouvement retentit dans cette région de la manière la plus pénible. Il semble qu'il existe dans l'anus un bol fécal dur et volumineux. Cette douleur n'est pas ordinairement continue ; après avoir tourmenté les malades dans la matinée, elle peut les laisser, l'après-midi, dans un état fort satisfaisant (1).

(1) Deniau. Thèse, Paris, 1865.

Dans le fond du canal, le malade éprouve une sensation qui varie du chatouillement à une douleur peu aiguë, semblable à la piqûre d'une épingle. Cette douleur, ordinairement passagère, se renouvelle de temps à autre dans la journée, mais elle est plus fréquente le matin, peut-être à cause la congestion qu'ont pu produire le séjour au lit et les érections nocturnes, dans les veines du bassin. L'agitation, le mouvement, les efforts, la miction, m'ont paru provoquer cette douleur, qui me semble devoir être attribuée à un spasme de l'urèthre. Quelquefois cette douleur est sourde et profonde. La miction, d'ailleurs, à part la sensation de brûlure dont nous avons parlé, s'accomplit assez bien, et le jet a sa force, sinon sa forme habituelle : il est contourné en vrille et bifurqué à la fin, ce qui tient probablement au gonflement de la prostate et aux mucosités qui sont amassées dans le fond du canal. De même qu'au moment de sortir, l'urine éprouve une sorte d'hésitation, causée peut-être par la douleur qu'elle provoque et dont le malade ne se rend pas compte, il reste souvent, à la fin, quelques gouttes dans le canal. Au bout de quelques instants, ce liquide, par son action sur la partie enflammée de l'urèthre, provoque une sorte de spasme et un besoin de pousser qui le chasse du canal ; il sort alors et vient mouiller le méat. Si le malade s'examine à ce moment, il constate dans l'urine une petite quantité d'un liquide filant incolore.

Ce liquide peut se présenter en dehors de la miction. Souvent, sous l'influence de son accumulation dans la région profonde du canal, le spasme dont nous avons parlé se produit, et il en sort de l'urèthre une plus ou moins grande quantité. D'autres fois le malade n'éprouve point cette sensation, il sent seulement, de temps à autre, une goutte de liquide cheminer dans le canal et sortir du méat ; ou bien c'est en allant à la selle que les efforts provoquent la sortie de ce même liquide. Mais c'est surtout au réveil, en se levant, que le malade peut constater sa présence. Grâce à son accumulation pendant la nuit, il n'a qu'à presser le canal en le suivant des bourses au méat, et chaque fois il en ramène une goutte plus ou moins volumineuse ; c'est le liquide de la goutte militaire.

Si on examine le méat, on voit que les deux lèvres, qui peuvent être plus ou moins rouges, plus ou moins boursouflées, sont collées l'une à l'autre ; elles sont rouges, luisantes, il semble suinter de leurs surfaces un liquide qui n'est autre que celui dont nous venons de parler, et qui enduit les parois du canal d'un bout à l'autre. Ce liquide n'est pas toujours, comme nous l'avons dit, filant et incolore, mais parfois blanchâtre ou d'apparence laiteuse et grenu. Rarement il est assez abondant pour mouiller le linge, à moins qu'il ne devienne purulent. Cependant, il laisse quelquefois sur la chemise des taches peu colorées, surtout au centre, mais formant à la circonférence un cercle légèrement rougeâtre ; d'autres fois, s'il est purulent.

bleues ou verdâtres ; parfois le linge est simplement empesé au niveau du méat. Beaucoup de malades, en voyant ce liquide dont l'aspect est analogue à celui du sperme, en le sentant, d'autre part, venir du fond de l'urèthre, s'imaginent être atteints d'incontinence spermatique, ce qui n'est pas sans frapper vivement leur imagination. Du reste, si ce liquide ne renferme pas les éléments du sperme, la spermatorrhée n'en est pas moins quelquefois consécutive à l'excitation produite, au niveau de l'orifice des conduits éjaculateurs, par l'inflammation de la région prostatique. Alors, sous l'influence des érections nocturnes, l'action réflexe se produit plus facilement et plus promptement, et à sa suite l'éjaculation. Peut-être doit-on rapporter à ce phénomène les succès obtenus par Lallemand, avec la cautérisation, dans les cas de cette espèce. Car, si l'on peut dire que plus d'une fois il a pris la prostatorrhée pour la spermatorrhée, il est juste de reconnaître qu'il a souvent guéri cette dernière maladie en enlevant la cause qui lui donnait naissance, c'est-à-dire, comme on vient de le voir, l'inflammation de la partie postérieure du canal.

Aux symptômes que nous avons décrits, il faut en ajouter d'autres qui sont loin de se présenter dans tous les cas. Ainsi, le malade ressent une sorte de fatigue dans les lombes, le haut des cuisses et jusque dans les jambes. M. Deniau a constaté de l'hyperesthésie de la peau au niveau de la région lombaire droite et de la région fessière du même côté, chez un malade dont il a reproduit l'observation (1). On a même, dans quelques cas de prostatite chronique, constaté des fourmillements dans les membres inférieurs; mais ces phénomènes sont communs à d'autres maladies des voies urinaires, et je l'ai vu, pour ma part, exister sur un malade atteint d'un catarrhe vésical des plus graves, consécutif à une hypertrophie de la prostate. Quelquefois il existe une sorte de paraplégie et le malade se trouve dans l'impossibilité de se tenir debout. Ce phénomène s'observe chez cette classe de malades des voies urinaires, qui souffrent de la prostate et auxquels M. Guyon donne le nom de *prostatiques*.

A ce cortége symptomatique, il faut ajouter l'hypocondrie, la prostration du malade et la constipation, conséquences de l'influence qu'exercent ordinairement, sur le moral de l'individu, les maladies de l'appareil urinaire.

Les fonctions génésiques ne sont pas toujours troublées au commencement; mais quand la maladie fait des progrès, les désirs sexuels s'affaiblissent souvent. Qui plus est, quelquefois, le coït, loin d'être agréable, fait naître une sensation soit de déchirure, soit de chaleur brûlante au fond du canal; cette sensation, qui se propage parfois jusqu'au méat, peut cesser au bout d'un temps assez court, ou, au contraire, durer plusieurs heures. On conçoit que, dans ces conditions, le malade, qui

(1) Deniau. Thèse, Paris, 1865.

peut avoir conservé, d'ailleurs, son énergie et sa force musculaire, redoute les rapprochements sexuels, tant à cause de la douleur que dans la crainte d'augmenter son mal.

Dans certains cas, qu'il soit ou non resté normal, le coït semble soulager le malade pendant quelque temps; il se produit une sorte de dégagement des tissus et d'apaisement dans la douleur, et le malade ne ressent pas le jour suivant et pendant plus longtemps les épreintes qui le tourmentent dans la matinée; soulagement trompeur; car, par le coït, le malade ne fait qu'augmenter son mal. Cependant M. Mercier cite une observation très-intéressante prouvant que la pratique du coït peut soulager grandement les malades. Il s'agit d'un jeune homme qui ne fut guéri de son affection qu'après avoir repris et répété assez fréquemment les rapports sexuels interrompus depuis longtemps.

Mais, outre ces troubles fonctionnels, la prostatite peut produire, dans les organes génitaux, des changements anatomiques qui n'offrent pas moins de gravité. Quelquefois, le conduit spermatique s'engorge, l'épididyme devient dure et s'oblitère, et, si l'on y porte pas un prompt remède, il y reste des nodosités impossibles à guérir. Le testicule lui-même est, d'ailleurs, rarement atteint et presque jamais on n'observe d'épanchement dans la tunique vaginale. Du reste, l'épididymite survenant dans le cours d'une prostatite chronique est généralement moins douloureuse que la même affection causée par la blennorrhagie aiguë ; elle suit les phases de l'affection qui lui a donné naissance.

C'est le plus souvent à la suite d'excès vénériens ou alcooliques, de veillées, de marches forcées qu'on voit survenir les complications du côté des testicules. Alors la douleur ou l'embarras qui existait au niveau de l'anus et dans le fond du canal se propage dans les aines, au-dessus du pubis et, si l'un des lobes prostatiques est plus malade, elle se fait sentir d'une manière plus pénible du côté correspondant. L'écoulement, de muqueux, devient purulent et beaucoup plus abondant, la miction est plus difficile ; il y a du frisson, de la fièvre, le malade est obligé de se mettre au lit. Cet orage passe, au bout de deux ou trois jours, en laissant l'épididyme et les veines du cordon plus ou moins engorgés.

La prostatite chronique est loin de toujours offrir la longue série de symptômes que nous venons d'énumérer ; elle se réduit souvent à un simple suintement dont les malades ont à peine conscience. Entre ce symptôme et ceux que nous avons énumérés dans le courant de cet article, la maladie peut présenter tous les intermédiaires. Mais elle n'en reste pas moins elle-même, ne guérissant pas seule, mais s'implantant de plus en plus profondément et devenant tous les jours de plus en plus dificile à déraciner.

Diagnostic.—Il est difficile de confondre la prostatite aiguë ou un abcès de la prostate avec une autre affection des voies urinaires.

Les circonstances dans lesquelles apparaît la maladie, c'est-à-dire pendant une blennorrhagie, à la suite d'une uréthrotomie, de la lithotritie, d'un cathétérisme ou de toute autre manœuvre sur les voies urinaires, mettront déjà sur la voie.

La douleur localisée du côté de l'anus amènera le chirurgien à faire l'examen de cette région, et à constater dès lors le gonflement et la tension du périnée; le toucher rectal lui permettra, en même temps, de sentir la tumeur formée par la prostate, et, avec la tumeur, la fluctuation, s'il existe un abcès de la glande.

Je dois dire, à propos du toucher rectal, qu'il est nécessaire de le pratiquer chaque fois que des cas de ce genre se présentent; c'est lui qui est la pierre de touche du diagnostic, et le médecin qui hésiterait manquerait à son devoir, car lui seul permettra de juger l'état réel des parties.

La douleur, la dysurie et la rétention d'urine existent, il est vrai, dans la prostatique aiguë, comme dans plusieurs autres maladies des voies urinaires, mais un interrogatoire bien conduit, portant sur ces symptômes, suffira le plus souvent, à lui tout seul, pour éclairer le médecin.

Ainsi, dans certains cas de pierre vésicale, la douleur au col de la vessie est d'une violence inouie; mais cette douleur, si fréquente qu'elle soit, n'est pas continue et ne siége pas dans le rectum. D'un autre côté, s'il existe simultanément des envies fréquentes et même incessantes d'uriner, s'il y a du ténesme vésical et anal, le patient peut presque toujours satisfaire son envie ; bien plus, le besoin est si pressant qu'il devient irrésistible, et que le malade, ne pouvant attendre, est contraint d'uriner dans ses vêtements.

Dans la prostatique aiguë, comme dans l'abcès prostatique, c'est tout le contraire. Le malade est bien sujet aux mêmes besoins, à un ténesme aussi douloureux, seulement, au lieu d'uriner malgré lui, il ne parvient qu'avec difficulté ou même pas du tout, malgré ses efforts, à chasser l'urine de sa vessie. A part cette différence, on a, d'ailleurs, dans la marche des deux affections, des signes qui ne permettent aucune hésitation, car, dans la première, celle-ci est lente, le début éloigné ; dans la seconde, au contraire, elle est rapide, le début brusque.

La maladie avec laquelle on pourra confondre le plus facilement la prostatite aiguë, c'est la cystite aiguë ; car de nombreux points de ressemblance existent entre ces deux affections. Dans l'une comme dans l'autre, il y a de la douleur, seulement cette douleur, qui peut être très-violente dans la cystite aiguë, ne l'est ordinairement pas autant que dans la prostatite ; dans la cystite, elle se fait sentir à la région hypogastrique ; dans la prostatite, elle est localisée au périnée et au rectum : il y a dans la première surtout du ténesme vésical, dans la seconde, c'est le ténesme rectal qui prédomine.

Dans la cystite aiguë comme dans la prostatite

aiguë, il existe de fréquents besoins d'uriner accompagnés de dysurie; mais, dans la cystite, le malade, sans pouvoir vider sa vessie, rend à chaque effort quelques gouttes d'urine, le plus souvent accompagnées de sang ou même du sang pur; dans la prostatite, ou bien il y a rétention complète, ou, s'il existe seulement de la dysurie, le malade parvient avec moins de peine à vider sa vessie; de plus, son urine, qui peut être plus ou moins alcaline, n'est pas sanguinolente.

Le diagnostic est ici d'autant plus difficile que les commémoratifs serviront peu à l'éclairer, car la cystite apparaît consécutivement aux mêmes affections qui donnent lieu à la prostatite; telle est, en particulier, la blennorrhagie.

C'est aux signes objectifs qu'il faudra encore avoir recours ici pour distinguer la maladie. La vue du périnée tuméfié et gonflé, le toucher rectal en faisant constater la tuméfaction prostatique, trancheront la difficulté. De plus, comme on est souvent obligé dans ces affections de donner issue à l'urine par la sonde, cet instrument fera reconnaître dans la prostatite un obstacle qui n'existe pas dans la cystite; il butera et sera arrêté dans la partie postérieure du canal par la prostate hypertrophiée.

La prostatite chronique est d'un diagnostic plus difficile que celui de la prostatite aiguë, parce que les symptômes en sont moins accusés; cependant un examen attentif la fera reconnaître.

Il y a d'abord l'écoulement uréthral dont la cons-

tatation est facile, mais dont il faut rechercher la
source. Pour la trouver, car ses caractères physiques peuvent facilement induire en erreur, on agit
de la manière suivante. On presse d'abord sur le
canal, du pubis au méat, de manière à débarrasser
cette partie de l'urèthre du liquide qu'il renferme;
on introduit alors l'index dans le rectum et on
appuie, de haut en bas et d'arrière en avant, afin
d'exprimer, pour ainsi dire, de la prostate, le liquide
qu'elle renferme, puis on agit sur la partie antérieure
du canal de la même manière que tout à l'heure.
On sait ainsi au juste d'où vient le liquide et sa
quantité approximative.

Cette manœuvre, indiquée par M. Richet, doit
toujours être mise en pratique dans les cas douteux, car elle permet non-seulement de reconnaître
le volume et la sensibilité de la prostate, mais aussi
l'état des vésicules séminales, pour peu qu'on pousse
le doigt un peu plus haut; celles-ci ne devant pas
se sentir quand elles sont saines, des bosselures à
leur niveau indiqueraient un état pathologique de
ces organes.

On pourrait confondre la prostatique chronique
avec la cystite chronique, mais, dans cette dernière affection, l'urine, quand on la laisse reposer
dans un verre à expérience, abandonne un dépôt
purulent toujours assez abondant et sillonné de
stries sanguinolentes; quelquefois, le pus n'est pas
ce qui domine, il est alors en grande partie remplacé par un mélange de mucus et surtout de petits

cristaux formés d'acide urique. Un nuage de mucus
se forme dans le vase au-dessus du dépôt quand
l'urine est refroidie ; ce nuage peut être le seul
signe qui apparaisse quand la maladie est légère.

Peut-être pourrait-on avoir quelque difficulté à
distinguer un calculeux, quand les symptômes sont
légers, d'un malade atteint de prostatite. Mais, ici,
outre le cathétérisme qui apporte la certitude, les
signes subjectifs donnent une grande probabilité
au diagnostic. Ainsi, les souffrances du calculeux
deviennent plus vives pendant la marche à pied,
mais surtout en voiture, et dans les voitures légères plutôt que dans les omnibus (1). Le malade
pisse du sang, en finissant d'uriner, quand il s'est
fatigué. Dans la prostatite, la douleur peut avoir
des exacerbations, mais qui ne sont pas provoquées
par des causes aussi nettement déterminées. Dans
cette maladie, comme lorsqu'il existe une pierre
dans la vessie, il peut y avoir dysurie, seulement
les caractères n'en sont pas les mêmes. Dans la
première affection, l'urine hésite à sortir, et, à la fin
quelques gouttes restent dans le canal, mais, en
somme, la fonction s'accomplit suffisamment bien.
Dans la seconde, la miction s'effectuera quelquefois
parfaitement, mais, d'autres fois, le jet sera tout à
coup arrêté, pour repartir après un changement
de position ; ce qui tient aux déplacements de la
pierre qui était venue boucher l'orifice interne de

____

(1) Guyon. Leçons orales.

l'urèthre, et que l'on dérange par le mouvement. Aussi, le malade urine-t-il souvent beaucoup plus facilement quand, le tronc étant horizontal, les genoux et la paume des mains sont appuyés sur le lit, parce qu'alors la pierre retombe sur la paroi antérieure de la vessie. Dans la prostatite, si le gonflement de l'organe était un peu prononcé, le contraire arriverait, car le col, sous l'influence de l'effort, pourrait venir s'appliquer sur la prostate et empêcher l'urine de s'écouler. Il existe fréquemment dans la pierre un autre symptôme, qui peut à lui seul la faire soupçonner. Ainsi, le malade sent parfaitement, étant couché, un corps qui se déplace dans sa vessie et qui roule dans l'organe quand il change lui-même de position. Rien de pareil ne se voit dans la prostatite.

Si l'on soupçonne un rétrécissement, car il existe dans ces cas, comme dans la prostatite, un écoulement séro-purulent et des envies fréquentes d'uriner qui peuvent jeter le doute dans l'esprit, on aura recours à l'emploi de la bougie à boule.

Au moyen de cet instrument, on explore le canal avec beaucoup de précision; on est averti de l'existence des brides, des rétrécissements et des calculs du canal, par la résistance qu'ils opposent au passage de la bougie; le plus ou moins de mollesse de l'obstacle, en se communiquant aux doigts et à la main, permettra en même temps de juger sa nature; si c'est un calcul, par exemple, on sentira un frottement particulier qui ne permettra pas l'hésitation. La douleur qu'éveille la boule, en certains endroits du canal, fera reconnaître la présence d'une inflammation et le point où elle siége. De plus, la boule ramènera avec elle une plus ou moins grande quantité de pus ou de sang qui montrera le plus ou moins de gravité du mal.

MARCHE, DURÉE, TERMINAISON. — La marche, la durée et la terminaison des inflammations prostatiques ayant été indiquées dans l'histoire que nous en avons tracée, nous n'avons à faire ici qu'un résumé.

La prostatite aiguë a une marche rapide; après une période d'augment de trois ou quatre jours, elle commence à décroître pour se terminer au bout d'une dizaine de jours par la résolution. Quand, au bout de quatre ou cinq jours, les symptômes ne s'apaisent pas, il y a presque fatalement suppuration. Le pus collecté sort alors de l'urèthre, spontanément ou par une ouverture artificielle; c'est le cas le plus fréquent et le plus favorable. Après l'urèthre, c'est par le rectum que le pus s'échappe ordinairement, ou bien par les deux organes à la fois. Quoique cette terminaison puisse être regardée comme heureuse, il ne faut pas oublier que l'abcès est sorti de la loge prostatique, et que dès lors il peut fuser au loin, envahir les régions voisines et en particulier le tissu cellulaire du petit bassin, ce qui peut mettre le malade dans le plus grand danger.

Passée à l'état chronique, la maladie, sujette à des alternatives de rémission et d'exacerbation, a une durée indéterminée, mais dans tous les cas fort longue.

Pronostic. — Nous pouvons répéter ici ce que nous disions en commençant le paragraphe précédent, c'est-à-dire que le pronostic est contenu dans notre description, et qu'il n'y a pas lieu, par conséquent, de nous y arrêter longtemps.

La prostatite aiguë n'est redoutable, en somme, qu'à cause de la suppuration qui peut en résulter, autrement la guérison s'en opère sans laisser de trace le plus souvent, à moins qu'elle ne passe à l'état chronique. On peut en dire autant des abcès de la prostate, qui ne sont pas graves pour la plupart, et qui, une fois ouverts, se cicatrisent parfaitement et sans inconvénient pour l'avenir. Nous avons vu les exceptions et qu'alors, le malade peut parfois succomber.

La prostatite chronique est une maladie longue, rebelle, difficile à guérir et qui expose à tous les inconvénients de la prostatite aiguë et de la suppuration, puisque l'inflammation aiguë peut toujours résulter d'un excès quelconque. Elle engage aussi l'avenir, car d'une prostatite chronique peuvent naître presque toutes les maladies des voies urinaires, et entre autres le catarrhe de la vessie.

PROSTATORRHÉE

Avant de passer au traitement de la prostatite aiguë ou chronique, je dois revenir, d'une manière spéciale, sur le liquide qu'on voit apparaître au méat pendant cette dernière affection, et dont les caractères extérieurs ont été exposés plus haut. Ce liquide, dont la persistance tourmente les malades plus que tous les autres symptômes, constitue, au reste, le signe pathognomonique de la maladie à laquelle il a donné son nom, si bien qu'on la désigne sous les noms de blennorrhée, suintement habituel, et vulgairement de *goutte militaire*. Depuis Swediaur qui l'a décrit comme étant une hypersécrétion de la prostate et lui a donné par suite le nom de prostatorrhée, cette erreur a été répétée partout et dans tous les livres. Or, rien n'est plus faux ; le liquide de la blennorrhée, de la prostatite chronique, la goutte militaire, en un mot, n'est pas le produit d'une hypersécrétion de la prostate, aucun écoulement uréthral ne renfermant de liquide prostatique ; mais du pus mélangé avec l'humeur sécrétée par les glandes bulbo-uréthrales de Méry ou de Cowper ou avec le mucus des glandes de Littre. Quelquefois c'est simplement du mucus uréthral qui provient d'un point ou d'un autre des parois de l'urèthre ; qu'il soit le résultat d'une inflammation ulcérative de la région bulbo-membraneuse ou de la région prostatique, il n'est pas autre que ce que nous venons de dire.

Pour qu'on puisse différencier les unes des autres ces diverses humeurs, je vais donner ici, d'après M. Robin, leurs principaux caractères microscopiques et chimiques (1).

(1) Robin. *Traité des humeurs.*

Humeur prostatique. — Cette humeur, nous l'avons déjà dit, n'est jamais excrétée en dehors de l'éjaculation ; à ce moment elle est fournie en grande quantité, grâce aux fibres musculaires végétatives de la prostate, qui forment le tiers du volume de la glande et dont les contractions l'expriment des canalicules glandulaires.

C'est un liquide alcalin, ayant la consistance du lait épais, non visqueux. Il est de couleur blanche tirant sur le jaune ; chez certains sujets, sa consistance est celle de la crème. C'est lui qui restitue au sperme la couleur blanche que ce liquide n'a plus dans les vésicules séminales. La sécrétion de la prostate n'est pas rapide ; aussi, quand plusieurs coïts se sont succédé dans un court espace de temps, le sperme est-il plus grisâtre, plus clair, moins lactescent.

A l'autopsie, si on presse la prostate, on en fait sortir le produit de sa sécrétion qui se présente sous la forme d'un liquide alcalin, assez coulant, ayant l'apparence du lait ou de couleur opaline très-prononcée. On trouve alors qu'il se compose d'un fluide incolore, tenant en suspension de très-fines granulations et des gouttelettes graisseuses ; quelques rares cellules épithéliales prismatiques et quelques gouttes hyalines d'une substance visqueuse. Il ne renferme pas de leucocytes.

Les cellules épithéliales, peu nombreuses dans le liquide éjaculé, le sont bien plus davantage dans celui qu'on exprime de la glande et renferment des cellules à cils vibratiles qui tapissent les canaux excréteurs. Il renferme, en outre, des concrétions dont nous donnerons la description dans un article spécial.

Sur le cadavre, le *sperme* qu'on fait sortir des vésicules séminales surtout par le canal déférent est gris brunâtre, contrairement au liquide prostatique qui est blanc laiteux ou opalin, comme nous venons de le dire. L'aspect de ce dernier a la plus grande ressemblance avec celui du pus, mais cette apparence est due à des granulations graisseuses et non à des leucocytes. Cependant, sur des sujets morts avec une épididymite, il a certainement été donné pour tel, quoiqu'il n'en ait que l'apparence.

Humeur des glandes bulbo-uréthrales ou de Méry ou de Cowper.—*Glandes vulvo-vaginales de la femme.*—Cette humeur est sécrétée au moment de l'éjaculation ou un peu avant et pendant l'érection ; c'est elle qui donne au sperme son aspect filant et gélatiniforme. Elle est tout à fait hyaline, c'est-à-dire dépourvue de toute espèce d'éléments anatomiques. Elle ne renferme ni granulations, ni épithélium nucléaire; fait très-important, car il permet de la distinguer du sperme avec lequel elle est confondue, par les hypocondriaques et même par les médecins. Chez ces mêmes sujets, l'équitation, une longue station assise, une marche forcée, provoquent l'expulsion de ce liquide en même temps qu'une sensation de piqûre les avertit de sa sortie. Elle offre alors une couleur grisâtre produite par les leucocytes qui colorent son centre et l'ont fait prendre pour du liquide séminal. Mais le microscope n'y fait pas découvrir trace de spermatozoaires.

Il n'y a rien à faire contre une pareille affection, si ce n'est de pratiquer quelques injections légères au sulfate de zinc, un gramme pour 200 grammes d'eau par exemple; ce qui est peu, mais parfaitement suffisant.

Chez les individus qui ont gardé pendant longtemps une blennorrhée, cette humeur est souvent sécrétée en grande quantité et vient durant les préludes du coït apparaître au méat, sous forme d'une goutte très-filante. Cette dernière propriété caractéristique elle la possède à ce point que, comme le dit Gubler, on peut l'étirer en fils de dix à quinze centimètres.

Mucus de l'urèthre ou des glandes de Littre. — C'est aussi un liquide entraîné, comme le précédent, par le sperme au moment de l'éjaculation. Il se reconnaît à des filaments finement striés, se gonflant lentement dans l'eau sans s'y dissoudre. Ce sont des filaments de mucosine qu'on a quelquefois décrits, à tort, comme de la fibrine. Ce liquide a été souvent pris pour du sperme. Il est ordinairement en très-petite quantité; mais après une blennorrhagie, l'ivresse, le coït répété, il est expulsé soit spontanément ou après un picotement, soit seulement après avoir pressé sur le canal. Il dure quelquefois longtemps chez les buveurs de bière. Il n'est pas filant, pas visqueux comme l'humeur des glandes de Méry. Au microscope, on y voit de petites cellules épithéliales du canal, des leucocytes en petite quantité, ce qui lui donne sa couleur grise; pas de spermatozoaires. C'est de ce liquide dont les malades se sentent quelquefois mouillés, sans se rendre compte de ce qui existe, car celui-ci étant balayé par l'urine, ils n'aperçoivent généralement rien au méat.

SPERMATORRHÉE

Nous avons dit, dans la description des symptômes de la prostatite chronique, que plus d'une fois Lallemand, croyant avoir guéri une spermatorrhée, n'avait, par ses cautérisations, que tari ce qu'on appelait alors et ce qu'on appelle encore aujourd'hui une prostatorrhée. Nous venons de voir que la prostatorrhée vraie n'existe pas, et de donner les caractères qui peuvent faire reconnaître les unes des autres les différentes sécrétions uréthrales; nous allons maintenant, afin qu'on puisse la distinguer des liquides précédents, exposer les caractères de la fausse spermatorrhée. Ceci sera d'autant plus utile, que les notions exactes sur ce sujet ne sont pas très-répandues, et qu'à l'exemple de Lallemand, non-seulement un grand nombre de malades, mais beaucoup de médecins confondent entre eux ces différents produits.

Chez un petit nombre d'individus qui n'ont eu ni rapports sexuels, ni pollutions nocturnes pendant quatre ou cinq semaines, on voit apparaître une spermatorrhée normale, très-peu abondante. Cette spermatorrhée est surtout fréquente chez les vieillards et ceux qui ont été affectés de blennorrhagie. Chez les uns et les autres il se forme dans les replis muqueux de la région membraneuse des petits filaments, pris pour des vers par certains individus, et contenant des spermatozoaires et des leucocytes qui communiquent aux filaments leur couleur

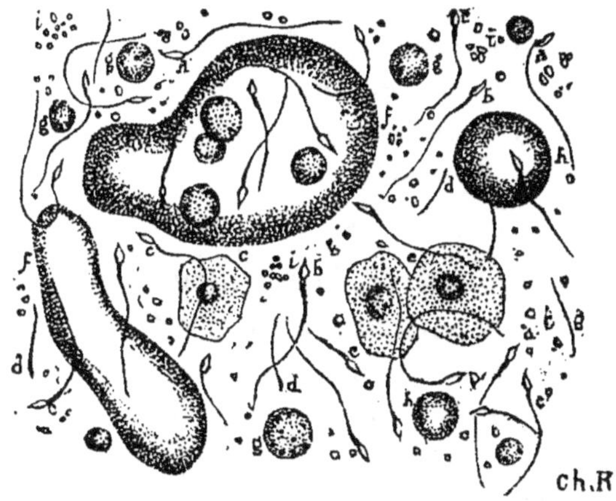

Composition du sperme humain (*).

blanche, dont les hypocondriaques sont fort tourmentés. On peut, d'après le nombre des spermatozoaires, reconnaître approximativement depuis combien de temps il n'y a pas eu de coït. Les filaments muqueux ne doivent pas être confondus avec les moules du mucus des tubes urinifères. S'il n'y a pas eu de coït depuis fort longtemps, surtout chez

(*) Sperme desséché puis ramené à l'état liquide par humectation : *a, b, c*, spermatozoaires entiers; *d, d*, queues de spermatozoïdes brisés; *e, e*, têtes de spermatozoïdes brisés; *f, f*, sympexions à contour régulier de diverses formes; *g, g*, leucocytes; *h, i*, granulations isolées ou groupées. Grossissement de 400 diamètres. (Robin, *Traité des humeurs*, fig. 12, p. 457.)

un blennorrhagique, l'écoulement du sperme devient plus abondant, surtout après et avant la miction. L'urine est teintée en gris; mais les gouttes qui en résultent ne sont pas filantes parce qu'elles ne contiennent pas de mucus des glandes bulbo-uréthrales; elles ne sont pas blanches, car elles ne renferment pas de liquide prostatique. Elles doivent leur opacité à des spermatozoïdes immobiles; ceux-ci ne pouvant pas vivre dans l'urine.

Les phénomènes que nous venons de décrire sont normaux et ne réclament par conséquent aucun traitement ; aussi faudra-t-il se garder de cautériser la région prostatique.

La spermatorrhée vraie apparaît pendant les mictions du jour et de la nuit, mais surtout pendant ces dernières. L'urine n'est pas trouble, mais laisse déposer un nuage blanchâtre et c'est seulement en l'examinant au microscope, qu'on peut s'assurer qu'il existe de la spermatorrhée. Presque toujours, d'après M. Robin (1), cette affection serait consécutive à une affection de la moelle, du cerveau, de la vessie. Parfois le sperme s'écoule avant ou après la défécation, ou l'équitation, ou la nuit sans érection préalable. Quelques gouttes sont ordinairement rendues de cette façon et le microscope peut seul les faire distinguer des écoulements de même aspect extérieur et bien plus communs.

Pour voir les spermatozoaires on laisse déposer

(1) Robin. *Traité des humeurs.*

le liquide dans un verre à expérience pendant six à douze heures ; on introduit alors une pipette sur l'ouverture extérieure de laquelle on appuie le doigt ; une fois la pointe arrivée au fond du vase on soulève le doigt et le liquide monte en suffisante quantité pour être examiné. M. Robin s'est assuré, après M. Donné, qu'une seule goutte de sperme dans un demi-litre d'eau pure pouvait être reconnue par ce moyen.

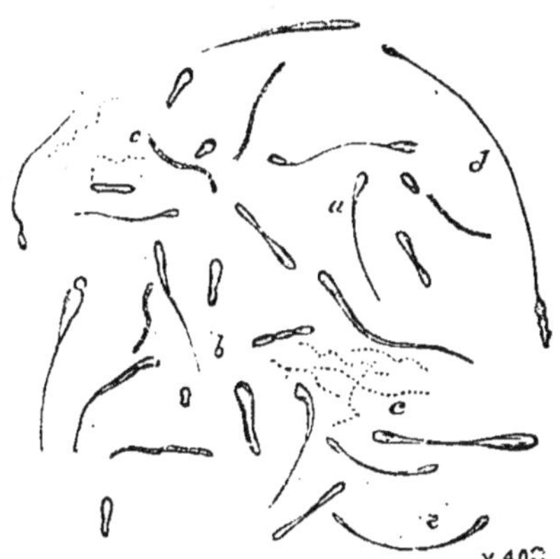

Fongus de l'urine, quelques-unes des formes ressemblent beaucoup aux spermatozoaires (*).

Dans la spermatorrhée vraie on trouve quelquefois des cristaux d'oxalate de chaux dont il est impossible d'expliquer la présence et on n'en trouve jamais dans la spermatorrhée par abstinence. On y rencontre aussi des leucocytes, des épithéliums, des urates de soude et d'ammoniaque, des cristaux d'acide urique et de phosphate ammoniaco-magnésien.

(*) L. Beale, pl. XVI, fig. 80, p. 354, traduit par Ollivier et Bergeron.

Les liquides pris pour la spermatorrhée sont ceux fournis par les glandes de Cowper et de Littre et dont nous avons donné les caractères tout à l'heure.

Aux descriptions que je viens de faire du liquide de la prostate, des glandes de Méry, de Littre et de la vraie et fausse spermatorrhée, je crois bon d'ajouter celle du sperme considéré dans les différentes cavités ou organes qui le contiennent. Sa composition, son aspect même diffèrent, sur les divers points de son trajet, du testicule au dehors, et sont généralement peu connus. On trouvera donc, je pense, quelque utilité à ce que je vais dire. Nous en tirerons d'ailleurs quelques déductions pathologiques curieuses et des données médico-légales utiles.

Le testicule ne fournit au sperme que sa partie essentielle, c'est-à-dire les spermatozoïdes. Aussi quand on ouvre le canal déférent, à sa sortie du testicule, le sperme ne se présente-t-il pas avec l'apparence d'un liquide coulant, mais d'une substance pâteuse, demi-liquide. Cette substance est d'un blanc mat et constituée, pour les 9/10, au moins, de spermatozoaires. On y constate, en outre, un peu de sérum et des cellules sphériques, larges d'un centième de millimètre environ, sans noyaux; ce sont probablement des cellules embryonnaires mâles, provenant des ovules mâles ou vésicules mères des spermatozoaires et restées stériles. Ce qui tendrait à le prouver, c'est qu'on voit des spermatozoïdes attachés à la cellule mère, dont ils ne sont pas encore sortis. On trouve aussi dans le sperme, recueilli à sa sortie du testicule, des granulations moléculaires, les unes très-fines, azotées, les autres jaunâtres, graisseuses. Il renferme en même temps quelques rares cellules épithéliales, nucléaires, sphériques.

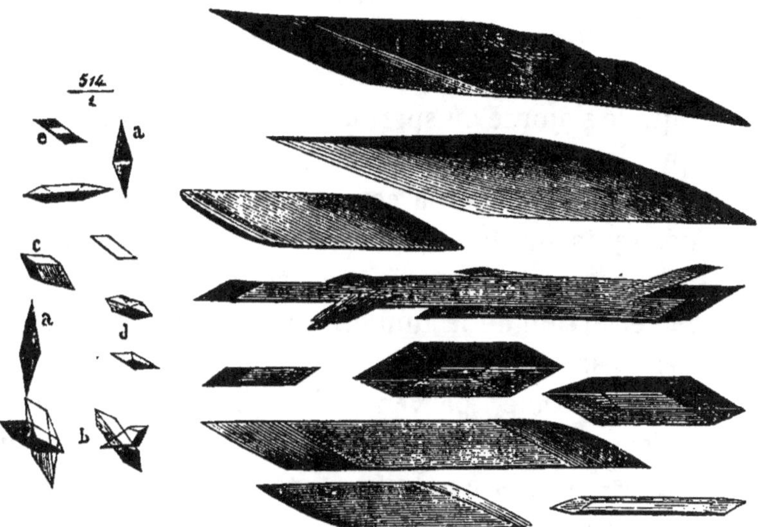

Phosphate de chaux contenu dans le sperme éjaculé et refroidi (*).

Le testicule, n'étant pas une *glande, ne sécrète* pas le sperme ; il fournit seulement les éléments anatomiques d'où sort le sperme. Les spermatozoaires vivent, d'ailleurs, des années dans l'organe où nous venons de les examiner (1).

Le sperme recueilli à l'autre extrémité du canal

(1) Robin. Loc. cit.

(*) Robin, *Traité des humeurs*, fig. 13 et 14, p. 459.

déférent, c'est-à-dire près de son embouchure avec
les vésicules séminales, n'est plus ni blanc ni pâ-
teux, mais brun ou gris brunâtre plus ou moins
foncé. Ce changement de couleur est la conséquence de son mélange avec le liquide fourni par
le canal déférent. Ce liquide est formé par du sérum, contenant : 1° des cellules épithéliales prismatiques et nucléaires ovoïdes ; 2° des granulations
polyédriques ou arrondies, réfractant fortement la
lumière, à centre brillant, à contour foncé. Ce
liquide s'ajoute au sperme des vésicules séminales,
qui devient brunâtre. Le sperme éjaculé ne possède donc jamais la couleur de celui des canaux
déférents ou des vésicules séminales. La couleur
brune dont nous avons parlé est la conséquence de
la réfraction de la lumière par les surfaces polyédriques.

Le sperme, parvenu dans les *vésicules séminales*, se mélange au liquide fourni par la muqueuse de ces conduits. Cette humeur de couleur
grisâtre, relativement très-abondante, constitue
avec celle de la prostate la plus grande partie du
liquide de l'éjaculation quand il y a eu plusieurs
coïts à intervalles rapprochés. Il existe peu de spermatozoïdes dans ce liquide, dont la composition est
peu connue.

Celle-ci est d'ailleurs assez complexe, quand le
liquide a longtemps séjourné dans la glande. On y
trouve : des cellules épithéliales prismatiques et
nucléaires, qui tapissent les parois des vésicules.

S'il n'y a pas eu d'éjaculation pendant quatre ou cinq jours, il se produit des concrétions incolores, transparentes, tantôt arrondies, tantôt cylindriques et alors contiguës les unes aux autres et se soudant au point de contact. Formées de substances azotées, elles jaunissent par l'addition de teinture d'iode. On les a nommées *sympexions* pour les distinguer des concrétions calcaires. Ces granulations englobent souvent les spermatozoaires, qui, d'après la comparaison fort juste de M. Robin, auquel nous empruntons cette description, s'y trouvent pris comme par la glace.

L'acide acétique gonfle les sympexions, les rend transparents et, en les dissolvant, délivre les spermatozoïdes et décèle, dans l'intérieur de ces productions, la présence de leucocytes. Cette action de l'acide acétique démontre qu'ils ne renferment pas que de la mucosine, puisque celle-ci n'est pas dissoute par un acide. Et, en effet, ils ne présentent pas toujours la forme aréolaire, mais quelquefois, de véritables masses calculeuses, polyédriques à angle mousse, large de 1/2 à 1 millimètre, et quelquefois de 2 à 3 millimètres. Cette disposition est surtout fréquente chez les vieillards, où ils sont brunâtres ou rosés, ce qui tient à ce que, après un séjour prolongé du sperme dans les vésicules séminales, il se produit une hémorrhagie dans leur intérieur. On trouve alors quelques hématies mêlées au sperme, qu'elles teignent en rouge. Cette teinte rouge indique qu'il n'y a pas eu coït depuis longtemps. Aussi devra-t-on examiner avec attention le sperme des individus qui se plaindraient d'avoir eu des éjaculations sanguinolentes, surtout s'ils sont âgés. Les circonstances dans lesquelles le phénomène se produit, et surtout, l'examen du liquide séminal au microscope, révéleront de suite l'origine de la coloration et feront voir qu'il n'est le résultat ni d'une maladie des vésicules séminales ni d'excès de coït.

Indépendamment de tous les éléments anatomiques que nous venons de passer en revue, on trouve dans le liquide des vésicules séminales de véritables calculs, composés de :

Phosphate de chaux	8 gr.
Carbonate	2
Matière animale....................	12

Il est probable qu'il y entre aussi du phosphate de magnésie, car il y en a dans le sperme.

Dans la fièvre typhoïde, dans la phthisie chronique, les spermatozoaires disparaissent pour reparaître avec la santé, mais le liquide conserve toujours son même aspect.

Nous devons, avant de terminer ce qui a rapport au contenu des vésicules séminales, transcrire ici une observation extrêmement intéressante et montrant qu'un des éléments qui y sont contenus, les *sympexions,* peuvent donner lieu à des symptômes douloureux susceptibles d'être attribués à une tout autre affection, soit des vésicules séminales, soit de la prostate. Le malade qui en fait l'objet, soigné par

M. Reliquet, avait les conduits éjaculateurs oblitérés par les corps que nous venons de nommer.
C'était un homme de trente-cinq ans, qui avait
éprouvé, brusquement, au moment de l'éjaculation,
une vive douleur s'irradiant à l'anus et au périnée.
Depuis ce moment, l'érection et même les désirs
vénériens réveillant la douleur, il y avait eu abs-
tention complète de rapprochements sexuels. Du
reste, le passage des matières fécales et de l'urine
provoquait aussi cette douleur. Deux mois après
l'accident primitif, le malade n'avait plus de repos; les douleurs se prolongeaient après les mictions, devenues très-fréquentes. Les urines étaient
catharrales. Au toucher rectal, la vésicule séminale
gauche fut trouvée gonflée et dure, mais d'une
manière uniforme, *sans nodosités* à sa surface; la
pression sur ce côté était douloureuse. La vessie
fut examinée avec un petit lithoclaste explorateur,
sans y rien rencontrer. Mais aussitôt sa sortie, un
spasme violent de l'urèthre se produisit, qui dura
pendant deux ou trois minutes, accompagné d'une
cuisson extrêmement vive dans la verge et dans
l'anus. Le malade, rejetant alors le liquide injecté
dans la vessie, expulsa avec lui une grande quantité, quarante environ, de petits corps de consistance molle, d'un blanc mat, gros comme une
petite lentille ou comme une tête d'épingle, présentant des faces planes et des angles mousses. Ces
corps, examinés par M. Robin, étaient des sympexions beaucoup plus développés qu'à l'état nor-

mal, et l'oblitération du conduit éjaculateur gauche était la cause de la distension de la vésicule séminale du même côté. Du reste, après l'expulsion de ces sympexions, le malade se rétablit parfaitement et ses fonctions génito-urinaires revinrent à l'état normal.

Il ne nous reste plus, pour terminer cette partie de notre travail, qu'à examiner les caractères du sperme éjaculé. C'est, comme chacun sait, un liquide à réaction alcaline, opalin, grisâtre, jaunâtre, demi-transparent surtout quand plusieurs éjaculations ont eu lieu à peu d'heures d'intervalle, car il y a alors peu de liquide prostatique surajouté. Le sperme, au sortir de l'urèthre, a une odeur spéciale, caractéristique que tout le monde connaît. Le sperme éjaculé est un mélange de toutes les humeurs que nous avons passées en revue et des éléments anatomiques décrits précédemment : spermatozoaires, sécrétion du canal déférent, humeur des vésicules séminales, liquide prostatique, humeur des glandes de Méry et de Littre; les sympexions s'y rencontrents souvent, mais on n'y voit pas de calculs prostatiques.

L'odeur du sperme n'est la propriété d'aucune des humeurs qui le composent; elle semble résulter de leur mélange, sans qu'on sache à ce sujet rien de précis.

La viscosité du sperme est due au liquide bulbo-uréthral; il est d'ailleurs plutôt mucilagineux que visqueux et tenace. Desséché, il se prend en gelée

et empèse le linge en formant une tache grise;
l'eau, et ceci est très-important au point de vue
médico-légal, rend à ces taches leurs propriétés
premières, à part la viscosité, et, permet de reconnaître les spermatozoaires, qui sont seuls ca-
ractéristiques du sperme. Aussi, étant donné un
linge, taché d'un liquide qui y forme des plaques
plus ou moins roides, à la manière de l'empois,
il n'y a, pour s'assurer qu'elles renferment du
sperme, qu'à laisser tremper un point de leur circonférence dans l'eau pure. Celle-ci monte dans
l'étoffe par capillarité, l'imbibe, et, au bout d'un
quart d'heure ou d'une demi-heure au plus, on peut,
en râclant légèrement la surface de cette étoffe, re-
cueillir les spermatozoaires en quantité suffisante.
Le produit de cette opération, placé sous le champ
du microscope et examiné à un grossissement de
600 diamètres, fera parfaitement reconnaître s'il
y existe, oui ou non, des spermatozoaires.

Le sperme éjaculé renferme, quand il n'y a pas
eu coït depuis longtemps, des hématies venant des
vésicules séminales; des leucocytes provenant de
ces mêmes vésicules, chez les sujets qui ont été
affectés de blennorrhagie. Il contient aussi des cristaux de couleur ambrée; ce sont des prismes obliques à base rhomboïdale. Ils sont isolés ou réunis
en croix ou en étoile, à base bien déterminée, ou
remplacés par des biseaux allongés qui leur donnent
l'apparence d'un fuseau; ils sont constitués par du
phosphate de chaux. On trouve de ces cristaux

même dans les taches spermatiques anciennes. Ils sont très friables et sont parfois, mais rarement, accompagnés de phosphate ammoniaco-magnésien.

L'odeur caractéristique du sperme se perd dans les anciennes taches.

TRAITEMENT. — Le traitement des inflammations de la prostate diffère avec la période à laquelle elles sont parvenues.

S'il y a inflammation aiguë, il faudra s'appliquer avant tout à prévenir la suppuration de la glande; pour cela, trois indications sont en même temps à satisfaire : 1° opérer une déplétion sanguine qui dégorge l'organe; 2° entretenir la liberté du ventre; 3° calmer la douleur.

1° Quand l'état du malade le permet, c'est sur le traitement antiphlogistique qu'il faut surtout insister. On remplit ainsi l'indication la plus pressante. Aussi, quand le sujet est vigoureux, pléthorique, le pouls plein et le mouvement inflammatoire franc, ne faut-il pas hésiter à pratiquer une saignée générale. Dans presque tous les cas, à moins d'avoir affaire à un sujet débilité, les saignées locales sont nécessaires; une ou plusieurs applications de sangsues, soit au périnée, soit dans le rectum, sur la face correspondante à la prostate, constituent une médication tout à fait appropriée. Pour placerles sangsues dans ce dernier organe, on se sert d'un large spéculum, fermé à son extrémité et pouvant s'ouvrir longitudinalement au moyen d'une plaque mobile glissant sur la face contiguë à la prostate.

On commence par 10 à 15 sangsues ; le lendemain, si la douleur et les phénomènes inflammatoires n'ont pas disparu, on en applique un nombre égal. Pour favoriser l'écoulement du sang, on se trouvera bien de plonger le malade dans un bain tiède où il pourra rester une ou deux heures. Seulement il faudra le surveiller et l'en tirer immédiatement en cas de faiblesse. Ces bains, d'ailleurs, pourront être renouvelés tous les jours, pourvu que la température n'en soit pas trop élevée et qu'on les prolonge suffisamment longtemps.

2º Pour satisfaire à la seconde indication, on pourra, comme on le fait en Angleterre, administrer *le tartre stibié en lavage* : 0,10 centigrammes dans un litre de tisane de chiendent sucrée ; c'est la méthode de Thompson, dans la prostatite aiguë ; c'est celle de Curling, dans l'orchite aiguë. Les Anglais prétendent, en agissant ainsi, non-seulement faire cesser la constipation, mais agir d'une façon spéciale sur l'état inflammatoire, modérer la fièvre et amener une sédation dans la poussée congestive : la première et la seconde indication sont donc remplies du même coup. En France, cette méthode est peu employée ; on a plutôt recours, pour débarrasser l'intestin, aux purgatifs minoratifs : l'huile de ricin, la magnésie, les sels neutres, qu'on doit donner en moyenne quantité, pour ne pas amener des selles trop nombreuses qui congestionneraient la partie inférieure de l'intestin. Les lavements pourraient être utiles ; malheureusement la douleur existant à la partie inférieure du rectum s'oppose à l'introduction de la canule. Quoi qu'il en soit, la déplétion du gros intestin a pour effet celle des veines hémorrhoïdales et du plexus prostatique dont les communications sont si nombreuses; la circulation ne se trouvant plus entravée par le bol fécal, la stase sanguine et, par suite, la congestion sont moins à craindre.

3° Il faut, en même temps qu'on débarrasse l'intestin, chercher à calmer la douleur et, par suite, l'agitation du malade. Si l'on y parvient et que l'on puisse en même temps lui procurer du sommeil, on amène une sédation des plus salutaires:

Pour obtenir ce résultat, on pourra introduire dans le rectum des suppositoires au beurre de cacao mêlé de cire ou de stéarine, et fortement chargé de jusquiame ou de belladone. Ces suppositoires sont très-commodes, parce qu'ils ne sont pas durs, reproche qu'on pourrait peut-être adresser aux suppositoires porte-remèdes de Reynal, qui, d'un autre côté, ont l'avantage de ne point fondre si rapidement. On peut donner à ces suppositoires la formule suivante :

Stéarine............................	20 gr.
Beurre de cacao......................	3
Extrait de belladone	20 centigr.

pour un suppositoire.

Le datura ou la jusquiame remplaceront, si l'on veut, la belladone, dans cette formule, ou bien on mélangera ces divers médicaments.

Les lavements peuvent être employés à la place des suppositoires.

M. Langlebert fait administrer le lavement dont la formule suit :

Camphre............................	0,50 centigr.
Extrait thébaïque.....................	0,05
Jaune d'œuf.........................	n° 1
Eau...............................	200 gr.

Vidal (de Cassis) avait adopté cette formule :

Laudanum Sydenham.................	30 gouttes.
Amidon............................	60
Eau...............................	200

M. Mallez prescrit le lavement suivant :

Huile d'amande douce................	60 à 80 gr.
Chlorhydrate de morphine	0,20 centigr.

M. Guyon remplace la morphine et le laudanum par le chloral :

Chloral............................	2 à 4 gr.
Eau...............................	60 à 80

Il faut, en effet, se méfier de l'opium dans la prostatite aiguë. La tendance à la constipation est déjà si forte, qu'il est nécessaire d'éviter tout médicament susceptible de l'augmenter ; or, c'est là le défaut de celui dont nous parlons. Aussi, quoiqu'il soit par excellence le calmant des voies urinaires, ne faut-il pas hésiter à le rejeter et à le remplacer par les solanées vireuses, la belladone [surtout, dans les suppositoires, les lavements et, à plus forte raison, dans les potions. La belladone a ici l'avantage d'ajouter à son action sédative celle de combattre la contraction des fibres musculaires de l'intestin et, par suite, la constipation.

A l'intérieur, on peut administrer la belladone de la manière suivante, comme le fait le docteur Ricord :

Extrait de belladone .... 30 centigr.
Extrait de valériane.................. 4 gr.
en 30 pilules.

Trois à quatre par jour.

On peut ajouter du camphre et du castoréum dans ces pilules, ou bien remplacer la valériane par ces deux médicaments :

Extrait de belladone.................. 0,30 centigr.
Castoréum pulvérisé .... 2 gr.
Camphre 4
Magnésie calcinée .... q. s.
pour 30 pilules.

On aidera la médication interne par des onctions sur le périnée avec l'une de ces pommades :

1° Extrait d'opium .... 3 gr.
   —   de jusquiame............... 6 à 8
   Onguent napolitain............... 30

2° Extrait de belladone.............. } ãã 4 gr.
   —   de jusquiame...............
   Onguent napolitain 30

3° Extrait de jusquiame.............. } ãã 3 gr.
   —   de belladone ....
   —   de ciguë.................... 4
   Onguent napolitain 30

Ces pommades ont plusieurs avantages. D'abord elles sont très-calmantes ; ensuite elles assouplissent le périnée, qui est fort tendu, et cela tout en combattant l'inflammation au moyen des propriétés antiphlogistiques du mercure. On les recouvrira, d'ailleurs, de larges cataplasmes tièdes de farine de lin, appliqués sur le périnée et sur la vessie, au-dessus du pubis. L'état douloureux peut aussi être avantageusement combattu par les injections sous-cutanées de morphine ou de chloroforme; seulement celles-ci sont peut-être préférables quand la suppuration s'est déclarée.

Pour boisson, on donnera des tisanes émollientes presque froides; celles de graine de lin, de guimauve, sucrées avec du sirop de gomme ou de capillaire, conviennent parfaitement.

La diète devra être rigoureuse; on permettra seulement du lait non bouilli ou des bouillons pas trop chauds.

S'il y avait rétention d'urine, le cathétérisme étant nécessaire, on le pratiquerait en y mettant la plus grande douceur possible. L'instrument choisi devrait être, dans ces cas, une sonde molle à laquelle on donnerait la courbure de Gely au moyen d'un mandrin, ou bien la sonde à béquille. Mais nous nous étendrons plus amplement sur ce sujet en parlant des abcès de la prostate.

Quand, malgré le traitement que nous venons d'exposer, la prostate suppure, deux indications principales se présentent : donner issue au pus et aux urines. On doit tenir compte aussi de l'état douloureux contre lequel les injections sous-cutanées, au périnée et à l'hypogastre, sont très-efficaces.

On donne issue à l'urine, en passant soit par-dessus la prostate, soit sur ses parties latérales, mais surtout par-dessus. Pour atteindre ce but, des instruments très-recourbés, concentriques à une circonférence de 10 cent. (Gely), seront nécessaires; mais la principale condition, c'est qu'ils soient parfaitement concentriques à cette circonférence pour pouvoir glisser le long de la paroi supérieure de l'urèthre (1).

Les sondes molles montées sur un mandrin sont alors celles auxquelles on doit donner la préférence, quoique les sondes à béquille soient aussi des instruments excellents.

La seconde indication, celle qui consiste à donner issue au pus, embarrasse quelquefois le médecin, En effet, s'il introduit le doigt dans le rectum, il sent de tous côtés les battements des hémorrhoïdales, qui sont des artères assez volumineuses; aussi doit-il se tenir en garde contre elles, car il peut les ouvrir, quelles que soient les précautions prises. Chez un malade qui, à la suite d'uréthrotomie, fut atteint d'abcès à la prostate, M. Guyon ponctionna cet organe par le rectum; mais cette ponction donna lieu à une hémorrhagie si considérable, qu'on pensa voir succomber le malade. Pour parer à ce danger si redoutable, M. Guyon eut l'idée de bourrer le rectum du malade avec des bourdonnets de charpie, comme on tamponne le

(1) Guyon. Leçons orales.

vagin des femmes dans les grandes hémorrhagies puerpérales. Ce moyen fut couronné de succès, malgré les efforts du malade, qui souffrait, en outre, de très-fréquentes envies d'uriner.

Pour opérer la ponction dont nous venons de parler, on introduit l'index gauche, préalablement bien graissé, dans l'anus, et l'on cherche un point fluctuant et sans artère. On peut alors se servir soit d'un bistouri caché, soit d'un bistouri dont la pointe est garnie d'une boule de cire; l'un ou l'autre de ces instruments est glissé sur le doigt, jusqu'à ce que l'on soit arrivé au point voulu. Si c'est le bistouri caché, on en fait saillir la pointe et on ponctionne; si c'est le bistouri muni d'une boule de cire, on fait traverser cette boule par le tranchant de l'instrument, et on incise. Les instruments dont nous venons de parler peuvent être remplacés par un trocart.

Si on a affaire à un abcès tendant à fuser du côté de la fosse ischio-rectale, il faut inciser largement, dans un point avoisinant l'anus, sur les parties latérales, du côté de l'abcès. L'incision, qui doit avoir cinq à six centimètres, comprendra la peau et le tissu cellulaire sous-cutané. Une fois l'ouverture faite, on introduit le doigt avec lequel on déchire les tissus pour arriver jusqu'au foyer. Cette opération doit se faire prématurément, quitte à ne pas avoir de pus le premier jour.

M. Guyon ne pratique les incisions au périnée que secondairement et quand on n'a pas fait assez tôt les incisions dont nous venons de parler; il n'a ouvert qu'une seule fois un abcès de la prostate par le périnée.

Cependant, c'est là une pratique discutable; car, comme nous l'avons vu, elle peut entraîner de redoutables hémorrhagies, puisque M. Guyon lui-même en a été témoin chez le malade dont nous venons de parler.

Comme M. Guyon, Velpeau préférait ouvrir les abcès de la prostate de bonne heure, que d'en abandonner la rupture aux progrès naturels de la maladie. Mais, d'après lui, le lieu le plus convenable pour cette ouverture serait le périnée, dans un point aussi rapproché de l'anus que possible. La situation déclive de cette ouverture favorise l'écoulement du pus, ce qui permet aux surfaces de se modifier plus facilement. Malheureusement le pus proémine bien rarement de ce côté, en sorte que c'est encore à la pratique de M. Guyon qu'on est forcé d'en venir, dans presque tous les cas.

La manière d'agir de Thompson est la même que celle des chirurgiens que nous venons de nommer. Si l'abcès proémine dans le rectum, il n'hésite pas à le ponctionner; mais, en l'absence de fluctuation du côté de cet organe, s'il a des raisons de penser, d'après l'examen du périnée, qu'il existe un abcès de la prostate, il pratique sur le raphé, à 18 millimètres environ en avant de l'anus, dans la direction connue de la glande, une incision de 3 à 5 centimètres de profondeur.

Dans les cas douteux, Thompson préfère attendre le résultat de la marche ultérieure de la maladie. C'est, qu'en effet, le plus souvent le pus s'avance vers l'urèthre, finit par s'ouvrir un passage et termine la scène de la manière la plus favorable. Cette terminaison, comme nous l'avons dit, peut être spontanée; mais bien souvent le chirurgien peut ici jouer un rôle actif et débarrasser le malade plus promptement.

Ce rôle actif, il le joue assez souvent, sans le vouloir; le malade, dont la prostate proémine dans le canal, ne peut uriner et doit être sondé. C'est alors qu'en introduisant le cathéter, et quelle que soit, d'ailleurs, la prudence de l'opérateur, l'instrument pénètre dans le foyer, ce dont on est averti aussitôt par un flot de pus qui s'échappe du canal. D'autres fois, c'est intentionnellement que le chirurgien agit de cette façon. La sonde étant introduite et la symphyse dépassée, il sent l'obstacle et quelquefois même la fluctuation. Alors, au moyen de légers efforts, il peut traverser l'enveloppe de ce kyste, ce dont il est averti, comme dans le cas précédent, par la sortie du pus, à laquelle s'ajoute la sensation d'une résistance vaincue.

Au cas de résistance des parois du kyste, Velpeau conseille d'introduire l'index gauche dans le rectum pour guider la sonde et lui donner plus de fixité, ce qui permet de faire des efforts plus énergiques et en même temps plus assurés. Il fait alors basculer la sonde en bas et en arrière, de manière à l'appuyer sur la paroi inférieure du canal, et il lui imprime en même temps de petits mouvements brusques, ou bien il la pousse directement dans la vessie. Dans le cas où l'on sentirait manifestement la fluctuation entre le doigt et la sonde, Velpeau croit qu'on serait autorisé à se servir d'une sonde à bec conique.

La conduite à tenir serait la même à peu près si l'abcès, occupant la partie postérieure, proéminait dans la vessie; on pourrait l'ouvrir au moyen de la sonde introduite dans cet organe, et appuyée tantôt à droite, tantôt à gauche, sur le trigone vésical et la racine de l'urèthre.

TRAITEMENT DE LA PROSTATITE CHRONIQUE. — Le grand nombre de remèdes employés contre la prostatique chronique, indique combien il règne d'incertitude sur la meilleure manière de traiter cette maladie, et combien il est difficile de la guérir : symptômes peu douloureux généralement, mais aussi tenaces qu'indolents; tels sont les phénomènes observés dans cette maladie

Dans la prostatite chronique, comme dans la prostatite aiguë, il faut, tout à la fois, s'opposer à l'inflammation sur le point même où elle a pris naissance et où elle s'est implantée, et aux divers troubles fonctionnels qui viennent ordinairement la compliquer.

La constipation qu'on observe si souvent sera combattue avantageusement par de légers purgatifs, ou, ce qui vaut mieux, par des lavements d'eau froide à 9° environ, et dont la quantité ne dépassera pas 150 à 200 grammes.

L'eau froide offre ici l'avantage de réveiller l'action musculaire de l'intestin et en même temps la tonicité de tous les organes contenus dans le bassin. Sous son influence, la contraction des fibres musculaires de tous ces organes est excitée, et la circulation du sang devient plus active. Quand les lavements froids ne parviennent point à vaincre la constipation, ils sont avantageusement remplacés par la douche ascendante froide. Ici la percussion du jet, sa durée, son renouvellement, s'ajoutent à la température du liquide, et en augmentent l'efficacité.

On se sert, dans la prostatique chronique, pour calmer les douleurs, des mêmes remèdes que dans la prostatite aiguë. Les pommades hydrargyriques belladonées y sont parfaitement indiquées. On les emploie en frictions sur le périnée, leur action ré·solutive s'ajoute à leur action calmante. C'est ici le cas, encore mieux que dans la prostatite chronique, d'utiliser les suppositoires porte-remède de Raynal : la prostate étant moins douloureuse, ils sont plus facilement supportés, et, comme ils offrent, en outre, l'avantage de fondre beaucoup plus lentement, ils prolongent leur action, ce qui les rend d'autant plus efficaces. On les introduit le soir en se couchant ; ils fondent pendant le sommeil, en sorte que le malade n'en n'est nullement incommodé, et que les douleurs qu'il ressent ordinairement au réveil sont moins sensibles.

On a proposé, pour calmer les douleurs et les spasmes uréthraux, d'introduire dans le canal des bougies enduites de médicaments sédatifs. Ces bougies, d'un maniement difficile, avaient été beaucoup employées autrefois, puis abandonnées. Aujourd'hui, grâce à la forme que leur a donnée M. Raynal, qui fabrique des bougies composées de gomme, de gélatine et de glycérine, plusieurs praticiens, M. Mallez, entre autres, sont revenus à leur emploi. Ces bougies, dans lesquelles sont incorporés des médicaments calmants ou astringents, sont d'une mollesse qui les rend inoffensives pour le canal et très-facilement maniables ; il suffit, pour s'en servir, de les tremper dans l'eau froide, et de les introduire dans l'urèthre. Analogues aux suppositoires du même fabricant dont elles ont la composition, tout en étant moins rigides, elles fondent sur place, comme ces dernières, en enduisant la partie malade du médicament dont ils sont imprégnés.

Avant de commencer l'introduction de ces bougies, il est prudent d'habituer le canal à la présence d'un corps étranger ; en y faisant passer tous les jours ou tous les deux jours, suivant sa sensibilité, une bougie de cire molle qu'on y laissera séjourner pendant une ou deux minutes. Les bougies de cire molle, si fréquemment employées par Civiale, sont trop oubliées aujourd'hui. Elles constituent, dans

les cas dont nous parlons et dans lesquels le canal
acquiert parfois une si grande susceptibilité, un
remède excellent et qui parvient souvent seul à
faire cesser ces sortes d'épreintes si ennuyeuses et
si fatigantes pour le malade.

Peut-être pourrait-on remplacer, dans le cas de
prostatite chronique, les bougies porte-remède par
des injections médicamenteuses dans le fond du
canal. Pour faire ces injections, on se servirait
d'un glycérolé opiacé ou belladoné, que l'on porte-
rait dans la région prostatique, au moyen d'une
bougie à boule percée et introduite au delà du
collet du bulbe, de la manière que nous indique-
rons plus loin, à propos des injections caustiques.
On aurait, de cette façon, l'avantage de calmer la
douleur et de ne point laisser à demeure dans l'u-
rèthre un corps étranger, ce qui est toujours fâ-
cheux. A l'intérieur, on donnerait simultanément
l'extrait de belladone en pilules, d'après la méthode
de Trousseau.

M. Mallez, suivant en cela la pratique de M. Legrand du Saulle, administre les bromures alcalins
qu'il associe aux balsamiques de la manière suivante :

> Bromure de sodium .... 15 gr.
> Eau de tolu......................... 300

de 4 à 8 cuillerées par jour, ou bien :

> Bromure de potassium .... 12 gr.
> Eau de tolu......................... 400

de 4 ou 10 cuillerées par jour.

C'est, au dire de **M.** Legrand du Saulle, la meilleure manière de les administrer pendant longtemps sans fatiguer l'estomac. En outre de la douleur, ils font cesser les érections et, par suite, les pollutions nocturnes.

Mais la douleur et la constipation sont des symptômes qui, malgré leur intensité, et, par suite, l'ennui et la gêne qu'ils causent aux malades, peuvent néanmoins être regardés comme des phénomènes accessoires ; car, s'ils doivent être combattus par une médication appropriée, il ne faut pas oublier que celle-ci n'agira qu'en venant en aide au traitement direct, c'est-à-dire à celui qu'on dirigera contre l'inflammation et que, cette dernière, une fois disparue, les autres cesseront d'eux - mêmes. Aussi est-ce contre elle qu'il faut diriger tous nos efforts.

Quand la prostatite chronique n'a débuté que depuis peu de temps et qu'elle est superficielle, les grands bains tièdes et longtemps prolongés me paraissent constituer un moyen efficace. On a dit que les bains chauds congestionnaient les organes du bassin. Et, en effet, si l'on s'en rapporte à ce qui se passe chez les femmes mal réglées, pour lesquelles ils constituent un excellent emménagogue, on aura quelques raisons de redouter un pareil résultat; mais ici, la température élevée du bain est une condition nécessaire, tandis que dans la prostatite chronique, c'est dans leur peu de chaleur que réside leur action résolutive et calmante. Ces bains doivent être renouvelés tous les deux jours ; on pourrait même les donner coup sur coup, c'est-à-dire tous les jours, on augmenterait ainsi leur efficacité, mais on aurait à craindre d'affaiblir le malade, d'autant plus qu'ils doivent être continués longtemps. Les bains simples pourraient être avantageusement remplacés par des bains sulfureux qui, outre leurs propriétés toniques, ont sur la peau une action énergique. Tous les cinq bains, on remplacerait le soufre par le carbonate de soude, afin d'éviter la mauvaise odeur de la peau.

Avec les bains, on pourra donner l'iodure de potassium à l'intérieur, à la dose de 1 à 2 grammes par jour en deux fois. Ce médicament s'oppose avantageusement à l'organisation des noyaux inflammatoires qui peuvent s'être déposés dans la prostate. On peut y ajouter, comme le fait Thompson, une légère dose de bicarbonate de soude, 75 centigrammes à 1 gramme à chaque repas. Sous son influence, l'urine devient moins acide et, par conséquent, moins irritante. Thompson remplace le bicarbonate de soude par 3 à 4 grammes de tartrate de potasse dans la journée, s'il y a constipation.

Ces moyens simples sont quelquefois suffisants dans les cas récents et peu graves,

Mais quand la prostatite a vieilli, elle devient plus difficile à déraciner, cette difficulté augmente en raison de son ancienneté, ce qui oblige le médecin à recourir à des moyens plus énergiques.

Les bains sont alors insuffisants; c'est à l'hydrothérapie qu'il faut recourir, comme traitement général. Les douches générales froides ou les douches chaudes et froides constituent un révulsif énergique et un modificateur puissant qui réveillera la circulation endormie, sans compter l'activité qu'il communiquera aux fonctions de la peau.

Au bout d'un certain temps, quand le corps sera bien habitué à la douche générale, on pourra faire précéder celle-ci d'un bain de siége froid, à eau courante, d'une ou deux minutes. Civiale employait beaucoup la douche sulfureuse sur le périnée dans les cas de ce genre.

Ce que nous venons de dire de l'eau froide indique suffisamment que les bains froids de rivière seront pris avec avantage dans cette maladie.

Mais de toutes les pratiques hydrothérapiques et de tous les modes de balnéation, les bains de mer sont incontestablement ce qu'il y a de préférable ; c'est à eux, quand on le peut, qu'il faut avoir recours, avant tout. Ils doivent être de courte durée, cinq minutes au plus, quand on aura l'habitude de l'eau. Ils sont plus efficaces par une mer agitée que par un temps calme, car alors l'action mécanique de la lame vient s'ajouter aux propriétés excitantes de l'eau.

Une révulsion sur le périnée sera quelquefois un adjuvant utile aux moyens que nous venons d'indiquer. On peut opérer cette révulsion de différentes manières. Il y a d'abord le vésicatoire placé entre les bourses et l'anus ; mais il est à craindre que l'application des cantharides sur un point si rapproché du col vésical ne contribue à l'irriter. Cependant Thompson s'est bien trouvé de l'emploi du vinaigre de cantharides ou liqueur épispastique de la pharmacopée anglaise, que l'on pourrait peut-être remplacer en France par la teinture de cantharides. Ce chirurgien étend sur le périnée, dans un espace de trois centimètres en longueur et cinq en largeur, la liqueur dont nous venons de parler, et il panse avec du papier brouillard. Thompson a indiqué une autre manière de produire le même effet. Il se sert pour cela du crayon de nitrate d'argent qu'il promène sur le périnée du malade de manière à dénuder le derme. J'ai employé ce procédé sur un malade et je l'ai trouvé fort commode. J'ai fait deux applications à un jour d'intervalle ; la dénudation, qui avait commencé dès le premier jour, fut complète le second ; les jours suivants, il y eut un peu de suppuration. Le malade n'eut que des cuissons fort supportables, et put se livrer à ses occupations ordinaires et à la marche.

On a conseillé de placer des sétons au périnée, mais c'est un moyen violent qui n'est plus, à juste titre, employé aujourd'hui. Je n'en dirai pas autant des ventouses. Rien ne s'opposerait, ce me semble, à l'application d'une ou deux petites ventouses scarifiées sur le périnée; on pourrait faire cette opération le soir, ce qui n'empêcherait pas le malade de se lever le lendemain et de vaquer à ses affaires.

Nous n'avons pas parlé jusqu'à présent de la médication topique. C'est là cependant le point important et, pour ainsi dire, capital, du traitement de la prostatite chronique. Si bien, qu'à de très-rares exceptions près, les autres médications impuissantes sans elle, ne doivent être regardées que comme les adjuvants de cette dernière. Et cela se comprend, si l'on songe qu'on a ici affaire à une affection exigeant une modification sur place, à la manière de certaines ophthalmies et de certains engorgements du col utérin.

Sans revenir ici sur la nature de la granulation, sans nous occuper, encore une fois, de la question de savoir si c'est bien ce genre d'ulcération qui existe sur la muqueuse dans la prostatite chronique, et si cette ulcération est analogue à celle de l'ophthalmie ou de la métrite granuleuse et si l'une engendre l'autre, il n'en est pas moins vrai qu'il existe dans tous ces cas quelque chose d'analogue, au moins dans une certaine mesure. Je partage complétement sous ce rapport les idées de **M. Désormeaux** ; de même que dans certaines ulcérations du col utérin vous constatez un engorgement considérable du museau de tanche, de même que vous en voyez les lèvres gonflées, boursouflées, déjetées; de même dans l'inflammation de la muqueuse ou des glandules prostatiques, vous voyez le parenchyme de la glande lui-même participer à l'inflammation, s'engorger, se gonfler et s'indurer. Qu'au moyen de la médication tonique, c'est-à-dire des cautérisations,

soit avec le fer rouge, soit avec le nitrate acide de
mercure ou le nitrate d'argent, vous fassiez disparaître cette ulcération, vous verrez peu à peu l'engorgement s'amoindrir jusqu'à ce qu'enfin la cause
ayant cessé son action l'effet disparaisse avec elle.
Dans l'engorgement chronique de la prostate il en
est de même : c'est l'affection superficielle qui entre-
tient l'affection profonde ; en guérissant la première,
vous détruirez la seconde. Et cette guérison vous
ne l'obtiendrez la plupart du temps, comme celle de
l'utérus, qu'au moyen de cautérisations.

La médication topique n'est, du reste, pas nouvelle dans le traitement des maladies des voies urinaires, et, depuis le temps où, attribuant les rétrécissements de l'urèthre à la présence de carnosités,
on s'appliquait à les détruire, au moyen d'escharotiques plus ou moins bizarres et plus ou moins
puissants ; si bien que Henri IV lui-même était soumis à ce traitement par Loiseau de Bergerac, on
n'a pas cessé d'appliquer les topiques astringents,
caustiques ou escharotiques, au traitement des
maladies de l'urèthre. On a commencé, comme je
viens de le dire, par des escharotiques dans lesquels les sels de cuivre constituaient l'agent actif ;
puis, la pharmacie se simplifiant, grâce aux progrès de la chimie, ces topiques ont été abandonnés
pour être remplacés par le nitrate d'argent et la
potasse caustique. Ce dernier médicament a été
délaissé, à son tour, parce qu'il est difficile à manier et qu'il fuse avec trop de facilité. C'est le ni-

trate d'argent solide ou en solution qui est resté dans la pratique; Philips y avait ajouté le nitrate acide de mercure dilué dans une grande quantité d'eau ; ce dernier médicament est peu employé. On pourrait peut-être, d'ailleurs, remplacer le nitrate d'argent par d'autres agents astringents ou caustiques; mais on n'a pas sur leur action, dans les cas dont nous parlons, des notions assez exactes, pour en parler ici et être autorisé à s'en servir.

Un grand nombre de méthodes ont été mises en usage pour faire parvenir, dans le point voulu du canal, le médicament dont nous venons de parler.

On se servit d'abord d'une bougie enduite de l'agent médicamenteux à son extrémité; puis, l'expérience aidant, on perfectionna ce procédé primitif, en ouvrant, près du bec de la bougie, une petite cavité dans laquelle le caustique était renfermé et porté sur le point malade. Ensuite, arriva Hunter avec la bougie armée, qu'il remplaça, plus tard, par son porte-caustique. Il fut suivi dans cette voie par Lallemand et M. Ségalas, qui, chacun de leur côté, inventèrent un porte-caustique, les seuls qui soient restés dans la pratique. Je ne décrirai que le premier de ces instruments, parce que c'est le seul auquel on puisse avoir recours dans les cas de prostatique chronique. L'instrument de Ségalas, étant droit, doit être réservé pour la cautérisation des rétrécissements de la portion pénienne du canal.

La porte-caustique dont nous parlons se compose d'une canule de métal, courbe dans sa partie antérieure. Cette canule renferme un mandrin dont l'extrémité antérieure est creusée en forme de cuvette ; cette partie est soudée à une chaîne de Vaucanson, qui s'attache elle-même à une tige droite et rigide. La chaîne de Vaucanson étant mobile de tous côtés, il s'ensuit que la partie antérieure du mandrin qui renferme la cuvette peut être portée dans tous les sens, soit en avant, soit en arrière. De plus, la canule extérieure préserve les parties du canal, qui ne doivent pas être cautérisées, du contact du caustique, qu'on ne fait saillir qu'au niveau de la partie ma-

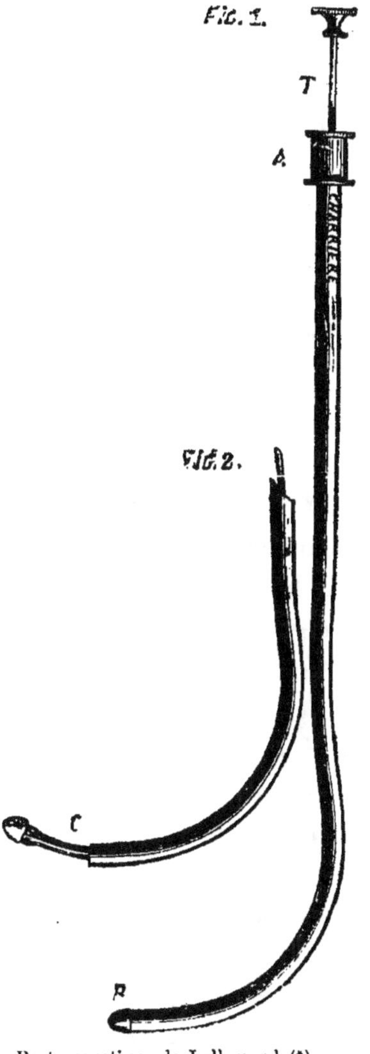

Porte-caustique de Lallemand (*).

(*) *Fig.* 1. Instrument tel qu'il doit être introduit. *A*, tambour garni de liége dans lequel le mandrin glisse à frottement doux ; *B*, bec de l'instrument, extrémité du mandrin formant embout. — *Fig.* 2. *C*, saillie de l'extrémité interne du mandrin, laquelle est creusée d'une cupule pour recevoir le caustique.

lade. Il faut, au préalable, avoir exploré l'urèthre pour mesurer exactement le point où l'on doit faire saillir le caustique.

Les chirurgiens se servent encore quelquefois aujourd'hui pour cautériser l'urèthre, surtout le col de la vessie, de la méthode de Lallemand; mais l'instrument que nous venons de décrire étant rigide, on ne peut nier qu'il n'agisse avec plus ou moins de rudesse sur l'organe malade et quelle que soit, d'ailleurs, l'habileté de l'opérateur; aussi, je n'hésite pas à conseiller de ne s'en servir jamais dans la maladie dont nous parlons, et de le réserver pour certains cas de cystite du col, puisqu'on peut le remplacer par un procédé moins brutal. Je ne parlerai pas non plus ici de l'endoscope de M. Désormeaux, qui me paraît devoir être réservé pour des cas plus spéciaux, et parce que son mode d'action répété fatigue beaucoup le malade.

Le procédé que nous avons en vue est celui que M. Félix Guyon emploie à l'hôpital Necker; il est plus simple, aussi efficace, exempt d'inconvénients pour le malade, et d'une manœuvre aussi précise, quoique beaucoup plus facile pour le médecin. C'est en 1867 que M. Guyon a fait part de sa méthode à la Société de chirurgie, et c'est elle qu'il met toujours en pratique, depuis cette époque, pour les cautérisations du fond de l'urèthre, qu'il y ait cystite aiguë ou chronique du col, uréthrite profonde ou prostatite chronique. Il lui a donné le nom de méthode de cautérisation *par instillation*.

L'anatomie, telle est la base du procédé de M. Guyon. On sait qu'à l'état de repos, c'est-à-dire quand il n'est distendu ni par un liquide, ni par un corps solide, l'urèthre a ses parois accolées l'une à l'autre dans toute sa longueur, mais surtout dans la portion membraneuse, où elles sont pour ainsi dire resserrées et contractées.

Il existe, en effet, en ce point, une sorte de sphincter uréthral dont on peut constater la résistance sur le cadavre qui a conservé sa rigidité musculaire, de la façon suivante : on introduit le doigt, par la vessie, dans le col vésical, et, après avoir traversé la région prostatique, qui se laisse distendre avec facilité, on est arrêté tout à coup par le resserrement énergique des fibres musculaires de la région membraneuse. Ce sphincter est formé par les fibres musculaires propres longitudinales et circulaires qui entourent l'urèthre dans toute la région membraneuse, et auxquelles viennent se mêler les fibres du muscle de Wilson (1). Ce sphincter s'avance jusqu'au ligament de Carcassonne que l'urèthre traverse au niveau de l'extrémité postérieure de la région bulbeuse et du commencement de la région membraneuse. Il est assez énergique pour retenir les liquides injectés derrière lui, en sorte qu'il vient en aide à la faiblesse du sphincter vésical, si bien qu'on peut logiquement faire commencer le col vésical au niveau du ligament de Carcassonne.

(1) Richet. *Anatomie chirurgicale*, p. 737.

Quand, sur un individu qui n'a pas de rétrécissement et dont le canal est sain, on introduit une bougie exploratrice dans l'urèthre, la boule s'arrête à l'entrée de la région membraneuse. Si on la pousse plus avant, on a la sensation d'avoir franchi un obstacle, en même temps qu'on éveille une légère douleur, et la boule se trouve comme pincée et serrée, jusqu'à ce qu'elle soit arrivée dans la région prostatique. Quand on veut retirer la bougie et qu'on agit doucement, de manière à ce que la main soit avertie de toutes les sensations, on s'aperçoit qu'il existe un point où elle est plus serrée que dans les autres, c'est au commencement de la région membraneuse, au niveau **du** ligament de Carcassonne, là où elle avait perçu l'obstacle à son entrée.

Si maintenant on prend cette même bougie à boule, mais après l'avoir perforée dans toute sa longueur, on aura un instrument dont la forme sera identique et dont la manœuvre d'introduction sera, par conséquent, la même, mais à travers lequel on pourra faire passer des liquides, en y adaptant une seringue munie d'une mince canule.

Supposons donc un explorateur perforé tel que nous venons de le décrire, une seringue de Pravaz grand modèle, remplie de liquide et munie d'une petite canule conique, s'adaptant parfaitement à l'extrémité externe de l'explorateur et celui-ci introduit dans l'urèthre. Si l'on fait avancer la boule jusqu'à la région membraneuse sans y pénétrer, et

que l'on pousse l'injection goutte à goutte ou d'un
jet, tout le liquide ressortira par le méat ; mais un
phénomène contraire se produira, si l'on fait franchir à la boule le sphincter de la région membraneuse ; tout le liquide injecté restera dans
l'urèthre et imbibera la partie postérieure du canal
tout entière, pour peu qu'il soit en quantité suffisante ; si cette quantité a été trop considérable, le
liquide passera dans la vessie. Mais, avec l'instrument de M. Guyon, ce dernier résultat n'est pas à
craindre, puisqu'il se sert d'une seringue de Pravaz
qui laisse tomber les liquides goutte à goutte et sur
le point voulu. Quand même, d'ailleurs, il viendrait
à se produire, la conséquence en serait peu redoutable, si surtout la vessie contenait du liquide.

On connaît, d'après cet exposé, la méthode de
M. Guyon. Pour la pratiquer, deux instruments
sont nécessaires : une seringue de Pravaz grand
modèle ; une bougie à boule d'un numéro en rapport avec le diamètre du canal (1). L'exploration de
l'urèthre étant faite ou le diagnostic posé à la suite
de l'interrogatoire du malade ou de l'examen de
ses urines, on commence par emplir la seringue
du liquide caustique. M. Guyon se sert généralement d'une solution aqueuse de nitrate d'argent
au 1/50, mais on peut la prendre plus ou moins
concentrée, suivant les cas. La seringue remplie,
on l'adapte exactement à l'extrémité externe de

(1) Dans un urèthre normal, un explorateur n° 19 ou 20, d'après
M. Guyon, .doit pénétrer sans difficulté.

l'explorateur percé, on amorce en faisant faire deux ou trois tours au piston, on trempe la boule et la partie avoisinante dans l'huile, et on procède à l'introduction.

Le malade, pendant cette opération, qui n'est pas plus douloureuse qu'un cathétérisme ordinaire, peut tenir la seringue et laisser libres, par ce moyen, les deux mains du chirurgien. Arrivé dans la portion membraneuse, celui-ci retire un peu la sonde, de manière à ce que la boule réponde bien à la partie antérieure de cette région, ce dont il s'aperçoit à la résistance que lui oppose le sphincter dont

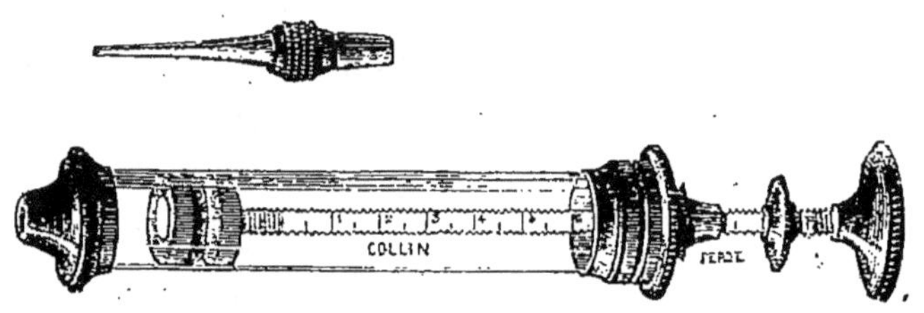

Seringue à instillations, de Guyon (*).

nous avons parlé, et il fait accomplir au piston autant de tours qu'il veut instiller de gouttes. Il est bien évident que, si le chirurgien voulait toucher un point précis du fond de l'urèthre, il n'aurait qu'à conduire sa boule jusqu'au point voulu et y laisser tomber autant de gouttes qu'il pourrait le désirer.

S'il veut mouiller toute la partie profonde, il peut, au moyen de la seringue dont nous venons de par-

(*) Ajutage qui s'adapte à la seringue et entre à frottement dans l'intérieur de la bougie à boule percée.

ler, mesurer au préalable la quantité de liquide qu'il désire injecter ; puis, l'explorateur percé introduit et placé, comme nous venons de le dire, pousser doucement cette quantité dans la région qui s'en trouve imbibée tout entière.

Ces instillations peuvent être renouvelées un assez grand nombre de fois et, pour ainsi dire, tous les jours, dans les cas de cystite aiguë chronique ; elles opèrent même, dans la première de ces affections, des guérisons pour ainsi dire instantanées. Mais ici on fera bien d'être plus prudent et de laisser écouler quelques jours, huit environ, entre chacune d'elles.

La sensation ressentie au contact du liquide caustique par le malade n'est pas très-douloureuse, c'est celle d'une chaleur plus ou moins brûlante, qui dure environ une heure ou deux, pour cesser bientôt et ne plus se faire sentir qu'à la première miction qui est quelquefois fort pénible.

Pour venir en aide à cette médication, on pourrait avoir recours à l'électricité sous forme de courants continus. Ces courants, dont l'action sur les vaso-moteurs est connue, ont été mis à profit dans les inflammations chroniques de la prostate avec engorgement, par MM. Moreau-Wolf et Chéron. Ils mettent le pôle négatif en communication avec la face antérieure du rectum, au niveau de la prostate, à l'aide d'un excitateur courbe à renflement olivaire, introduit dans l'anus; le pôle positif est appliqué sur le plancher périnéal.

Les sensations du malade sont l'indice du nombre d'éléments qu'il faut employer, car on doit éviter la douleur et ne donner naissance qu'à un simple chatouillement.

« Les phénomènes vasculaires, disent MM. Onimus et Legros, sont surtout rapidement amendés par l'emploi des courants continus. Chez un malade atteint autrefois d'une prostatite aiguë, et qui, à la suite de cette affection, avait toutes les nuits des érections douloureuses, des envies d'uriner le réveillant, presque à chaque heure, en sursaut, on sentait très-bien à ces moments un gonflement plus marqué de la prostate. Dès la troisième séance, la plupart de ces symptômes furent notablement améliorés, sans que pour cela nous ayons eu recours aux procédés plus ou moins ennuyeux et quelquefois dangereux qui consistent à introduire des conducteurs métalliques soit dans l'urèthre, soit dans le rectum. Nous nous contentions d'électriser la moelle et d'agir sur la prostate, en plaçant un des réophores sur le périnée.

« Les engorgements de la prostate sont presque toujours accompagnés de spasmes de la vessie et de l'urèthre, de congestions passives du côté des organes génito-urinaires, et ce sont surtout ces symptômes que les courants continus parviennent à faire disparaître très-rapidement.

« La pénétration profonde des courants continus, dans les tissus, leur donne, dans les maladies des voies urinaires, ce grand avantage qu'on peut les employer à l'intérieur du corps, sans être, la plupart du temps, obligé d'introduire les excitateurs dans l'intérieur des organes. »

Dans ces derniers temps, les courants induits ont été mis en usage dans les mêmes circonstances. Leurs effets seraient analogues à ceux dont nous venons de parler, avec cette différence, qui devrait leur faire donner la préférence, qu'ils seraient beaucoup plus actifs. On fait une application tous les jours ou tous les deux jours jusqu'à guérison (1).

Il est une médication dont je n'ai point parlé jusqu'à présent, quoiqu'elle ait été de tout temps d'un usage fréquent, c'est la médication balsamique. On trouve à son sujet dans les auteurs bien des opinions contradictoires; prônée par les uns, rejetée par les autres, elle ne mérite ni ces louanges ni cette répulsion. Son efficacité réside dans son mode d'administration : prescrits avec mesure, les balsamiques sont utiles ; à haute dose, au contraire, ils m'ont paru nuisibles. Pour en tirer avantage, il faudra donc les donner par petites quantités à la fois, mais les répéter souvent. Six capsules de térébenthine, trois fois par jour, constituent une dose suffisante ; ces capsules de térébenthine pourront être remplacées par un nombre égal de capsules de cubèbe ou de goudron. Je ne parle pas du copahu, parce que ce médicament ne

(1) Bouloumié. Ouv. cité.

me paraît pas aussi bien approprié à la maladie dont il est ici question. Outre qu'il trouble les fonctions digestives, déjà si imparfaites dans cette affection, il est très-irritant et agit avec trop d'énergie sur la vessie et sur son col. L'essence de térébenthine se digère mieux, a une action plus appropriée, et on doit certainement lui donner la préférence. Mais elle ne doit, selon moi, prendre place qu'après le cubèbe. Ce médicament, en effet, outre ses propriétés balsamiques, a l'avantage, qnand il est administré à la dose de six à huit capsules par jour, d'exciter les fonctions digestives et l'appétit du malade.

On pourra avantageusement, quand on aura recours à cette médication, y ajouter de petites doses de bicarbonate de soude, comme nous l'avons dit plus haut, 75 centigr. à 1 gr. à chaque repas. L'urine deviendra ainsi moins acide et, sans enlever aux balsamiques leurs propriétés, le bicarbonate de soude rendra ce liquide moins irritant.

Il est inutile de dire que, dans tous les cas dont nous venons de parler, il faudra tenir compte du tempérament du malade que l'on aura à traiter. Car, si on peut douter que les maladies générales, telles que le rhumatisme et la goutte, puissent donner primitivement naissance à une prostatite, il n'en est pas moins vrai que, celle-ci une fois apparue, ces affections peuvent contribuer à l'entretenir et à la perpétuer. Aussi, si ces diathèses existent, on les combattra en même temps qu'on agira sur place. Il en sera de même en cas d'anémie, de dyspepsie ; on prescrira un traitement général avec le traitement local.

C'est ici que les eaux minérales peuvent être utiles. Cependant il faudra les administrer avec prudence. Ainsi, au dire de M. Durand-Fardel, les eaux de Vichy n'auraient pas réussi dans les engorgements de la prostate, à cause de leurs propriétés diurétiques. Les eaux de Vittel, dont l'alcalinité est plus faible, ont au contraire donné de bons résultats entre les mains de M. Bouloumié, grâce, sans doute, à la variété des sources de cette station thermale qui permet, en même temps qu'on tonifie le malade, de combattre la constipation et la dyspepsie.

Si l'on a affaire à un tempérament lymphatique, les bains de mer, les eaux ferrugineuses seront indiqués ; celles de Chateldon et de Saint-Alban ont été surtout mises en usage dans le traitement des maladies des voies urinaires.

S'il existe une tendance à la scrofule, on aura recours aux eaux chlorurées sodiques : Uriage, Bourbonne, Balaruc.

Dans le cas de diathèse herpétique, on s'adressera de préférence aux eaux sulfureuses : Luchon, Axe, Cauterets, Enghien.

Si c'est la diathèse rhumatismale qu'il faut combattre, on prescrira, suivant le tempérament de l'individu, les eaux sulfurées comme Luchon, s'il est lymphatique, ou bien les eaux chlorurées sodiques telles que Bourbon-l'Archambault. S'il y a prédominance de l'élément nerveux, on choisira Plombières.

Dans la goutte, on remplacera les eaux de Vichy par celles d'Évian; car, comme nous l'avons dit, il faut craindre les propriétés diurétiques des premières.

Si l'on a des raisons de soupçonner que la prostatite est d'origine tuberculeuse, ce qui sera à craindre surtout s'il existe simultanément de l'engorgement de l'épididyme, les moyens de traitement seront plus restreints, car le médecin devra s'efforcer de ne pas intervenir trop activement. Nous nous étendrons, d'ailleurs, plus longuement sur ce sujet en décrivant les tubercules prostatiques.

En cas d'orchite, on aurait tout d'abord recours au repos et à un purgatif salin, ce moyen suffisant le plus souvent à guérir le malade. Car, comme nous l'avons dit, cette orchite n'est pas comparable à celle de la blennorrhagie aiguë et la déplétion du tube intestinal suffit, à elle seule, pour empêcher la stase veineuse du bassin et rétablir la circulation dans cette région. Si cette manière de faire n'amenait pas une amélioration suffisante, ou que la maladie suivît une marche ascendante, on ferait une application de sangsues, au niveau du pubis, sur le point où passe le cordon spermatique; et, dans le cas d'induration persistante de l'épididyme, il ne faudrait pas craindre d'administrer l'iodure de potassium à la dose de 2 et 3 grammes par jour, et de faire des frictions sur le point malade avec l'onguent mercuriel.

Enfin, si tous les moyens que nous venons d'énumérer n'avaient pas réussi, un climat plus doux, celui du Midi, par sa température plus élevée et plus égale, amènerait peut-être sinon la guérison, au moins une amélioration de l'état local et préserverait, autant que possible, l'état général, car, comme nous le verrons, on doit toujours craindre qu'une inflammation chronique de la prostate n'en arrive à se tuberculiser, la spécificité du tubercule n'étant pas établie pour beaucoup d'auteurs, et que la diathèse n'envahisse ensuite l'économie tout entière.

ABCÈS PÉRIPROSTATIQUES

La prostate est séparée du rectum par une couche cellulo-fibreuse très-dense, à mailles serrées, qu'on peut à la rigueur disséquer en couches membraniformes et qui s'étend de la face inférieure de l'aponévrose pelvienne et du cul-de-sac recto-vésical à la face supérieure de l'aponévrose moyenne. Le tissu cellulaire de cette aponévrose peut s'enflammer et donner lieu à un phlegmon qui se termine par suppuration et constitue un abcès indépendant de la prostate, mais dont elle est en quelque sorte enveloppée et auquel Demarquay a donné le nom d'abcès périprostatique.

Les auteurs ont mentionné quelques faits d'abcès périprostatiques, et Philips en donne dans son ouvrage une description peu détaillée inspirée par une observation de Demarquay publiée en 1856. Depuis, ce dernier chirurgien en ayant vu un assez grand nombre, a fait une leçon sur ce sujet, dont nous extrayons ce qui suit (1) :

Ces abcès accompagnent toujours une inflammation de la prostate et souvent la suppuration du parenchyme même de la glande. Ainsi, un malade, mort en 1853 dans le service de Nélaton et dont les organes génitaux ont été présentés à la Société anatomique par M. Vautier, avait, en même temps qu'un abcès de la prostate, le tissu cellulaire périprostatique rempli de pus.

Ces sortes d'abcès sont surtout communs chez les adultes et les vieillards, ce qui se conçoit, les enfants n'ayant qu'une prostate rudimentaire, aussi rarement malade, à cette époque de la vie, qu'elle l'est souvent chez les personnes plus âgées. La cause en est aux blennorrhagies aiguës ou chroniques, au cathétérisme répété, aux excès de coït dans un âge avancé ; en un mot, à tout ce qui peut amener l'inflammation de la glande. Ils se développent ordinairement à la partie postérieure de la glande ; cependant on en voit à la pointe de l'organe, puisqu'ils s'ouvrent quelquefois dans l'urèthre.

____

(1 *Union médicale*, 1862, p. 598.

Il est difficile de préciser le point par lequel ils débutent; cependant c'est surtout en arrière, puisqu'il existe là plus d'éléments d'inflammation, à cause de l'abondance du tissu cellulaire, mais la suppuration, gagnant de proche en proche, finit par s'éloigner beaucoup de son point de départ. L'inflammation périprostatique s'annonce au début par de la chaleur, du gonflement au périnée, de la pesanteur autour de l'anus, une dysurie légère. Bientôt le gonflement augmente, accompagné d'élancements, la fièvre s'allume, la pesanteur au niveau de l'anus devient plus sensible, la douleur intolérable, la défécation difficile, la miction impossible, et par le toucher anal on reconnaît une tumeur fluctuante.

Si on laisse la suppuration suivre son cours, le pus fuse dans le périnée, où il devient sensible, et dans toute la hauteur de la paroi rectale qu'il est possible d'explorer. Si on introduit le doigt dans le rectum en même temps qu'on presse sur le périnée, on perçoit très-bien la fluctuation.

La collection tend à s'ouvrir dans le rectum, dans l'urèthre ou au périnée, après avoir exercé de grands ravages. Après l'évacuation du pus, on peut extraire des lambeaux de tissu cellulaire mortifié. Mais d'un autre côté, comme dans les abcès intra-prostatiques, sitôt ce liquide évacué, les symptômes s'apaisent, l'angoisse se calme et, au bout de quelques heures, le malade se retrouve à peu près dans son état normal,

Lorsque le tissu cellulaire est désorganisé, le pus, après avoir décollé le rectum de la prostate et suivi le plancher que lui forme le sphincter, se fait jour, en arrière du muscle transverse, dans un des points où l'aponévrose superficielle se continue avec l'aponévrose moyenne. Il envahit alors la fosse ischio-rectale et toute l'étendue du périnée au-dessous de l'aponévrose superficielle. C'est alors un phlegmon sous-cutané, plus accessible aux moyens curatifs, qu'on fait saillir dans le rectum si on vient à appuyer sur le périnée.

Demarquay a observé un fait dans lequel l'ouverture se fit au rectum et au périnée; dans un autre, il existait un abcès périprostatique en même temps qu'un abcès intraprostatique; le premier s'ouvrit dans le rectum, le second dans l'urèthre, tout à fait en avant du bulbe. On a vu des fusées purulentes s'avancer jusqu'au cul-de-sac péritonéal et décoller le péritoine dans une étendue impossible à préciser.

Les abcès périprostatiques sont difficiles à distinguer des abcès de la glande elle-même. Dans les uns comme dans les autres, en effet, il existe de la dysurie, de la douleur au col de la vessie, une chaleur cuisante en urinant, du ténesme, des épreintes, de la chaleur, des battements, de la tension du côté de l'anus; enfin, dans tous les deux il y a de la constipation. Toutefois, quand la tumeur est étendue, que la fluctuation est appréciable dans l'intestin, il est permis de supposer un abcès périprostatique. L'abcès du parenchyme glandulaire ne peut, en effet, jamais s'étendre aussi loin, à cause de l'enveloppe fibreuse qui le bride. Il forme donc une tumeur circonscrite, ayant beaucoup plus de tendance à s'ouvrir dans l'urèthre, du côté duquel le chemin est libre, tandis qu'il est barré, du côté du rectum, par l'aponévrose dont nous venons de parler. Cependant il existe des faits incontestables, et en assez grand nombre, de ce mode de terminaison.

Pronostic. — Il dépend de la constitution du sujet, de l'étendue de la tumeur, des dégâts du côté du périnée. Si le phlegmon est bien circonscrit, que le pus ne fuse pas dans les fosses ischio-rec·tales, mais s'avance du côté du périnée, une fois le liquide morbide évacué, les parois reviennent sur elles-mêmes et se recollent si vite qu'on a vu la guérison survenir au bout de quelques jours. Mais si la suppuration a atteint la fosse ischio-rectale, qu'elle ait décollé au loin les parties molles, la cicatrisation sera beaucoup plus longue, car les parois de la cavité ne pouvant se rapprocher, celle-ci a la plus grande difficulté à se combler. Chez un malade du service de Demarquay, le pus, après avoir fusé dans la fosse ischio-rectale et au-devant du bulbe, s'avança dans la gaîne de la verge. Tout le tissu cellulaire de cette région fut envahi, les corps caverneux mis à nu, d'où résultait un décollement considérable de la peau du pénis. Aussi, la guérison ne fut-elle complète qu'au bout d'un temps fort long.

Quand la collection purulente s'ouvre dans le rectum, on peut craindre une fistule intestinale; toutefois, en général, la cicatrisation s'opère après l'écoulement du pus.

Traitement. — Une fois que le pus a commencé à se former dans le tissu périprostatique, il est presque impossible d'arrêter sa marche par les antiphlogistiques; il ne reste plus qu'à lui donner issue, et cela le plus tôt possible. Comme dans les abcès intraprostatiques, une incision prématurée vaut mieux qu'une incision tardive.

Ricord pense que le plus simple est d'ouvrir par le rectum, à cause de la proximité du pus et de la facilité de l'opération. Mais, comme nous l'avons dit, cette manière de faire expose à une fistule. Quoique les chances d'un pareil accident soient à la vérité bien faibles, Demarquay préfère pratiquer l'ouverture au-devant de l'anus, sur le côté du raphé. Mais c'est là une opération difficile, réclamant la plus grande prudence, ce qui doit faire préférer la méthode précédente, car ici même on peut blesser le rectum. Aussitôt le foyer ouvert, on fera dans son intérieur des injections détersives et antiseptiques phéniquées ou chlorurées, comme pour les plaies à la prostate; si le décollement est considérable, on aura recours aux injections iodées légères. De plus on introduira dans la plaie une grosse mèche de charpie, aussi profondément que possible. Si on avait l'intention d'inciser l'abcès par le rectum et qu'on sentît des battements dans

la tumeur, il vaudrait mieux l'ouvrir sur un autre
point, dans la crainte de diviser une artère et d'avoir une hémorrhagie, comme dans le cas de
M. Guyon, que nous avons cité à propos des abcès
intraprostatiques.

ULCÉRATIONS DE LA PROSTATE

On rencontre sur la prostate des ulcérations de
différentes natures. Les unes, d'origine inflammatoire, sont simples ou granuleuses ; les premières
sont consécutives à une uréthrite blennorhagique
ou traumatique ; les secondes, toujours la conséquence de la blennorrhagie d'après M. Désormeaux ; les autres, d'origine diathésique, sont dues
à l'herpétisme, ou à l'arthritisme, à la scrofule, à
la tuberculose ou au cancer.

Nous diviserons donc les ulcérations de la prostate en deux grandes classes, comprenant elles-
mêmes plusieurs subdivisions, et nous les décrirons
dans l'ordre indiqué dans le tableau suivant :

Les ulcérations inflammatoires { simples { blennorrhagiques. / traumatiques. / granuleuses blennorrhagiques.

Les ulcérations diathésiques.. { herpétiques, arthritiques, scrofuleuses, tuberculeuses, cancéreuses.

ULCÉRATIONS INFLAMMATOIRES

Les ulcérations d'origine inflammatoire, conséquence d'une phlegmasie aiguë ou chronique de la muqueuse prostatique, surviennent, le plus souvent, à la suite d'une blennorrhagie propagée par continuité jusqu'à la région profonde de l'urèthre.

Simples, elles sont presque toujours la suite d'une blennorrhagie aiguë ; on ne les observe guère que six semaines après le début de la maladie ; car ce n'est pas avant que l'inflammation atteint la région prostatique de l'urèthre, comme le prouve l'apparition des épididymites à cette époque de la maladie. Si on examine alors les parties avec l'endoscope, on trouve la muqueuse d'un rouge intense, dépolie, présentant l'aspect des ulcérations superficielles qui se forment sur le gland dans la balanite ; en d'autres termes, celui d'une muqueuse enflammée et dépouillée de son épithélium. Plus rarement, l'ulcération simple est la suite d'un traumatisme provenant presque toujours de la présence d'un corps étranger dans le canal, une bougie ou une sonde ; quelquefois un calcul (1).

L'inflammation étant alors généralement moins vive que dans le cas précédent, la muqueuse présente une simple rougeur et reste aussi lisse qu'à l'état normal. ; si l'uréthrite est plus aiguë, l'épithélium

(1). Désormeaux. *De l'endoscope.* Paris, 1865.

se détache et la surface rouge est en même temps dépolie, comme nous l'avons vu dans la blennorrhagie. La différence tient surtout à la marche de la maladie qui, dans l'uréthrite de contagion, tend continuellement à gagner les parties voisines, tandis qu'elle reste localisée dans l'inflammation traumatique et s'éteint une fois le corps étranger disparu (1).

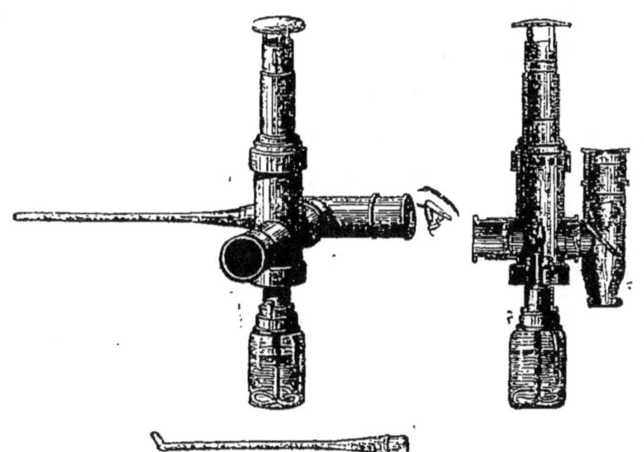

Endoscope de M. Désormeaux (*).

Les ulcérations traumatiques de la prostate ne sont pas toujours aussi superficielles que nous venons de le dire. Combien de fois, en effet, une

(1) Désormeaux, loc. cit.

(*) 1° Position de l'endoscope pendant l'application ; 2° coupe de l'endoscope montrant l'appareil producteur et l'appareil réflecteur de la lumière ; la petite partie verticale dans le dessin est horizontale, dans la première figure : à son extrémité conique s'adapte la sonde ; à son extrémité plane, se place l'œil ; 3° sonde coudée servant à l'exploration de la vessie et munie, pour cela, d'une petite plaque de verre à son angle de courbure. La sonde employée pour l'examen de l'urèthre est droite. Ces sondes sont fendues, à leur partie inférieure et externe, d'une ouverture, permettant l'introduction d'un mandrin muni de coton, soit pour éponger l'urèthre, soit pour y porter les caustiques.

sonde à demeure n'a-t-elle pas produit par son séjour prolongé, une inflammation et une ulcération limitée, il est vrai, aux points comprimés, mais profonde ? Il n'est pas rare, d'après Mercier, de trouver les tissus détruits, en certains points, par la compression des instruments, surtout au bord supérieur du col vésical. On voit alors un sillon profond, longitudinal, moulé sur l'instrument et dont le fond est formé, ou par de la substance glandulaire, ou par des fibres musculaires. Une fois, Mercier a rencontré derrière cet orifice, une tumeur de la grosseur d'une noix, qui, creusée, sapée, pour ainsi dire, par l'un des côtés de sa base, ne tenait plus par l'autre, qu'au moyen de quelques lambeaux de muqueuse.

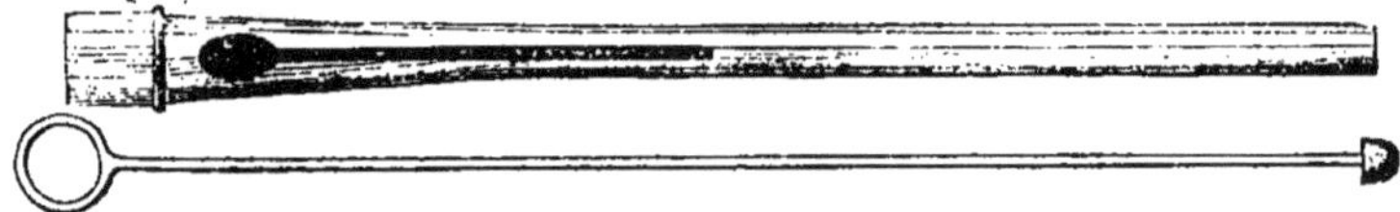

Sonde droite et son embout (*).

Dans d'autres circonstances, ce n'est plus une sonde à demeure ; mais le cathétérisme répété qui produit l'ulcération, témoin les observations de Voillemier (1). Ce chirurgien, en effet, a vu plusieurs prostates de vieillards, dont les deux lobes latéraux étaient soudés ensemble, de manière à diviser l'urèthre en deux canaux superposés, l'un

(1) Voillemier. *Traité des maladies des voies urinaires.*

(*) Pour introduire la sonde droite, on la munit d'un embout destiné à empêcher ses bords amincis d'érailler l'urèthre.

supérieur, l'autre inférieur. Or, comme deux surfaces muqueuses, quelle que soit, d'ailleurs,
leur inflammation, ne peuvent se réunir l'une à
l'autre, voici ce qui était arrivé. La sonde, par son
frottement multiplié sur des surfaces enflammées,
et, par conséquent, ramollies et fongueuses, comme
on le voit souvent sur la prostate des hommes
âgés, avait détruit la muqueuse et permis aux tissus sous-jacents de réunir leurs surfaces.

Dans d'autres cas, ce sont des calculs qui détruisent la prostate par ulcération; ils produisent,
en effet, un résultat identique, d'autant plus certain, qu'ils exercent la même compression que les
sondes à demeure, mais d'une manière plus continue. La glande, dans un cas comme dans l'autre, ne pouvant plus se nourrir, ses éléments
subissent une résorption moléculaire, d'où résulte
la destruction de l'organe. C'est ce qui existait
dans un cas cité par Cruveilhier, dans lequel un
calcul blanc proéminait dans l'urèthre, immédiatement au-devant de l'orifice vésical et occupait
une poche sous-jacente à la vessie et formée par la
prostate convertie en un kyste à parois fibreuses.

Ici, d'ailleurs, on n'a plus affaire à une ulcération simple, mais à une véritable poche qui mérite
une description à part.

L'ulcération simple qui passe à l'état *granuleux*
tend, en général, à se limiter et à gagner en profondeur; la rougeur de la muqueuse devient plus foncée, sa surface plus inégale n'est plus simplement

dépolie et présente des points saillants de plus en plus nombreux. Ces inégalités augmentent, se multiplient et finissent par former des saillies arrondies, hémisphériques, qui constituent les granulations. Alors le point malade offre une surface d'un rouge foncé, inégale, parsemée de granulations rondes, quelquefois un peu éloignées les unes des autres ; d'autres fois juxtaposées, de façon qu'elles couvrent toute la surface malade. La muqueuse de ce point offre l'aspect d'une *mûre* (1). Les granulations varient de volume, depuis un grain de moutarde jusqu'à la grosseur d'un grain de millet ou un peu plus, rarement d'un petit grain de chenevis ; les moins volumineuses paraissent de formation plus récente. Les granulations, ordinairement rouges, comme nous venons de le dire, présentent quelquefois une couleur grisâtre, qui les fait ressemblent à celles de la conjonctive. Dans un assez grand nombre de cas, elles sont fongueuses, beaucoup plus molles encore et plus vasculaires qu'habituellement, saignant au moindre contact ; ce qui n'est pas étonnant, car elles sont constituées par un tissu embryonnaire, riche en vaisseaux, facile à s'abcéder, ce qui explique peut-être les ulcérations par suite de petits abcès et celles à caractère variqueux, observées par Velpeau.

Les ulcérations de la muqueuse prostatique entretiennent une congestion et une irritation qui

---

(1) Désormeaux, loc. cit.

finissent par déterminer l'engorgement chronique
de la glande, engorgement qui ne disparaît qu'a-

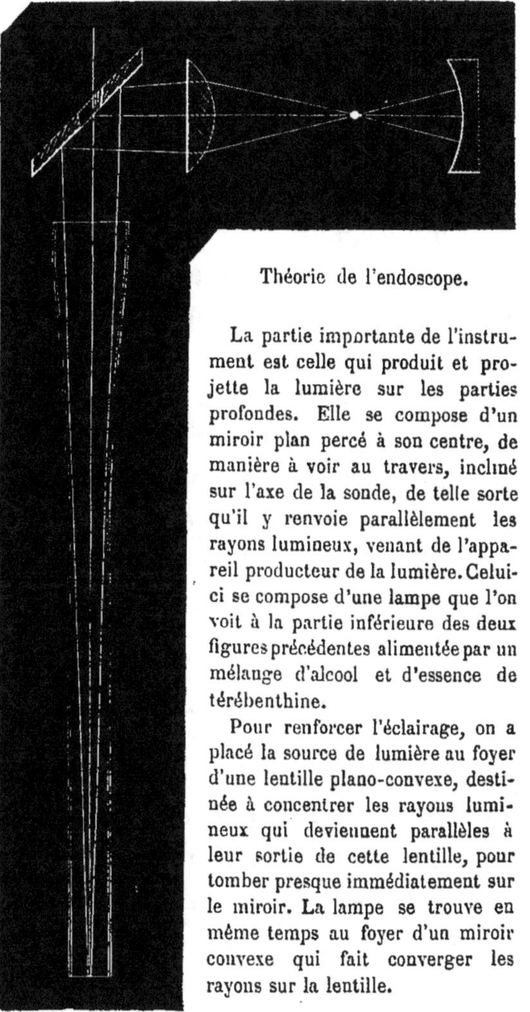

Théorie de l'endoscope.

La partie importante de l'instrument est celle qui produit et pro-
jette la lumière sur les parties
profondes. Elle se compose d'un
miroir plan percé à son centre, de
manière à voir au travers, incliné
sur l'axe de la sonde, de telle sorte
qu'il y renvoie parallèlement les
rayons lumineux, venant de l'appareil producteur de la lumière. Celui-
ci se compose d'une lampe que l'on
voit à la partie inférieure des deux
figures précédentes alimentée par un
mélange d'alcool et d'essence de
térébenthine.

Pour renforcer l'éclairage, on a
placé la source de lumière au foyer
d'une lentille plano-convexe, destinée à concentrer les rayons lumineux qui deviennent parallèles à
leur sortie de cette lentille, pour
tomber presque immédiatement sur
le miroir. La lampe se trouve en
même temps au foyer d'un miroir
convexe qui fait converger les
rayons sur la lentille.

vec ces productions elles - mêmes, mais ne repa-
raît pas quand elles n'existent plus; ce qui les

différencie des ulcérations herpétiques et arthritiques.

Nous ne nous arrêterons pas à discuter ici la question de savoir si les ulcérations granuleuses de la prostate sont de la même nature que celles de la conjonctive et du col utérin; si, comme le veulent Théry et Désormeaux, elles sont le résultat d'un virus particulier, le virus granuleux, et si les unes engendrent les autres, et réciproquement; ou si ces productions ne sont pas simplement la consé-quence d'une vieille inflammation. Peu importe, puisque la question n'est pas résolue et que le résultat et le traitement ne sont pas influencés par leur origine. La vérité, c'est qu'on ne peut les mettre en doute; l'endoscope démontre leur existence d'une manière incontestable, et si on ne peut pas les voir sur le cadavre, c'est que se vidant de leur sang, elles n'y sont plus appréciables (1).

ULCÉRATIONS DIATHÉSIQUES

Parmi ces sortes d'ulcérations, les plus fré-quentes sont celles de nature herpétique ou arthri-tique, dont l'aspect est identique à l'endoscope, et que les circonstances dans lesquelles elles se produisent, ou les éruptions extérieures avec les-quelles elles sont fort souvent en rapport, peuvent seules faire distinguer.

(1) Muron. *Pathogénie de l'infiltration d'urine*, thèse. Paris, 1872.

La surface de ces ulcérations n'est pas granuleuse; souvent elle est simplement dépolie, comme celle des aphtes de la face interne des joues, ou comme ces plaques dépouillées d'épithélium qu'on rencontre fréquemment sur la muqueuse buccale des fumeurs (1). Ce sont sans doute, ces ulcérations que Velpeau a décrites, quand il dit : « J'en ai vu quelques-unes qui ressemblaient à des sortes d'aphtes, situées sur les orifices mêmes des canaux éjaculateurs et des conduits de la prostate (2). » Ces ulcérations sont ordinairement multiples ; on en trouve, en même temps que sur la prostate, dans plusieurs autres points du canal; en outre, elles ont le caractère fugace et mobile qu'on constate aux ulcérations de même nature, qui forment des aphtes dans la bouche et qu'on rencontre sur le col utérin.

Dans quelques cas, l'ulcération herpétique ou arthritique paraît plus profonde et semble, au premier aspect, se rapprocher de l'ulcération blennorrhagique; mais quand on y regarde de près, on voit qu'au lieu d'élevures, ce sont des enfoncements qui produisent les inégalités et que la muqueuse ne présente pas l'aspect d'une mûre, mais celui d'une peau d'orange.

Comme les ulcérations granuleuses, d'ailleurs, les ulcérations herpétiques de la prostate coïncident souvent avec l'engorgement de la glande;

(1) Désormeaux, loc. cit.
(2) Velpeau. Dictionnaire en 30 vol., art. *Prostate*.

seulement ici, elles ne sont pas la cause de celui-çi et, plus souvent, c'est l'engorgement de l'organe qui provoque leur apparition.

Les ulcérations scrofuleuses se distinguent des précédentes en ce qu'elles dépassent les limites de la muqueuse, quand elles durent quelque temps. Alors, au lieu d'une dénudation superficielle, l'endoscope nous montre un véritable ulcère profond et anfractueux, présentant, en un mot, l'aspect des ulcères strumeux. Ce sont probablement des ulcérations de cette espèce, que Velpeau a décrites sous le nom d'ulcérations sanieuses.

L'ulcère cancéreux de la prostate est d'autant plus rare, que certaines formes de cette dégénérescence ne s'y observent jamais et que sur celles qu'on y rencontre, l'encéphaloïde à peu près seul peut en présenter.

Alors, on trouve un ulcère de mauvaise nature; plus ou moins vaste, plus ou moins profond, d'où s'écoule un liquide sanieux et fétide. Une partie du tissu peut même avoir été détruite, et une cavité de dimensions variables, à parois irrégulières, grisâtres ou d'aspect gangréneux, s'être formée.

. Quand il y a des tubercules, la muqueuse est creusée d'ulcérations circulaires, semblables, dit Ancell, aux ulcérations que l'on a décrites sur le larynx (1). De leur fond proéminent souvent des bourgeons charnus, blanchâtres et recouverts d'une

---

(1) Reclus. *Du tubercule du testicule.* Paris, 1876.

matière pultacée. Sur certains points, la muqueuse,
entièrement détruite, met à nu soit quelque caverne
de la prostate, soit des fibres musculaires du col
vésical, elles-mêmes plus ou moins altérées. Mais
toujours ces lésions, aussi graves qu'on les sup-
pose, ont une limite nette vers le sommet de la
prostate, et, tandis qu'elles franchissent le col de la
vessie pour se continuer avec les fongosités du trigone, elles s'arrêtent brusquement au niveau de la
portion membraneuse, qu'elles n'envahissent pas (1).

Les SYMPTÔMES des ulcérations prostatiques diffèrent avec leur nature. Nous ne parlerons pas des
ulcérations simples de la blennorrhagie aiguë :
leurs symptômes évidemment ne sont pas autres
que ceux de la maladie qui leur a donné naissance.
Quand l'ulcération est passée à l'état granuleux,
les phénomènes auxquels elle donne lieu, quoique
souvent assez obscurs, permettent néanmoins, la
plupart du temps d'arriver à un diagnostic à peu
près certain. Ils ne diffèrent pas d'ailleurs de ceux
des vieilles blennorrhagies, de la cystite ou de la
prostatite chronique. L'origine en est ordinairement
une uréthrite aiguë, qui, négligée, mal soignée ou
pour toute autre raison, ne s'est jamais guérie; l'écoulement a diminué, mais n'a pas cessé; de purulent
il est devenu muco-purulent ou simplement muqueux, filant. La douleur s'est changée en une pesanteur dans le fond de l'urèthre, en une sensation

(1) Reclus, loc. cit. Paris, 1876.

de gêne indéfinissable ; l'urine ne s'écoule plus avec sa facilité habituelle, et il en reste quelquefois dans le canal après la miction. Le jet est bifurqué, contourné, inégal Quelquefois, mais rarement, il apparaît un peu de sang dans l'urine, des filaments muqueux que les malades prennent parfois pour de petits vers, du pus ou du mucus qui y forment un nuage plus ou moins, épais ; en un mot, tous les signes d'une cystite subaiguë ou d'une prostatite chronique, comme nous l'avons dit tout à l'heure.

Si on passe dans le canal une bougie à boule, le malade ressent, quand elle est arrivée au-delà du collet du bulbe et de la portion membraneuse, une douleur vive, qui peut même lui arracher des cris, et une envie de pisser presque irrésistible, pourvu que l'inflammation soit un peu prononcée. Quand la sensation est très-douleureuse, on peut craindre l'existence de tubercules, si on s'en rapporte à un diagnostic de M. Dolbeau dont nous reparlerons (1). Enfin la base de la boule est souillée de sang et de pus ramenés de la partie malade.

Les ulcérations herpétiques, arthritiques ou scrofuleuses donneront naissance aux mêmes symptômes ; aussi les manifestations extérieures de la maladie : éruptions cutanées ou muqueuses, douleurs, scrofulides, seront d'un grand secours pour le médecin, qui ne pourra guère se décider

____

(1) Reclus, loc. cit.

sans elles, surtout si le malade a été atteint d'une blennorrhagie antérieure.

L'examen endoscopique pourrait, il est vrai, faire reconnaître l'origine des sensations accusées par le malade; malheureusement, l'endoscope est un instrument difficile à manier, et de plus il exige un long usage, avant qu'on puisse par son moyen distinguer les diverses espèces d'ulcérations.

Dans ces différents cas, d'ailleurs, comme dans tous ceux d'affections de la glande prostate, on ne devra pas négliger le toucher rectal. Par son moyen, on jugera du volume, de la consistance, de la déformation, de la sensibilité de l'organe. Un peu gonflé dans le cas de granulations, il n'atteindra jamais alors le volume qu'il acquiert dans le cancer. Dans le tubercule, il est, au moins quand la maladie dure depuis quelque temps déjà, généralement diminué; on peut bien y sentir quelques noyaux indurés; mais, si j'en juge d'après les cas que j'ai observés, il est plutôt ramolli dans son ensemble. Quand les noyaux tuberculeux siégent sur la face rectale de la prostate, ils sont parfaitement sensibles au toucher rectal. Enfin, dans le cancer, l'engorgement des ganglions abdominaux coïncidant avec celui des ganglions de l'aine, comme l'épididymite avec le tubercule, viendra jeter un jour nouveau sur le diagnostic. Toutefois, il est bon d'être prévenu que bien souvent les granulations prostatiques engendrent une épididymite dont la marche à répétition, dont les nodosités peuvent, jusqu'à un certain point, la faire confondre avec la précédente, et, en effet, Aug. Bérard et Velpeau ont observé quelques cas de guérison de ces sortes d'épididymites par résorption spontanée; ce qui n'eût pas eu lieu si elles avaient été réellement de nature tuberculeuse. Ce sera alors dans l'évolution ultérieure de la maladie, qu'il faudra chercher une indication pour le diagnostic. Du reste, les ulcérations tuberculeuses et cancéreuses ne donnant pas lieu à d'autres symptômes que ceux fournis par ces deux maladies générales. Ce n'est pas le moment de les décrire ici; nous en parlerons plus longuement en décrivant ces deux affections.

Le TRAITEMENT des ulcérations simples, blennorrhagiques ou traumatiques, consistera à traiter la blennorrhagie ou à retirer le corps étranger, sonde, bougie ou calcul. Pas de difficulté ici, si ce n'est dans l'exécution des opérations propres à l'enlèvement du calcul, qui seront d'ailleurs décrites à l'article *Calculs prostatiques*.

Le traitement des ulcérations granuleuses sera essentiellement topique et devra consister en des attouchements avec le nitrate d'argent, de manière à ne pas cautériser mais à modifier la muqueuse. J'ai traité longuement de la manière dont ces cautérisations doivent être faites à l'article *Prostatite chronique*. Au moyen de la médication topique par le nitrate d'argent, on arrivera non-seulement à guérir l'ulcération, mais encore l'engorgement glandulaire qui en est la conséquence, sans qu'on ait la crainte de voir celui-ci reparaître.

Dans les cas d'ulcérations herpétiques, arthritiques ou scrofuleuses, le traitement topique perdra considérablement de son influence et la médication générale recouvrera toute sa prépondérance. Arséniate de soude, huile de foie de morue, amers; bains alcalins ou sulfureux, douches simples ou sulfureuses, bains de vapeur, exercice au grand air, au bord de la mer, ou séjour dans un pays chaud et sec, tels sont alors les moyens à employer.

S'il existe des tubercules, le traitement topique devra être complétement laissé de côté. S'abstenir de toute manœuvre instrumentale sera la plus impérieuse des nécessités : les cautérisations, les bougies et les sondes ne pourraient que donner à la maladie une acuïté qu'elle n'a pas en général. D'un autre côté, comme les tubercules peuvent rester limités à la prostate, il sera bon d'avoir recours au traitement que j'indiquerai à l'article *Tubercules* et de fortifier l'organisme contre l'envahissement de nouveaux éléments morbides.

Quand il existe un cancer, on ne peut malheureusement lui opposer aucune médication, ni topique, ni générale, ayant contre lui une efficacité quelconque. Soutenir le malade, calmer ses douleurs, vider la vessie le plus doucement possible en cas de rétention, voilà les seules indications.

MALADIES DIATHÉSIQUES

CANCER DE LA PROSTATE

On pensait, à une certaine époque, que la prostate n'était jamais attaquée par le cancer. On a reconnu aujourd'hui la fausseté de cette assertion; mais il est néanmoins positif que cette glande est rarement atteinte de carcinome.

La description que je vais donner de cette maladie est presque tout entière tirée du travail de M. Maurice Joly, ancien interne des hôpitaux, travail qui repose sur 45 observations, observations dont aucune ne remonte au-delà du commencement de ce siècle. C'est qu'en effet il existait, avant notre époque, une confusion très-grande au sujet du cancer et de l'hypertrophie de la prostate, et que ces deux maladies ont été confondues l'une avec l'autre.

HISTORIQUE. — Les chirurgiens du siècle dernier, et Boyer lui-même, considéraient le squirrhe de la prostate comme très-fréquent; mais pour eux le squirrhe n'était pas le cancer : toute glande indurée est une glande squirrheuse. Or, ils déclarent le squirrhe de la prostate très-fréquent chez les vieillards; mais comme le véritable squirrhe est au contraire très-rare et l'hypertrophie prostatique très-fréquente, on est en droit de conclure que les anciens confondaient la seconde maladie avec la première.

Après Boyer, tous les chirurgiens nient le cancer de la prostate, et il faut arriver à 1850 pour trouver une étude sur cette maladie, publiée en Angleterre par John Adams.

Avant lui, Lallemand, Velpeau, Mercier, Civiale, Vidal, Nélaton, Cruveilhier, tout en ayant reconnu et constaté l'erreur des anciens, n'en regardaient pas moins le cancer prostatique comme excessivement rare, et en citent à peine quelques exemples.

Béraud, dans sa thèse en 1857, donne sur cette maladie des appréciations plus exactes : non-seulement il démontre que la prostate peut être le siége de productions cancéreuses, mais encore de toutes les variétés de cancer.

Les chirurgiens étrangers ont plus écrit que les chirurgiens français sur le cancer prostatique. Gross en 1855, à Philadelphie, a donné une description de quelques-uns des symptômes de la maladie, mais tout en déclarant qu'elle est fort rare et que, de toutes les formes du cancer pouvant atteindre la prostate, c'est l'encéphaloïde que l'on observe le plus souvent.

Après le travail de Gross, vient celui de Thompson, en 1858, qui est, avant le mémoire de M. Joly et celui de Wyss, ce qui a été fait de plus complet.

En Allemagne, la connaissance de la maladie dont nous nous occupons n'était pas dans ces dernières années beaucoup plus avancée qu'ici. Rokitansky, Fœrster, regardent cette affection comme très-rare, et pensent qu'elle se présente presque toujours sous la forme d'un encéphaloïde, le plus souvent primitif.

Wenderlich, Emmert, Pitha, partagent absolument cette opinion. En 1864, Emile Rollet signale l'extrême rareté du cancer prostatique, mais il fait remarquer que toutes les variétés peuvent s'y rencontrer. En 1866, apparaît le mémoire d'Oscar Wyss, qui donne 28 cas de cancer prostatique. C'est le travail le plus complet qui ait paru sur ce sujet avant le mémoire de M. Maurice Joly.

ÉTIOLOGIE. Le cancer de la prostate est une affection rare et, de toutes les glandes de l'économie, c'est assurément l'une de celles qui sont le moins souvent atteintes de carcinome. Peut-être le trouverait-on un peu plus fréquent, si l'on avait soin d'examiner la prostate chez tous les sujets morts d'affections cancéreuses.

Le cancer de la prostate est le plus souvent primitif, et commence dans cette glande pour s'étendre de là aux ganglions lymphatiques adjacents, aux organes voisins : vessie, rectum, reins, et même au foie et aux poumons. Le cancer secondaire de la prostate est extrêmement rare, et M. Joly ne l'a observé que 6 fois sur 45 observations. Dans ce cas il peut y avoir propagation du cancer d'un organe voisin à la prostate, ou infection.

Le cancer de la prostate est surtout fréquent chez le vieillard et chez l'enfant; plus commun assurément chez le premier, c'est néanmoins parmi les cancers des autres organes, l'œil excepté, celui que l'on rencontre le plus fréquemment dans l'enfance.

Rien ne prouve que les maladies prostatiques antérieures, l'inflammation par exemple, prédisposent au cancer de la prostate.

ANATOMIE PATHOLOGIQUE. Presque toutes les variétés de cancer ont été rencontrées dans la prostate : l'encéphaloïde, le squirrhe, les tumeurs fibroplastiques, et même, prétend-on, la mélanose. Mais c'est incontestablement l'encéphaloïde qui est le plus fréquent. On a nié l'existence du squirrhe dans la prostate, or, non-seulement le squirrhe a été rencontré chez l'adulte, mais même chez l'enfant.

La forme mélanique du cancer prostatique n'est pas aussi bien établie, et il se pourrait qu'on eût pris pour elle d'anciens foyers hémorrhagiques développés dans la masse encéphaloïde.

Les autres formes de cancer, le colloïde et l'épithélioma, n'ont point encore été rencontrées dans la prostate.

Il est impossible actuellement de décrire spécialement chacune des espèces de cancer de la prostate

La dégénérescence cancéreuse, qu'elle qu'en soit la forme, se comporte vis-à-vis de la prostate de la même façon. Le plus souvent elle envahit la glande entière ; tantôt seulement le lobe droit ou le lobe gauche. Parfois, toute la glande étant prise, l'un des lobes est bien plus considérable que l'autre.

Dans tous les cas, ou l'enveloppe fibreuse enveloppant la glande résiste ou elle se rompt, et le cancer vient faire irruption dans le bassin.

Dans le premier cas, on trouve une tumeur, tantôt régulière, tantôt bosselée, variant de la grosseur d'une noix à celle d'un œuf d'autruche, remplissant le petit bassin ou le débordant plus ou moins. Quand il en est ainsi, la vessie est repoussée en haut et en avant, de même que l'urèthre qui se trouve allongé. Le rectum est repoussé en arrière.

Quand l'enveloppe fibreuse a été traversée par la production cancéreuse, on trouve des projections de la masse s'avançant de différents côtés. C'est néanmoins presque exclusivement dans la cavité vésicale qu'on rencontre ces projections cancéreuses ; on en a vu aussi du côté de l'urèthre et du rectum, mais beaucoup plus rarement. C'est qu'en effet, dans la vessie, rien ne s'oppose à leur envahissement. Il n'est pas rare de trouver la muqueuse intacte au-dessus des productions cancéreuses, mais souvent elle est elle-même envahie et détruite.

Quand la production cancéreuse vient faire saillie dans la vessie, c'est généralement au niveau du trigone qu'elle fait son apparition. L'inverse a lieu quand il s'agit d'un cancer de la vessie ; celui-ci, en effet, ne suit jamais ce chemin pour envahir la prostate ; le plan aponévrotique qui sépare ces deux organes, au niveau du trigone vésical, facile à franchir pour le cancer prostatique, ne l'est jamais pour le cancer vésical. A quoi attribuer ce fait si constant ? probablement à la facilité qu'a le cancer de la vessie de se développer dans l'organe même où il a pris naissance.

Les masses cancéreuses venues de la glande prostatique peuvent occuper tout le bas-fond de la vessie ; mais ordinairement elles siégent au niveau du col vésical. Là elles forment des sortes de polypes plus ou moins pédiculés qui ferment l'orifice interne de l'urèthre. Quelquefois leur disposition permet bien à la sonde d'entrer dans la vessie, mais non pas à l'urine d'en sortir ; c'est qu'elles sont alors disposées en forme de soupapes que le cathéter abaisse dans la vessie, tandis que l'urine les applique contre le col. Souvent, en dehors de la tumeur principale, on rencontre dans le reste de la vessie des noyaux tout à fait isolés.

Quand c'est vers l'urèthre que la tumeur a fait irruption, tantôt il est simplement dévié, tantôt il est complétement oblitéré. Parfois l'ulcération détruisant les parois uréthrales, il se forme une vaste cavité, à parois irrégulières, dans laquelle la sonde peut pénétrer de manière à faire croire qu'elle est arrivée dans la vessie.

Comme nous l'avons dit, le cancer s'avance beaucoup plus rarement du côté de l'urèthre que de la vessie, et il est tout à fait exceptionnel de le voir marcher du côté du rectum ou envahir les vésicules séminales.

Les reins ont quelquefois été vus envahis en même temps que la prostate ; il en a été de même du foie, du poumon et de la colonne vertébrale.

Les ganglions lymphatiques sont toujours infiltrés; le plus souvent ce sont les ganglions pelviens; mais les ganglions lombaires et mésentériques ont aussi été vus envahis par le mal. Ce fait s'explique bien pour les ganglions pelviens qui sont en rapport direct avec la prostate; mais il n'en est pas de même pour les ganglions lombaires et mésentériques qui n'ont avec elle aucun rapport. M. Broca admet que les vaisseaux afférents des glandes primitivement envahies sont oblitérés par l'induration cancéreuse, et qu'il y a alors en quelque sorte reflux dans les ganglions sous-jacents de la lymphe arrêtée dans sa marche ascendante et des matériaux qu'elle charrie. Dans un grand nombre de cas on a vu les ganglions de l'aine envahis.

Si la tumeur est de nature squirrheuse, elle est dure, ferme, résistante ; sa consistance est partout à peu près la même; elle est uniformément lisse et arrondie, plus souvent bosselée. Elle peut être volumineuse, sans cependant atteindre les proportions de l'encéphaloïde. Elle crie sous le scalpel et présente à la coupe un aspect blanc, bleuâtre ou grisâtre. Il en suinte un liquide crémeux ou transparent. Sa structure est fibreuse et très-peu vasculaire.

Contrairement au squirrhe, l'encéphaloïde est généralement mou; cependant, on y trouve par place des noyaux indurés, tandis qu'à côté, le toucher pourrait faire croire à une collection de liquide. Sa vascularisation plus abondante que celle du squirrhe lui donne à la coupe une coloration variée. Blanc ou blanc rosé, il est parfois d'un rouge qui varie du rouge vif au brun foncé. D'anciens foyers hémorrhagiques, en y laissant par place du pigment sanguin, ont pu faire croire à l'existence de la mélanose. Non-seulement on y rencontre des foyers remplis de sang, mais aussi des cavités pleines de pus ou de matière gélatiniforme. La tumeur est bosselée et parsemée de végétations vasculaires. On y trouve souvent des ulcérations de mauvaise nature qui peuvent même se gangréner et occasionner une perte de substance plus considérable caractérisée par une cavité à parois anfractueuses.

On n'a qu'un seul cas de cancer fibro-plastique de la prostate. Le tissu en était semblable à celui de l'encéphaloïde et ne pouvait en être distingué qu'au moyen du microscope.

Dans tous les cas, il est fort rare que la glande soit envahie tout entière et on retrouve toujours, au milieu des éléments cancéreux, les éléments de la prostate elle-même tout à fait à leur état normal.

Dans quels éléments anatomiques de la glande débute le cancer de la prostate? C'est ce qu'il est difficile de dire. Dans un cas, Oscar Wyss a vu le tissu conjonctif interfibrillaire être le premier envahi. Dans un autre cas, c'était dans les culs-de-sac glandulaires que la maladie paraissait avoir pris naissance,

D'après Thompson, ce serait l'élément glandulaire qui subirait tout d'abord les atteintes de la maladie.

Comme l'hypertrophie simple de la prostate, le cancer par l'augmentation de volume de la glande peut donner lieu à des lésions de voisinage. Ces lésions sont identiques dans les deux cas : dilatation de la vessie, hypertrophie de ses parois; catarrhe vésical s'étendant jusqu'aux uretères et aux reins.

Si l'urine éprouve de la difficulté à sortir, il y a dilatation des uretères, dilatation qui a dans un cas causé la rupture d'un de ces conduits. Les reins eux-mêmes subissent cette dilatation, et n'arrivent plus qu'à former une poche remplie de pus et d'urine.

Le rectum plus ou moins comprimé par la tumeur n'est jamais envahi.

SYMPTOMATOLOGIE. — La plupart du temps, le cancer de la prostate n'est même pas soupçonné pendant la vie, et c'est seulement l'autopsie qui révèle son existence.

Dans tous les cas, ces premiers symptômes sont vagues; ce sont des troubles en urinant : douleur, difficulté de la miction, ténesme vésical, élancements vers le col vésical. L'urine plus ou moins troublée est chargée de mucosités, comme dans le catarrhe vésical.

La difficulté de la miction et les douleurs en urinant augmentent promptement. Ces douleurs s'étendent au bassin et le long des cuisses; puis, symptôme plus caractéristique, il apparaît du sang dans les urines, tantôt à la suite d'efforts plus ou moins considérables, tantôt spontanément.

La miction devient de plus en plus douloureuse et les envies d'uriner se renouvellent à chaque instant. Quelquefois il y a rétention d'urine complète ou le malade ne rend ce liquide que par regorgement. Le cathétérisme, d'après ce que nous avons dit aux lésions anatomiques, peut être plus ou moins difficile, quelquefois impossible. La constipation est constante pendant toute la maladie, ou bien cesse de temps en temps pour faire place à une diarrhée séreuse.

A la palpation, on sent les ganglions pelviens augmentés de volume; il n'est même pas rare que ceux du pli de l'aine soient engorgés. Mais c'est au toucher rectal, comme dans toutes les affections de la prostate, qu'il faut avoir recours pour diagnostiquer la maladie. Alors le doigt introduit dans le rectum sent une tumeur plus ou moins dure, plus ou moins volumineuse, quelquefois énorme, qui remplit tout le petit bassin.

Nous venons de passer en revue les symptômes locaux; mais ici les symptômes généraux ont au moins autant d'importance. Le visage amaigri exprime la douleur et offre ce teint particulier aux individus atteints de carcinome. Le malade, qui au début marchait encore, ne peut bientôt plus se lever; il perd son reste de force et meurt dans le marasme ou de suppression complète d'urine.

Parmi les symptômes locaux, trois sont à considérer : les hémorrhagies uréthrales, la tumeur prostatique, l'engorgement des ganglions abdominaux. Il y a bien aussi la douleur; mais cette douleur existe aussi bien dans la tuberculose de la prostate, dans le catarrhe grave, dans la pierre que dans le cancer.

On pourrait presque en dire autant des hémorrhagies uréthrales. Cependant elles peuvent servir à différencier le cancer prostatique de l'hypertrophie simple de cette glande, et même jusqu'à un certain point de la tuberculose prostatique; car si dans cette dernière affection, on voit de temps à autre l'urine légèrement rosée, il est rare de constater une véritable hémorrhagie. Dans le cancer, le liquide sanguin peut être plus ou moins abondant. Ordinairement mêlé à l'urine, il lui donne quelquefois une simple teinte rosée : d'autres fois ce liquide est d'un rouge vermeil, parfois enfin quand le sang a longtemps séjourné dans la vessie, l'urine est noirâtre. Dans certains cas, ce n'est pas du sang pur, mais des caillots qui sont expulsés de la vessie. Les hémorrhagies que nous venons de décrire ont lieu pendant la miction, et ne présentent par elles-mêmes aucune gravité. Il n'en est plus ainsi quand elles ne sont pas provoquées par la sortie de l'urine. Celles dont nous voulons parler se produisent subitement et sans qu'on puisse souvent trouver à quelle cause les rapporter. Parfois cette cause est si insignifiante qu'elle peut passer inaperçue, ou bien c'est un léger excès, ou un effort, un mouvement qui la provoque. Accompagnée ou non d'une douleur plus ou moins vive, très-violente quelquefois, elle est, dans certains cas, d'une abondance extrême, d'autres fois de courte durée; peut s'arrêter subitement ou prendre par sa persistance un caractère inquiétant. On l'a vue n'apparaître qu'une fois dans tout le cours de la maladie, ou à intervalles variables. Ces hémorrhagies ne semblent pas la conséquence d'une altération de la tumeur, mais simplement de la congestion de ses vaisseaux.

L'hémorrhagie, dans les cas de cancer prostatique, peut, comme on le comprend facilement, être provoquée par le passage de la sonde; aussi faudra-t-il user d'une extrême douceur dans le cathétérisme, si cette opération devient nécessaire.

L'hémorrhagie se montre également dans toutes les sortes de cancer prostatique, mais il est à remarquer qu'on ne l'a jamais vue chez les enfants, et seulement chez l'adulte.

La tumeur formée par le cancer de la prostate se sent rarement au-dessus du pubis, et ce n'est que dans les carcinomes à marche rapide et chez les enfants qu'on a pu non-seulement la sentir, mais encore apercevoir la saillie qu'elle formait au-dessus de cet os. Mais, comme dans tous les cas qui donnent lieu à une augmentation de volume de la prostate, c'est par le rectum qu'il faut examiner la tumeur; car, comme elle proémine surtout du côté de la vessie, c'est à travers cet organe qu'on la sentira le plus facilement. Quand la tumeur est peu volumineuse, le doigt peut la circonscrire de tous côtés ; si, au contraire, elle est considérable, sa masse s'avançant dans le petit bassin, il est impossible à l'indicateur d'atteindre ses limites.

Dans tous les cas, on peut facilement sentir les saillies, les bosselures, les fongosités formées par la tumeur, constater son degré de mollesse ou de dureté et savoir par là à quelle sorte de cancer on a affaire. Le plus souvent, ne causant aucune souffrance au malade, cet examen peut, dans quelques cas, provoquer de vives douleurs. De tous les symptômes, le plus utile assurément, celui qui, réuni à ceux que nous venons de passer en revue, amènera la certitude dans l'esprit, c'est l'engorgement des ganglions pelviens.

Cet engorgement peut assurément exister avec un cancer d'autres organes : vessie, rectum, testicule ; mais si de ce symptôme, nous pouvons rapprocher ceux que nous avons énumérés tout à l'heure, nous pourrons avoir la certitude qu'il existe un cancer de la prostate.

Ce signe si important, quand il est rapproché des autres, manque malheureusement assez souvent, et, quand il existe, on ne le constate qu'avec de grandes difficultés à cause de la profondeur à laquelle sont situés ces organes dans l'abdomen.

Si les ganglions lombaires et iliaques sont envahis, on peut les atteindre plus facilement et constater leur augmentation de volume; à plus forte raison en est-il de même quand les ganglions inguinaux sont hypertrophiés.

A côté de cet engorgement des ganglions lymphatiques, il faut signaler l'œdème des membres inférieurs.

Enfin, dans quelques cas, on a vu des fragments de la tumeur être expulsés par l'urèthre; mais ces faits sont beaucoup plus rares que ne semblent l'indiquer les descriptions des auteurs.

Dans un cas, on a vu la tumeur venir se montrer à l'extérieur au niveau du périnée.

Comme le cancer des autres organes, celui de la prostate a une marche incessante; ses progrès sont constants; mais il se généralise très-rarement, surtout chez l'enfant; par contre, chez lui, l'affection marche avec plus de rapidité que chez l'adulte. Dans tous les cas, la mort est le résultat fatal de la maladie.

La durée de celle-ci ne peut pas être fixée d'une manière positive, puisqu'on en ignore toujours le début. Chez l'enfant cependant, on en peut fixer la durée approximative de trois mois à sept mois; chez l'adulte, de deux à quatre ans.

La terminaison fatale arrive soit par accidents urinaires consécutifs à la rétention complète, soit par généralisation de la maladie amenant la cachexie et le marasme. Dans quelques cas, c'est une complication, la péritonite, par exemple, qui amène la mort; on l'a vue aussi survenir consécutivement à la rupture d'un uretère ou du rectum. Enfin, on l'a vue survenir aussi à la suite d'un érysipèle.

Diagnostic. — Impossible au début, il est fort difficile à toutes les périodes de la maladie. Il ne faut pas se dissimuler, en effet, que parmi les symptômes dont nous avons parlé, la douleur, les hématuries se rencontrent dans d'autres maladies; on pourrait dire dans presque toutes les maladies des voies urinaires. Quant à la tumeur prostatique et au gonflement des ganglions pelviens, ils sont assurément plus propres à faire reconnaître la maladie; malheureusement, ils n'apparaissent que quand celle-ci a déjà fait beaucoup de progrès.

On a proposé de pratiquer le cathétérisme pour s'assurer s'il existe bien réellement un cancer de la prostate; mais outre que c'est là une opération pouvant, dans cette maladie, offrir de graves dangers, on ne voit pas bien à quoi elle peut servir pour la reconnaître; aussi est-il plus sage de s'abstenir.

On a prétendu qu'il existait dans l'urine des cellules cancéreuses, et que leur examen au microscope pouvait donner la certitude sur l'existence du cancer. Ce signe serait assurément infaillible si on était d'accord sur ce qu'est la cellule cancéreuse; mais, jusqu'à présent, on ne s'est pas entendu sur ce point de pathologie microscopique, et, par conséquent, il n'y a pas de diagnostic pouvant s'appuyer sur sa connaissance.

L'hypertrophie prostatique pourrait être confondue avec un cancer à son début; mais si, dans l'une et l'autre maladie, il y a de la douleur, des urines sanguinolentes, une tumeur prostatique, il n'existe dans la première ni d'engorgement des ganglions pelviens ni de cachexie caractéristique de toute affection cancéreuse. De plus, nous n'avons pas dans l'hypertrophie de ces grandes hématuries, comme nous en avons vu dans le cancer. La marche de la maladie, plus rapide dans le cancer que dans l'hypertrophie de la prostate, peut aussi servir de guide au médecin.

Dans un cancer de la vessie siégeant au trigone, il serait fort difficile de se prononcer, et le diagnostic serait impossible à faire; il n'existe pas de signe, en effet, qui puisse distinguer cette affection du cancer de la prostate.

Il n'en est plus de même d'un calcul vésical, car ici on a la ressource du cathétérisme. Celui-ci donne la certitude. Si le calcul était enchatonné, on pourrait encore hésiter; cependant il n'existerait pas alors de tumeur rectale, à moins que le calcul ne fût volumineux et appuyé sur le bas-fond de la vessie. On aurait bien alors une tumeur dans le rectum, mais cette tumeur serait d'une dureté si particulière qu'elle pourrait faire soupçonner son origine.

PRONOSTIC. — Il est fatal; bien entendu, la mort est toujours le résultat du cancer de la prostate.

TRAITEMENT. — Il consiste à soulager le malade au moyen des opiacés pour calmer la douleur, au moyen des purgatifs ou des lavements pour combattre la constipation, au moyen d'un cathétérisme très-prudent pour combattre la rétention d'urine.

TUBERCULES DE LA PROSTATE

Avant d'entamer l'étude particulière de la tuberculose prostatique, il est nécessaire d'exposer aussi brièvement que possible les idées des anatomo-pathologistes sur les tubercules et les opinions qui les divisent. Car si, comme le disent MM. Cornil et Hérard, les descriptions de Laennec sont d'une exactitude admirable pour tout ce qu'il est possible de constater à simple vue, il n'en est pas moins vrai que ce médecin célèbre n'avait pas saisi, faute de moyens suffisants, les modifications que les études microscopiques devaient apporter plus tard à la compréhension des lésions anatomiques qu'il avait décrites et dénommées.

Laennec, comme Lebert de nos jours, voyait dans le tubercule le résultat de la production d'éléments anatomiques spécifiques. Mais, grâce aux travaux des histologistes contemporains, parmi lesquels il faut placer en première ligne Virchow en Allemagne et Robin en France, la fausseté de ces idées est aujourd'hui démontrée, et il est admis qu'il ne se produit jamais dans les maladies ou dans les tumeurs, d'éléments histologiques qui n'aient leurs analogues soit dans les tissus normaux, soit dans les phases du développement embryonnaire

ou de mortifications physiologiques des éléments
de ces tissus.

Pour les deux anatomo-pathologistes que nous
venons de citer, comme pour Hérard et Cornil, Vul-
pian, Villemin, Martel et Morel, le tubercule est
essentiellement constitué par la granulation tuberculeuse, granulation miliaire, semi-transparente,
se présentant à l'œil sous forme de tumeurs remarquables par leur petitesse et par leur nombre, quelquefois considérable, par leur généralisation d'emblée, par leur peu de tendance à s'accroître et, au
point de vue microscopique, par la petitesse de
leurs éléments et leur tendance à passer à la transformation granulo-graisseuse.

Pour les anatomo-pathologistes cités au paragraphe précédent, comme pour Virchow et Robin,
quels que soient d'ailleurs le nom qu'ils donnent à
la granulation tuberculeuse et la constitution intime
qu'ils lui reconnaissent, cette granulation dérive
directement d'une inflammation, d'une irritation
nutritive et formative des éléments préexistants du
tissu conjonctif où elle se développe.

La tuberculose n'est donc plus, d'après l'opinion que nous venons d'exposer, une lésion spécifique, mais le dernier stade prolongé d'une inflammation dont l'organe ne peut chasser les produits.
La matière caséeuse décrite autrefois, comme le
tubercule lui-même, n'est plus, selon cette même
opinion, que le produit de la transformation graisseuse, de la mortification des éléments de la granu-

lation, transformation qui n'a rien de spécial à la tuberculose, puisqu'on la rencontre au centre de toutes les vieilles tumeurs.

La granulation étant seule, comme on le voit, d'après cette théorie, de nature tuberculeuse, ceux qui la soutiennent ont été obligés d'en distinguer l'inflammation particulière dont elle est accompagnée et qu'ils ont appelée, pour le poumon, pneumonie caséeuse. De là deux désignations pour une seule entité morbide, ce qui a fait désigner les partisans de cette doctrine sous le nom de *dualistes*. Mais ces idées n'ont pas été admises sans contestation et contrairement à Virchow, Cornil, Villemin, Morel et Martel, MM. Pidoux, Thaon et Grancher soutinrent la doctrine *uniciste*, c'est-à-dire l'identité de nature de la granulation et de la matière caséeuse. Pour eux la phthisie n'est pas seulement le produit de la granulation, mais elle peut être la conséquence directe de la production primitive de la matière caséeuse, dans les vésicules pulmonaires, aux dépens de la membrane muqueuse et de l'épithélium de ces cellules.

Ainsi donc, d'après cette manière de voir, pas d'inflammation caséeuse : un principe morbide, le tubercule sous deux formes différentes : la granulation et la matière caséeuse. Ici, d'ailleurs, pas plus que dans la doctrine de Virchow, on ne cherche à établir la spécificité du tubercule. A l'appui de leur doctrine, les *unicistes* n'appellent pas seulement l'anatomie pathologique, mais en-

core la clinique, et font voir que la matière caséeuse et la granulation causent aussi souvent et
indifféremment la cachexie tuberculeuse et les
accidents pulmonaires ou méningitiques de la tuberculose.

S'ensuit-il de ce que nous venons de dire qu'une
inflammation de longue durée comme la blennorrhagie rebelle ne puisse amener la tuberculose
prostatique, comme l'épididymite chronique peut
produire celle de cet organe chez des individus non
prédisposés? Évidemment non, car, comme le dit
M. Pidoux, la phthisie n'est pas une maladie ba-
nale, demandant pour éclater une disposition particulière; loin de là, si nous en croyons ce même
auteur, la phthisie frappe un grand nombre d'individus qui n'y semblent nullement disposés par
l'hérédité, la diathèse, l'innéité ou les habitudes
extérieures. Mais que chez un sujet scrofuleux ou
se trouvant dans les conditions dont nous venons
de parler, une irritation se produise comme une
inflammation des bronches, et nous verrons apparaître la phthisie pulmonaire ou une prostatite tuberculeuse quand une blennorrhagie chronique est
la cause irritante.

Si on nous demande maintenant à laquelle de ces
deux doctrines donner la préférence, nous aurons
à répondre que notre peu d'expérience ne nous
permet pas de faire un choix, surtout quand des
médecins également expérimentés sont divisés sur
la question.

Toutefois, comme le dit mon ancien camarade M. Delfau, auquel j'emprunte beaucoup de ces détails, il est évident que la doctrine uniciste s'accorde mieux avec la tuberculose de la prostate, puisqu'elle permet de ne rejeter l'existence ni de restreindre la fréquence de ce produit morbide dans la glande, ce qu'on serait obligé de faire si la doctrine contraire étant admise, on considérait comme étant seule de nature tuberculeuse la granulation grise (1).

Qu'on admette l'une ou l'autre des doctrines que nous avons exposées dans les généralités, l'observation démontre que le tubercule peut naître dans la prostate, et qu'il s'y montre aussi bien sous la seule forme admise par Virchow, la granulation, que sous la forme caséeuse, seconde manifestation de la même diathèse admise par les unicistes. Il est fréquent d'observer sur une même prostate, dit M. Reclus, tous les degrés de la tuberculisation : granulation miliaire, tubercules crus, noyaux caséeux, masses ramollies, cavernes et fistules (2).

L'infiltration tuberculeuse granuleuse de la prostate a été mise hors de doute il y a déjà longtemps par Vidal. Cet auteur, en effet, dit avoir trouvé dans cet organe des granulations semblables à celles qu'on rencontre dans les poumons, et constituant ce que Bayle appelait la phthisie

(1) Thèse, Paris 1874, étude sur les tubercules de la prostate.
(2) Reclus. *Du tubercule du testicule*, Paris, 1876.

granuleuse. Ces tubercules, ajoute le même auteur, étaient miliaires, demi-transparents, comme la corne fondue.

Godard rapporte avoir vu dans la prostate des granulations identiques à celles décrites par Vidal. Or, quel doute peut-on émettre après une description si claire qu'elle ne diffère en rien de celle qu'on donne aujourd'hui de la granulation tuberculeuse?

Virchow, d'ailleurs, qu'on ne pourra soupçonner de s'être trompé sur la nature de la granulation, décrit les granulations miliaires grises de la prostate, dans son *Traité des tumeurs*. Rindflech en donne aussi la description.

Les granulations de la prostate sont, comme dans les autres organes, de volume variable. Tantôt à peine visibles, elles atteignent parfois la grosseur d'un grain de chènevis. Leur couleur varie du gris au blanc; les plus petites sont les plus transparentes, parce qu'elles sont les plus récentes.

Quand on divise la glande, la coupe en est rendue rugueuse par la saillie que forment les granulations à sa surface. Dans les premiers temps, la granulation est dure, résistante, difficile à écraser, très-adhérente aux tissus dans lesquels elle a pris naissance. Plus tard, les granulations deviennent opaques, au moins à leur centre, qui jaunit, devient mou et prend la consistance du fromage, consistance qui lui a fait donner le nom de ramollissement caséeux.

La granulation, nous l'avons dit, est plus rare

dans la prostate que la forme caséeuse. Verdier et plusieurs des auteurs qui ont écrit sur les maladies de la prostate, ont vu cette matière caséeuse qu'ils regardent comme la partie saline du pus. Velpeau lui-même, quoiqu'il ne soit pas très-affirmatif sur ce point, semble être tombé dans la même erreur. Pour lui, en effet, quand la suppuration ne se réunit pas en un seul foyer, quand elle constitue une grande quantité de petits abcès disséminés dans la glande, elle donne lieu à de petites granulations qui ne sont autres que des tubercules, tubercules susceptibles de se ramollir du centre à la circonférence, ou inversement. On voit, d'après ce que nous avons dit tout à l'heure, la confusion dans laquelle tombait Velpeau. Les prétendus abcès passés à l'état de tubercules étaient, dès leur principe, de la véritable matière tuberculeuse; pour les dualistes, des granulations ramollies ; pour les unicistes, du tubercule caséeux. Et d'ailleurs, l'erreur de Velpeau n'était pas si grave ; car d'après M. Pidoux, la substance caséeuse n'est qu'un intermédiaire entre le pus et le tubercule, un produit pyoïde, comme la granulation elle-même.

Du reste, la matière caséeuse se présente souvent dans la prostate en masses beaucoup plus volumineuses que celles décrites par Velpeau, et atteignant quelquefois le volume d'une aveline ou d'une châtaigne. Ces masses sont jaunâtres, de consistance crémeuse, imprégnées d'une grande quantité de pus, produit de l'inflammation causée par la présence, au milieu du tissu prostatique, de cette substance agissant à la manière d'un corps étranger. La matière caséeuse est alors entourée d'une membrane fibreuse, plus ou moins épaisse, et constituant ce qu'on a nommé des tubercules enkystés.

Ces amas tuberculeux sont le plus souvent traversés par les restes du tissu prostatique que le produit nouveau n'a pas encore détruit. Cette persistance du tissu normal semble montrer qu'il n'y a là qu'une réunion en un seul, de dépôts moins considérables.

Parfois isolées, les masses tuberculeuses sont, dans d'autres cas, réunies plusieurs ensemble sur la même prostate. Dans tous ces cas, des productions nouvelles venant se joindre à celles qui existent déjà, il y a bientôt réunion en un seul de tous ces noyaux épars dont les éléments, subissant la transformation graisseuse, sont rejetés au dehors par la suppuration ou entraînés par l'urine, laissant à leur place une cavité plus ou moins considérable, qui peut ne plus renfermer aucune parcelle de la prostate, en sorte qu'au lieu de la glande, il ne reste plus qu'une cavité appelée *caverne prostatique*, dont l'enveloppe fibreuse de la prostate forme les parois et où croupissent le pus et l'urine.

Ici, comme dans les autres organes, les tubercules peuvent se crétifier. MM. Broca et Fournier ont fait connaître chacun un cas de testicule tuber-

culeux, dans lequel la prostate contenait un tubercule crétacé.

Le plus souvent, on peut dire presque toujours,
les trois lobes de la prostate sont pris en même
temps. Il en est de cette glande comme des vésicules séminales, qui sont toujours simultanément
tuberculeuses. Cependant, M. Verneuil l'a vu localisée dans le lobe droit, et Godard dans le lobe
gauche.

Du reste, quand un lobe a été envahi, les autres
ne tardent pas à l'être à leur tour.

Les masses caséeuses, dans une prostate dont
M. Reclus a donné le dessin, sont irrégulièrement
réparties dans l'épaisseur de la glande, aussi volumineuses à la base qu'au sommet (1). Cependant,
Vidal prétend que la tuberculisation de pr ostate
débute toujours par la partie supérieure de la glande.
Ceci expliquerait, d'après MM. Reclus et Delfau,
comment certaines prostatites tuberculeuses ne
sont trahies, pendant la vie, que par des signes de
cystite du col. Vidal prétend que les tubercules débutent par le centre de la glande ; mais cette assertion est contraire à l'opinion de Thompson, d'après
laquelle les dépôts tuberculeux affecteraient de préférence l'intérieur de l'organe et ses lobes latéraux
en particulier. D'après Vidal. les tubercules se montreraient d'abord vers la face uréthrale de la prostate, ce qui viendrait à l'appui de ce que nous

____

(1) Reclus, loc. cit.

disions tout à l'heure, que certaines prostatites
tuberculeuses ne donnent, pendant la vie, que des
signes de cystite. Ce mode de début de la tuberculose prostatique n'a pas été constaté que par Vidal.
M. Guyon a vu des granulations de la partie profonde de l'urèthre au col de la vessie; M. Dolbeau,
qui les a vues également, insiste sur la précocité de
leur apparition. La muqueuse est alors soulevée par
des noyaux caséeux ou des foyers puriformes ; elle
est percée d'orifices fistuleux, ou détruite dans une
grande étendue au niveau des cavernes (1).

D'après M. Taperet, dont le travail remarquable
sur la tuberculisation des organes génito-urinaires
vient d'être couronné par le prix Civiale, la tuberculose prostatique, aurait pour siége soit la face
rectale de la glande, soit sa face uréthrale. Dans le
premier cas, elle ne donnerait lieu, suivant l'auteur
que nous venons de citer, à aucun symptôme, l'individu malade pourrait fort bien porter ses tubercules sans s'en douter et l'autopsie seule en révé-
lerait l'existence. Il en serait tout autrement dans
le second cas et les phénomènes de cystite apparaî-
traient en même temps que les productions morbides ; aussi, chez un individu qui, sans cause appréciable, vient à pisser du sang et à présenter des
symptômes d'inflammation, on doit craindre et,
jusqu'à un certain point, on peut affirmer la présence de tubercules au col de la vessie et sur le bas-
fond de la vessie.

(1) Reclus, loc. cit.

D'après Béraud et Delfau, la prostate tuberculeuse conserverait son volume normal, et, dans tous les cas, on ne constaterait jamais de gonflement notable de la glande. Cette opinion serait, au dire de M. Reclus, fort exagérée ; la prostate qu'il reproduit en dessin dans son ouvrage, est augmentée de volume dans des proportions considérables. Le même auteur a publié un cas de tuberculisation des organes génito-urinaires, dans *la Gazette des Hôpitaux*, de 1872, où la même disposition existe. Enfin, pour lui, c'est un fait général, et ce n'est qu'à la fin, après une longue suppuration, qu'on peut la voir revenir à ses diamètres normaux, si ce n'est même diminuer, comme Thompson l'affirme.

La tuberculisation de la prostate n'est que très-rarement isolée, et d'autres organes de l'appareil génito-urinaire sont presque toujours simultanément atteints. Thompson prétend que la tuberculose du rein est surtout fréquente dans ce cas. Mais les liens qui unissent la prostate à l'appareil génital étant bien plus intimes, il est à croire que c'est la tuberculisation de l'un des organes de cet appareil qui accompagnera plutôt celle de la prostate. Ainsi, d'après M. Reclus, c'est dans le testicule et les vésicules séminales qu'il faut avant tout chercher la vérification du fait avancé par Thompson. Et, en effet, la tuberculisation de la prostate est si intimement unie à celle de ces deux organes, que la plupart des auteurs, Dufour et Cruveilhier entre autres, la réunissent dans une même description.

Cependant, il existe des exceptions à cette règle générale. Robin et Béraud citent un exemple prouvant d'une manière fort nette, que la prostate peut être atteinte par les tubercules, alors que tous les autres organes n'en offrent pas le moindre vestige. Ce fait est la négation de la loi de Louis, qui ne peut plus d'ailleurs être soutenue aujourd'hui.

L'examen microscopique de prostates renfermant des tubercules montre que la maladie débute dans le tissu glandulaire, et que le stroma fibro-musculaire n'est atteint que secondairement. Le mode de formation de la granulation tuberculeuse nous rend compte de cette préférence. C'est, en effet, le tissu glandulaire qui est dans la prostate le plus riche en vaisseaux, puisque c'est lui qui est chargé de tirer du sang le liquide que cet organe sécrète. Or, on sait, d'après les recherches microscopiques actuelles, que la granulation tuberculeuse naît de préférence le long des parois des petits vaisseaux, dans le tissu cellulaire qui représente la membrane adventice, et dans le réseau anastomotique des capillaires.

Symptômes. — Au début, il n'existe souvent aucun signe appréciable de la tuberculisation prostatique ; quelquefois ils sont fort peu prononcés, et la maladie n'est annoncée que par de la constipation ou du ténesme vésical.

L'état général du malade indique la souffrance, sans que les investigations soient parfois dirigées sur l'organe malade ; puis, il survient un amaigrissement général, une cachexie dont on ne peut découvrir la cause. Cependant, à mesure que la maladie fait des progrès, l'accomplissement de la miction se fait moins bien ; des signes de cystite apparaissent ; il y a de la douleur en urinant, du ténesme vésical, de la dysurie ; de plus, il survient souvent des hématuries, et ordinairement un écoulement uréthral.

La douleur plus ou moins vive se fait sentir au moment de la miction, accompagne par conséquent le ténesme vésical et se confond avec lui. Celui-ci force le patient à uriner souvent ; dans certains cas, toutes les cinq ou les dix minutes ; quand il peut retenir son urine pendant une heure ou deux, il doit se regarder comme très-heureux. Il est bien entendu que, rendu si fréquemment, le liquide est chassé en très-petite quantité à la fois. Mais son passage sur la surface enflammée de l'urèthre provoque des efforts douloureux, qui, du col de la vessie, retentissent jusqu'au gland et gonflent la verge et l'urèthre. Pour mieux vider sa vessie le malade est obligé de se plier plus ou moins en avant et, quand il a fini, de se tirer la verge, pour en faire sortir les quelques gouttes de liquide restées dans le canal.

L'hématurie n'est pas abondante généralement. Assurément le malade peut rendre du sang pur, toutefois cet accident est rare. C'est surtout pendant la miction que celui-ci apparaît, mêlé à l'urine qui n'est pas rouge foncé, mais plutôt rosée.

D'après **M**. Delfau, les premières gouttes d'urine seraient seules teintées de sang; le reste serait clair. Il n'a jamais vu dans aucune observation, ni par lui-même que le sang fût mêlé à l'urine pendant toute la miction. Cependant je puis affirmer avoir observé une fois le contraire.

Outre le sang qu'elle peut contenir, l'urine est purulente, visqueuse, ammoniacale. Néanmoins, à part le pus qui est parfois abondant, les deux derniers caractères ne sont pas aussi marqués que dans la cystite; le liquide est plus laiteux, moins filant que dans cette dernière maladie.

On ne trouvera dans l'écoulement uréthral, même avec le microscope, aucun signe pathognomonique de la maladie; mais au début on pourrait être tenté de le regarder comme le produit d'une ancienne blennorrhagie ou comme une goutte militaire ordinaire. Ricord a donné à cet écoulement le nom de *blennorrhagie tuberculeuse* qui n'a aucune signification, l'écoulement ne présentant aucun signe capable de révéler le tubercule. En effet, le produit mort, dégénéré se convertit en granulations graisseuses qui sont entraînées par le pus auquel elles se mélangent sans que leur constatation au microscope puisse rien apprendre sur leur origine.

Le toucher rectal ne fournira pas non plus ici des signes d'une certitude absolue. Dans bien des cas, assurément, on pourra sentir quelques noyaux d'induration, surtout si on aide le toucher rectal en rapprochant la prostate au moyen d'une pression

exercée soit sur le périnée, soit au-dessus du pubis.
Mais dans d'autres on ne constatera absolument
rien, car, nous l'avons dit, la tuberculisation prostatique n'augmente le volume de la glande qu'au début, alors que la maladie n'ayant pas encore duré
fort longtemps n'a pas prononcé les symptômes
d'une manière très-sensible et peut jusqu'à un certain point être confondue avec une affection plus
aiguë. Aussi, M. Gosselin conseille-t-il de renouveler de temps à autre l'exploration, car il est possible,
dit-il, que des tubercules d'abord absents ou larvés,
et, par conséquent, non reconnus à un premier
examen, se forment ou s'accroissent plus tard et
deviennent appréciables à un examen ultérieur.

Mais étant donné un homme présentant les phénomènes que nous venons de décrire, qui maigrit,
dont la respiration est courte, dont les forces diminuent, on sera bientôt mis sur la voie du diagnostic
et, après une observation plus ou moins longue on
finira par acquérir la certitude. Car, si localisée que
soit la maladie, un sujet supporte difficilement une
pareille affection, sans que tôt ou tard elle re-
tentisse sur l'économie tout entière. Ajoutons à
cela que le tubercule prostatique s'accompagne
presque toujours, comme nous l'avons vu, de tuberculisation d'autres organes de l'appareil génito-urinaire, sans compter celle du poumon qui peut
arriver tôt ou tard. Très-souvent le malade aura
souffert, pendant plus ou moins longtemps, d'une
suppuration de l'épididyme dont il restera toujours

des traces. Les tissus extérieurs étant, dans ce cas, soudés à l'épididyme ou à la tunique vaginale forment sur cette partie une dépression en forme d'entonnoir tout à fait caractéristique. A supposer même que de pareils désordres n'aient jamais existé, on pourra néanmoins sentir sur l'épididyme ou le canal déférent des noyaux indurés et allongés qui révéleront l'existence de la maladie véritable, ou bien supposé que le volume de la glande ne soit pas augmenté, le doigt introduit dans le rectum sentira les vésicules séminales indurées, ce qui n'existe pas à l'état normal, celles-ci ne pouvant alors être percues. Plus tard les cavernes urineuses, les fistules ne permettront même plus d'hésiter.

MARCHE, DURÉE, TERMINAISON. — Le tubercule de la prostate suit, dans presque tous les cas, sa marche fatale. D'abord dur, il se ramollit, passe à l'état caséeux, puis, il est entraîné, au dehors, sous la forme de matière graisseuse, ne laissant à sa place, comme nous l'avons dit, qu'une cavité plus ou moins considérable. Souvent la matière tuberculeuse détruit non-seulement le tissu prostatique, mais encore la coque fibreuse enveloppante et forme des fistules intarissables et inguérissables sur lesquelles Ricord a émis des idées particulières. Pour cet auteur les fistules de l'anus chez les sujets, tuberculeux ne doivent point être opérées parce qu'elles proviennent toujours d'une destruction de la prostate d'origine tuberculeuse. Nous reparlerons de ces fistules et de ces cavernes dans l'article suivant. Presque jamais, nous l'avons vu, l'affection ne reste limitée à la prostate, elle envahit d'autres organes de l'appareil génital et urinaire, ou bien les poumons se prennent et la maladie est jugée.

La question de savoir si des tubercules pouvaient exister dans les organes génitaux, sans qu'il y en eût dans les autres organes, les poumons, par exemple, que leur grande vascularité prédispose plus que tous les autres à cette maladie, a été vivement discutée et résolue différemment par les auteurs. Le cas de Robin et Béraud semble la trancher; mais, comme nous l'avons dit, il n'est qu'une exception, et la plupart du temps, la tuberculose de ce côté entraîne la tuberculose d'un autre. Cependant il semblerait que la tuberculisation de la prostate en particulier, et des organes génito-urinaires en général, est moins redoutable que celle d'autres appareils, et que certains individus aient pu échapper pendant très-longtemps, et même toujours, à un envahissement général des tubercules, quoique la présence de ceux-ci dans les organes génito-urinaires fût incontestable.

Dans quelques cas rares, comme nous l'avons signalé plus haut, le tubercule passe à l'état crétacé; il s'enveloppe alors de tissu lamineux et reste isolé comme un corps étranger, inerte et inoffensif.

La marche de la tuberculisation prostatique peut être lente et quelquefois présenter un temps d'arrêt, comme le docteur Smith, de l'hôpital Saint-Barthélemy, en rapporte un exemple, coïncidât-elle avec des tubercules pulmonaires

M. Dolbeau pense que la tuberculisation du testicule est souvent précédée par le développement de granulations grises dans l'épaisseur du col de la vessie, ce qui explique la dysurie, l'effort pour uriner, les urines sanguinolentes, le sang pur qui paraît ordinairement après la miction, quelquefois avant elle, et la sensibilité du col au moment du passage de la sonde. Ce professeur considère ces différents signes survenant, sans cause appréciable, chez une personne dont les parents sont phthisiques ou phthisique elle-même, ou simplement d'apparence tuberculeuse, comme les premières manifestations d'un envahissement des organes génito-urinaires par la maladie diathésique. D'après ces idées, M. Dolbeau a pu prédire une tuberculisation prochaine du testicule par cela seul que, chez un malade affecté d'écoulements uréthraux fréquents, la sonde éveilla de la douleur à son passage au niveau du col de la vessie. Pronostic hardi que l'événement vérifia peu de jours après (1).

PRONOSTIC. — Le pronostic du tubercule de la prostate est toujours grave; cependant on a pu voir, d'après les détails dans lesquels nous sommes entré et sur lesquels nous n'avons pas à revenir, qu'il est des restrictions à faire et qu'on n'est pas tout à fait

____

(1) Reclus, loc. cit.

fixé sur le point de savoir quel est son degré de no-
cuité.

Traitement. — Peu de choses sont à dire sur le
traitement. Celui-ci, en effet, doit consister à soutenir le malade. Pour cela, on devra lui faire prendre
de l'huile de foie de morue, le nourrir d'aliments
gras : de graisse, de beurre en aussi grande quantité qu'il pourra les digérer. Ce seront là pour lui
des mets excellents, en ce sens qu'ils ne sont
pas irritants et qu'en fournissant à la respiration les
matériaux nécessaires, ils pourront, jusqu'à un certain point, prévenir la tuberculose pulmonaire.

L'iode, sous forme d'iodure de potassium, sera
aussi très-utile en combattant la tendance de la
glande aux néo-formations.

Le lait froid ou tiède, non bouilli, constituera une
excellente boisson. De digestion facile, il aura en outre l'avantage de passer dans l'urèthre sous forme
d'un liquide aussi inoffensif que possible pour la
muqueuse.

Les bains de mer seront très-favorables, surtout
sous un climat chaud; à leur défaut, on prescrira
les bains sulfureux. L'intervention chirurgicale
devra être aussi rare et, dans tous les cas, aussi
douce que possible. Si le malade a besoin d'être
sondé, on le fera avec prudence et avec une sonde
de gomme élastique à béquille très-flexible; on évi-
tera surtout les cautérisations.

Si des ulcérations profondes des cavernes ou des
fistules étaient constatées, on aurait recours à des

lavages avec la sonde à double courant ou à l'appareil de Reliquet qui sera décrit en même temps que ces lésions.

CAVERNES ET FISTULES

DE LA PROSTATE

La prostate, comme nous l'avons vu à propos des abcès périprostatiques, est séparée du rectum par une couche cellulo-fibreuse qui s'étend de la face inférieure de l'aponévrose pelvienne et du cul-de-sac recto-vésical à la face supérieure de l'aponévrose moyenne. Cette couche décrite par Denonvilliers, qui lui a donné le nom d'aponévrose prostato-péritonéale, se confond insensiblement avec le tissu cellulaire qui enveloppe les plexus vésicaux et ferme en arrière la loge uréthro-prostatique. Cette loge, qui a pour paroi supérieure l'aponévrose supérieure du périnée, pour paroi inférieure l'aponévrose moyenne, est close, de chaque côté, par les aponévroses pubio-rectales ou latérales de la prostate. Tous ces plans fibreux sont partout si exactement appliqués sur la glande, qu'on dirait qu'ils lui constituent une enveloppe spéciale.

Cette description sommaire de la loge fibreuse de la prostate était nécessaire pour faire comprendre le mécanisme de la formation des cavernes prostatiques. La résistance des aponévroses qui la constituent oppose, d'une part, à la suppuration une barrière que celle-ci ne détruit jamais sur une grande étendue, et empêche, de l'autre, ses parois de revenir sur elles-mêmes, quand un abcès inflammatoire simple ou tuberculeux a détruit leur contenu. Elles ne présentent plus alors qu'une coque aponévrotique, dont les parois toujours écartées ne combleront jamais le vide qu'elles limitent. Béraud fait remarquer avec juste raison qu'il existe là une disposition analogue à celle de la fosse ischiorectale, dont les parois ostéo-fibreuses, impuissantes à se rapprocher, ne comblent pas non plus le vide formé par la fonte du tissu cellulo-adipeux qu'elles contiennent.

Il existera donc là une cavité plus ou moins vaste, plus ou moins anfractueuse, cavité à laquelle on a donné le nom de *caverne* et où séjourneront le pus, la matière caséeuse, l'urine. Intactes, dans bien des cas, les parois finiront, dans d'autres, par être ulcérées et détruites sur certains points, et il en résultera des *fistules* qui s'ouvriront soit au périnée, au pourtour de l'anus ou au scrotum, soit dans la vessie ou dans le rectum, en sorte que les matières fécales pourront arriver jusque dans la caverne prostatique et s'y mélanger aux produits énumérés tout à l'heure.

Les cavernes de la prostate, succédant à une suppuration simple, doivent être rares, quand le tissu glandulaire n'a pas été complétement détruit; nous avons vu, en effet, en traitant des abcès de cet organe, la réparation suivre ordinairement et très-vite l'évacuation du pus. Le plus souvent, en effet, la cavité se comble de bourgeons charnus ; il se forme un tissu inodulaire, dont le noyau, se rétractant peu à peu, n'entrave en rien les fonctions de l'organe.

Les cavernes prostatiques résultent bien plus souvent de la fonte tuberculeuse de l'organe que de la suppuration simple. Que trouve-t-on, en effet, dans la prostate, comme produit ultime de la tuberculose ? Des masses caséeuses disséminées, isolées ou réunies entre elles par des traînées de même nature. Or, la disparition de cette matière caséeuse laisse à sa place une caverne plus ou moins spacieuse, communiquant le plus souvent avec l'urèthre par un orifice étroit, ouvert sur la muqueuse uréthrale. Ce n'est pas, d'ailleurs, toujours par un orifice fistuleux, mais par une large ouverture, résultant de la destruction de la muqueuse dans une grande étendue, que la caverne communique avec le canal. Ces cavernes, une fois formées, ont une tendance presque invincible à s'agrandir. C'est qu'en effet nous n'avons plus affaire ici à une suppuration simple aiguë, dont la réparation commence aussitôt la cause occasionnelle disparue ; mais à une inflammation sinon spécifique au moins spéciale, s'étendant plus ou moins vite, mais d'une manière incessante, sans permettre aux parties saines de jamais se réparer. Aussi, les observations ne manquent pas dans lesquelles, à l'autopsie, on ne trouvait plus, à la place de la prostate, qu'une coque fibreuse, ne contenant que de l'urine et de la matière caséeuse, rassemblée dans des petits culs-de-sac. Cette coque se tapisse d'une membrane pyogénique, dont la présence explique la production incessante du pus. D'autre part, il se forme souvent du tissu conjonctif sous les bourgeons charnus, et, par suite, une rétraction s'opère dans l'organe, en sorte que la glande n'est plus représentée que par des masses crétifiées et quelques noyaux indurés et fibreux. Peut-être doit-on attribuer à ces modifications de structure la diminution de volume de la prostate signalée par les auteurs dans la tuberculose de cet organe (1).

Les cavernes de la prostate ont un volume variable, puisqu'elles peuvent n'occuper qu'une partie de la glande ; cependant il n'est pas rare, quand celle-ci est entièrement détruite, de leur voir acquérir le volume d'un œuf de poule ou de dinde. Leur cavité, dans tous les cas, est tantôt unique, tantôt divisée en plusieurs loges distinctes ou communiquant entre elles. Le fait suivant, rapporté par Civiale, résume assez bien les divers caractères que nous venons d'exposer : « La prostate, » dit-il, « était criblée d'ouvertures dont plusieurs très-larges, et toutes anciennes, car elles étaient tapissées par une membrane muqueuse, aussi bien que les cavités placées

____

(1) Reclus, loc. cit.

dans l'intérieur de cette glande, qui avait été le siége de nombreux abcès. Depuis l'orifice vésical jusqu'au niveau de l'arcade pubienne, les parois de l'urèthre étaient entièrement détruites, d'où résultait une cavité allongée, assez large pour contenir un gros œuf de poule. Les parois de cette cavité étaient sillonnées, en tous sens, de saillies, de brides, entre lesquelles on voyait des excavations irrégulières, dont quelques-unes très-profondes. Du reste, cette cavité était tapissée d'une membrane muqueuse très-mince. »

Les cavernes prostatiques peuvent très-bien ne pas être limitées à la prostate, mais communiquer avec d'autres cavités creusées dans les organes voisins. Velpeau en rapporte un cas, et, malgré son silence sur ce point, on est en droit de penser que ces cavités avaient une origine tuberculeuse. Voici l'observation : un homme âgé de trente-trois ans, pris d'une gonorrhée et d'une rétention d'urine deux ans auparavant, vit, quelques jours après un cathétérisme difficile, un abcès s'ouvrir au fond de l'urèthre ; un peu plus tard, le même abcès se fit jour aussi dans le rectum. En essayant de se sonder lui-même, le malade est toujours arrêté sous le pubis, dans une sorte de cul-de-sac d'où il sortait un mélange de pus et d'urine. Ce jeune homme mourut à l'hôpital de la Faculté, par l'effet d'une inflammation gangréneuse d'un des membres supérieurs. A l'autopsie, je trouvai des cavernes purulentes dans le périnée; la paroi inférieure du commen-

cement de l'urèthre était détruite, depuis longtemps, dans l'étendue de vingt et quelques millimètres, d'avant en arrière, et de huit à douze,
transversalement. Par cette ouverture, on communiquait avec une cavité propre à contenir un œuf
de poule, cavité qui communiquait avec le rectum
par un orifice un peu moins étendu que celui de
l'urèthre. De l'urine mêlée de pus remplissait cette
espèce de cul-de-sac, qui était tapissé par une
couche organisée, par une sorte de fausse membrane muqueuse.

Comme on le voit ici, deux cavités communi-
quaient ensemble par un pertuis fistuleux. C'est
qu'en effet le processus ulcératif n'est pas toujours
arrêté dans ces cas par la coque fibreuse de la
prostate. Celle-ci le subit à son tour et un trajet fistuleux s'établit, plus ou moins étendu, plus ou
moins sinueux, anfractueux, s'ouvrant sur des
points différents : l'urèthre, la vessie, le périnée au
pourtour de l'anus, le rectum, les bourses. L'ouverture uréthrale est la plus commune ; elle est la
cause de la véritable caverne urineuse, puisqu'à
chaque mixtion l'urine vient remplir la cavité
morbide ; la même chose se produit quand la fistule
est vésicale.

D'autres fois, et c'est le cas le plus fréquent après
les précédents, le pus s'est fait jour dans le rectum,
établissant une fistule prostato-rectale, entretenue
par le passage continuel du gaz et des matières fécales dans l'intérieur de la poche. Begin a vu, dans

un de ces cas, un os avalé, peu de temps auparavant, sortir par l'urètre. L'urine passe, d'ailleurs, plutôt que les matières stercorales à cause de l'obliquité du trajet. Cette pénétration des cavernes prostatiques, par des matières essentiellement septiques, n'est pas, du reste, aussi redoutable qu'elle semblerait au premier abord; l'existence de la membrane pyogénique les protége d'une manière très-efficace et les préserve d'une désorganisation trop étendue.

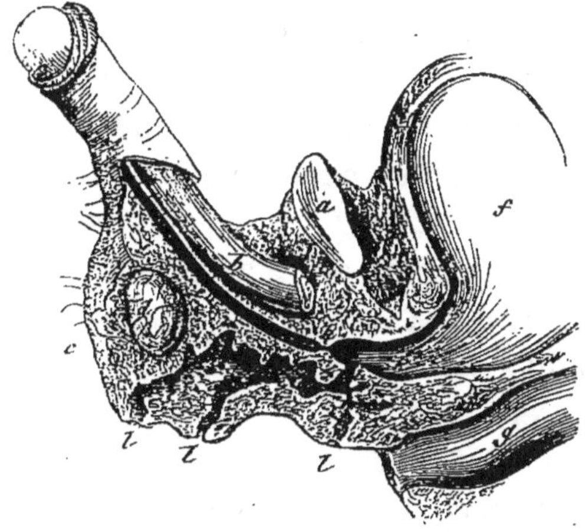

Fistules urinaires (*).

Une fistule de la prostate persiste souvent après la taille. Gosselin a vu en 1843, à l'Hôtel-Dieu, un jeune homme de 19 ans, qui taillé en 1832, avait

(*) *a*, section de l'os pubis; *b*, corps caverneux; *c*, scrotum; *d*, testicules; *e*, l'urèthre en avant du rétrécissement; *f*, vessie; *g*, rectum; *h*, coarctation; *j*, orifice interne de la fistule, d'où l'on suit les désordres qui se sont opérés dans les tissus jusqu'à ses orifices externes, *l, l, l; k*, partie profonde de l'urèthre dilatée en forme de cône. (Civiale, *Maladie des voies urinaires*, t. II, p. 443, fig. 31.)

eu le rectum blessé pendant l'opération et avait conservé une fistule urèthro-rectale. Le sperme ne sortait, chez ce malade, qu'en très-petite quantité par la verge et filait par le rectum. Le mal fut jugé au-dessus des ressources de l'art. Un calcul qui s'échappe spontanément par le périnée ou le rectum peut fort bien être l'origine d'une fistule.

Plus rarement, les cavernes prostatiques s'ouvrent au périnée, au pourtour de l'anus, par plusieurs ouvertures, en sorte que la région est criblée d'orifices comme une pomme d'arrosoir ; dans quelques cas, on a vu la fistule déboucher sur le scrotum. Ces sortes de fistules seraient peut-être les plus favorables, si n'étaient l'étendue et les sinuosités de leur trajet. Et, en effet, comme l'intérieur même de la cavité prostatique, elles se tapissent d'une membrane pyogénique dont la surface suppurant continuellement, et les parois toujours écartées, ne peuvent s'accoler l'une à l'autre et ne tardent pas à s'indurer, en sorte que, sans présenter les inconvénients des précédentes, elles offrent tout autant de résistance à la guérison. Il va sans dire que, très-souvent, les fistules ne s'ouvrent pas que sur un seul des points désignés plus haut, mais sur plusieurs à la fois, urèthre ou rectum, périnée ou scrotum.

D'après Ricord, la tuberculose prostatique serait toujours l'origine des fistules anales des phthisiques ; mais l'opinion de Ricord est assurément trop absolue, d'autant plus que ces fistules peuvent encore survenir à la suite de la fonte tuberculeuse du tissu cellulo-graisseux de la fosse ischio-rectale, qui a une grande tendance à s'abcéder chez les phthisiques ; cependant elle n'en a pas moins quelque chose de vrai, et des foyers de matière caséeuse peuvent décoller et ulcérer les tissus qui environnent le rectum pour s'ouvrir au dehors. Le plus souvent, alors, il existe au périnée plusieurs orifices, comme je viens de le dire. Cette multiplicité des trajets fistuleux est un signe à peu près certain de leur origine tuberculeuse ; mais il ne peut dispenser de l'examen direct de la prostate ou des organes qui sont en communication avec elle, l'épididyme, le canal déférent, les testicules.

On s'est demandé s'il fallait opérer ces sortes de fistules, et Ricord n'hésite pas à le déconseiller. Assurément la solution de cette question est embarrassante et peut-être un choix devra-t-il être fait parmi les prostatiques atteints de ces complications. Cependant, au dire de MM. Hérard et Cornil, quand le malade n'est pas trop affaibli, l'opération doit être tentée, car, si elle réussit, il se trouve débarrassé d'une source d'incommodités et d'affaiblissement, et, d'après eux, M. Chassaignac, opérant, dans les conditions indiquées, avec son écraseur linéaire, a obtenu plusieurs succès. Néanmoins tous les chirurgiens sont loin de partager cette opinion, et, d'après M. Dolbeau, l'habile chirurgien de l'hôpital Beaujon, on ne doit pas opérer les fistules à l'anus chez les phthisiques.

SYMPTOMES. — Les signes anamnestiques rapprochés des signes actuels et objectifs serviront à reconnaître les cavernes prostatiques. On apprendra par les malades qu'il y a déjà plus ou moins longtemps, à la suite d'une blennorrhagie, d'une injection trop vigoureusement lancée, d'une cautérisation uréthrale ou d'une opération quelconque pratiquée sur l'urèthre, ils ont souffert dans le fond de cet organe et qu'ils ont rendu par le méat, le rectum ou le périnée une abondante quantité de pus. Puis que la maladie apaisée un instant, ne s'est jamais complétement guérie, qu'ils ont continué à uriner difficilement, à rendre du pus par l'urèthre ou par l'ouverture périnéale ou anale qui ne s'est jamais fermée; que l'urine ne sort pas entièrement en une seule fois et qu'il s'en écoule plus ou moins longtemps après la miction soit par la verge, si l'abcès s'est fait jour dans l'urèthre, soit par le périnée ou le rectum, quand le foyer s'est en même temps ouvert à l'intérieur et à l'extérieur. Dans ces deux derniers cas la persistance de fistules, plus ou moins indurées, qu'il sera facile de voir au périnée et de constater dans le rectum viendra confirmer le diagnostic. Le pus, examiné au microscope, ne fournira ni sur sa nature ni sur son point de départ aucune indication spéciale; on ne pourra donc, d'après lui, diagnostiquer l'origine simplement inflammatoire ou tuberculeuse d'une caverne de la prostate, ni même son existence. C'est à la sonde, si son orifice est dans l'urèthre, qu'il faudra recourir. Celle-ci conduite dans le canal pénétrera, avant d'arriver dans la vessie, dans une cavité plus ou moins large, d'où il sortira du pus sanguinolent, mêlé d'urine. Ce liquide, plus ou moins abondant, ne sera jamais comparable, comme quantité, au contenu de la vessie. Dans la caverne, d'ailleurs, la sonde ne pourra se mouvoir aussi bien que dans cet organe; ses mouvements à droite et à gauche, en avant et en arrière seront nécessairement fort limités. De plus, le doigt introduit, à ce moment, dans le rectum sentira parfaitement que l'instrument n'est plus séparé de lui, comme à l'ordinaire par une grande épaisseur de tissus, mais qu'il est au contraire parfaitement sensible, que sa forme peut être facilement limitée. Au travers de la paroi uréthro-rectale amincie, ses mouvements, plus étendus que d'ordinaire, sont alors plus facilement perçus.

S'il existait une ouverture au périnée et une autre dans l'urèthre, la manœuvre serait la même et le doigt introduit dans le rectum sentirait non-seulement la sonde, comme tout à l'heure, mais encore l'orifice fistuleux, caractérisé par une excroissance plus ou moins saillante et indurée. Le spéculum de Syms, introduit dans le rectum, permettrait à l'œil d'apercevoir cette excroissance. Si la fistule s'ouvrait au périnée et dans le canal, la sonde, en fournissant les mêmes indications que dans le premier cas, en indiquerait l'origine d'une manière positive.

Supposé, ce qui est rare, d'ailleurs, que la caverne n'ait pas d'orifice interne, mais seulement au périnée et dans le rectum, on n'aura plus guère alors pour se guider que le toucher rectal. Le doigt, en pressant sur la face antérieure du rectum, sentira la poche s'affaisser sous son effort, en même temps qu'il fera sortir, par l'orifice fistuleux, du pus mélangé d'urine. Du reste, dans les deux cas, on aurait recours à l'examen du trajet fistuleux, avec un stylet : celui-ci introduit avec précaution parviendrait facilement, au moins du côté du rectum, jusque dans l'intérieur de la caverne, et la liberté de ses mouvements en ferait facilement reconnaître l'existence. Si la caverne communiquait seulement avec la vessie, comme nous avons démontré que cela était possible, le diagnostic, d'après Velpeau, ne pourrait guère être fait.

Une question se présente ici : une caverne d'origine tuberculeuse peut-elle être distinguée d'une caverne inflammatoire simple ? Le diagnostic serait extrêmement difficile pour ne pas dire impossible. Ce n'est guère que par le développement consécutif de la maladie et par suite de l'accentuation des symptômes qu'on pourra être fixé sur la nature du mal, et ce sera alors l'état général qui, seul, pourra nous éclairer. Cependant, si comme nous l'avons dit, on constatait autour de l'anus, un grand nombre de fistules et cette disposition en pomme d'arro-

soir que nous avons indiquée, il y aurait beaucoup
moins à hésiter.

MARCHE, TERMINAISON, PRONOSTIC. — Les cavernes prostatiques, quelle qu'en soit l'origine, se
conduisent à peu près de la même façon. Il s'y
forme, comme nous l'avons vu, une membrane
pyogénique, sorte de fausse membrane muqueuse
qui tapisse leur surface interne, sécrète continuellement du pus et empêche définitivement
l'accolement des parois que leur disposition et leur
résistance rendent déjà si difficile; d'autant plus
que cette cavité, destinée presque fatalement à rester béante, reçoit à chaque instant le contenu de la
vessie qui s'y mélange avec le pus. De là, d'ailleurs,
aussi un danger considérable, car, si la caverne elle-
même ou les trajets fistuleux ne sont pas suffisamment protégés par la membrane pyogénique; si,
pour une raison ou pour une autre, il s'y fait une
fissure, le malade peut très-bien être atteint d'une
infiltration urineuse, d'autant plus grave qu'elle a
lieu dans la partie profonde de l'urèthre et dans des
tissus déjà gravement désorganisés.

Si la maladie est due à la fonte tuberculeuse, elle
est nécessairement beaucoup plus grave que dans le
cas de suppuration simple, et le pronostic en est
fatal: Dans le cas d'inflammation simple, le pronostic en est toujours fort sérieux, quoique cependant
beaucoup moins redoutable. Ainsi M. Cullerier cite
le cas d'un malade qu'il a guéri d'une caverne
prostatique.

TRAITEMENT. — C'est aux irrigations uréthrales qu'il faut, tout d'abord, avoir recours dans le traitement des cavernes prostatiques. L'existence d'un ou plusieurs trajets fistuleux n'étant pas, tant s'en faut, une contre-indication à leur emploi : dans cette maladie, en effet, le fond du canal, étant profondément irrité et enflammé, une sonde à demeure, comme on en place en cas de fistules ordinaires, empêcherait assurément l'urine d'arriver dans la cavité; mais, en admettant qu'elle pût être supportée, enlèverait-elle le pus de la cavité morbide ou la matière caséeuse tuberculeuse? Le cathétérisme répété n'arriverait pas mieux au but et, tout en irritant moins les parties, aurait toujours cet inconvénient dans une certaine mesure; de plus, comme il est souvent très-difficile de sonder un malade atteint de caverne prostatique, on serait forcé de renoncer à ce moyen aussi bien qu'au premier.

Comment les irrigations uréthrales agissent-elles sur les fistules? En empêchant les produits étrangers et putrides : le pus et l'urine, de séjourner dans leur trajet. Dès lors les tissus n'étant plus baignés par des liquides ammoniacaux et par conséquent très-irritants, reprennent leur souplesse; les bourgeons charnus n'étant plus entravés dans leur évolution se rapprochent, s'accolent et finissent par combler les fistules. Les irrigations uréthrales ont, de plus que les sondes à demeure ou le cathétérisme répété, l'avantage de modifier les surfaces, tout en débarrassant les cavernes et les fistules des liquides qui viennent à chaque instant les irriter et entraver leur cicatrisation. En effet, on se sert, pour les pratiquer, rarement d'eau pure, mais d'un topique légèrement caustique, irritant et antiputride. Pour cela on additionne l'eau d'acide phénique au 1/1000 ou au 1/500, de nitrate d'argent au 1/1000 ou de teinture d'iode. La guérison dont j'ai parlé a été obtenue par M. Cullerier au moyen d'injections avec la teinture d'iode; mais la causticité de ce métalloïde étant considérable, il vaudrait mieux avoir recours à l'acide phénique. M. Reliquet, qui a obtenu de très-beaux succès au moyen de cette méthode, se sert d'une solution phéniquée. C'est, du reste, à l'irrigateur uréthral de ce chirurgien que je conseille d'avoir recours. Voici la description de l'auteur :

« L'irrigateur de l'urèthre se compose de : 1° *une sonde* en gomme (fig. 3), ayant un diamètre de 3 millimètres au plus, les parois aussi minces que possible, de façon à réunir une grande souplesse à un calibre suffisant. A son extrémité externe, la sonde a les bords de son orifice solidement fixés à un petit entonnoir métallique (fig. 1, B), qui sert à la mettre en communication avec un siphon en caoutchouc (fig. 1, F) chargé de fournir continuellement le liquide. Sur le trajet du siphon est un robinet (fig. 1, G) qui permet de graduer ou d'arrêter l'écoulement du liquide.

« 2° *Un pavillon conique* (fig. 4) creux, traversé suivant son axe par la sonde (fig. 2), sur laquelle il glisse librement.

« L'ouverture de la base du cône présente un petit rebord saillant, destiné à retenir une rondelle de caoutchouc, dont la partie libre se rétracte sur la

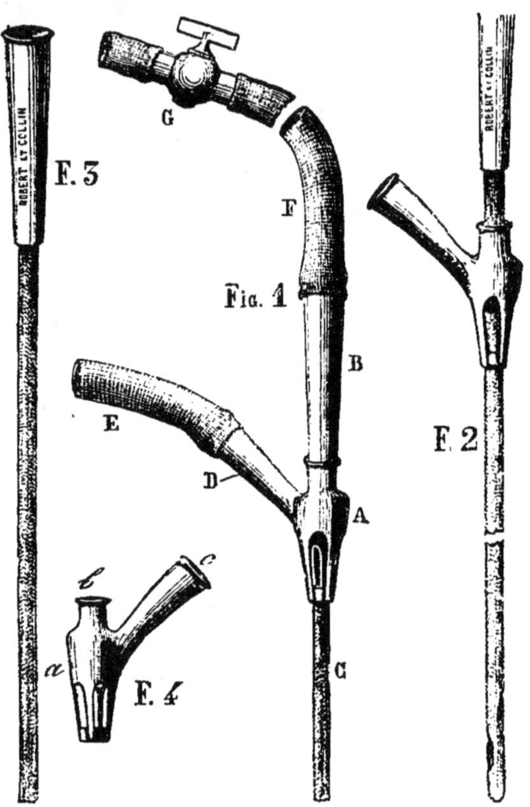

Appareil à irrigation continue, de Reliquet.

sonde et ferme l'espace qui existe entre la sonde et l'orifice du pavillon. De plus, ce même orifice peut recevoir à frottement l'extrémité de l'entonnoir métallique de la sonde. Ainsi, le liquide contenu dans le pavillon ne peut pas s'échapper le long de la sonde. — La face convexe du cône présente, à partir de son sommet dans les deux tiers de sa hauteur, de larges ouvertures.— La circonférence de la base du cône, saillante sous la forme d'un angle mousse, se continue sur le côté avec un tube (fig. 1, D) chargé de faire communiquer la cavité du pavillon (fig. 1, A) avec un tuyau en caoutchouc (fig. 1, E) destiné à conduire le liquide dans un vase.

« L'application de l'instrument consiste à introduire la sonde jusqu'à un niveau variable de l'urèthre, selon le point sur lequel on veut faire passer le courant, puis à pousser le pavillon dans l'urèthre jusqu'à ce que le bord saillant de la base soit recouvert par les lèvres du méat, qui, en s'appliquant sur la base du cône, maintiennent l'instrument en place pendant l'irrigation. Pour satisfaire aux dimensions variables du méat urinaire, selon les sujets, j'ai fait faire des pavillons de volume différent, que je distingue par : le n° 1, qui a 6 millimètres de diamètre à la base ; le n° 2, 7 millimètres ; le n° 3, 8 millimètres ; le n° 4, 9 millimètres. Chacun de ces pavillons peut recevoir les mêmes sondes.

« *Irrigation de l'urèthre.* —L'instrument en place, la sonde ne pénétrant pas dans la vessie, le liquide sort par les yeux de la sonde, distend l'urèthre comme le fait l'injection ordinaire poussée avec la petite seringue, puis remonte jusqu'au pavillon et s'écoule par le tube en caoutchouc dans le vase placé près du fauteuil ou du lit du malade. Ainsi il passe dans l'urèthre un courant de liquide qui le distend constamment.

« Lorsque l'introduction de la sonde détermine de la douleur, il suffit de laisser couler le liquide par ses yeux pendant qu'elle est conduite dans l'urèthre, pour que l'application de l'instrument ne détermine aucune douleur.

« Tant que l'extrémité de la sonde ne pénètre pas dans le collet du bulbe, le liquide revient toujours librement au dehors; quand la sonde va plus loin, il faut éviter la contraction de la portion membraneuse, qui en fermant l'urèthre conduirait le liquide dans la vessie. Pour cela, il faut mettre le sujet dans une des positions décrites pour le cathétérisme dans l'un de ces habitus couché ou debout, où la contraction de l'urèthre n'est pas indispensable; on recommande au malade de ne faire aucun effort, et de laisser volontairement dans l'état de relâchement les muscles du périnée, état qui est celui qui se produit au moment où l'on prend la position pour uriner. Il faut dire au malade: *Faites comme si vous alliez uriner*. Cet état complexe, en apparence, est très-simple, et chez les malades où l'irrigation continue de l'urèthre était indiquée, je l'ai obtenu. Ce mécanisme du passage de l'eau dans l'urèthre, qui isole la sonde des parois du canal, finit aussi par faire cesser l'état spasmodique. La muqueuse n'étant plus excitée par le contact de la sonde, la contraction diminue peu à peu et finit par ne plus exister. C'est en tenant compte de toutes ces données, d'une part en mettant l'urèthre à l'abri de toute contraction physiologique, d'autre part laissant, de

suite, sortir par les yeux de la sonde la plus grande
quantité d'eau possible, pour empêcher tout contact irritant de la sonde sur la muqueuse, qu'on
arrive à pousser les yeux de la sonde jusque dans la
prostate, sans que le liquide, après avoir lavé la
cavité de la prostate malade, cesse de couler au dehors d'une façon continue. Il passe presque toujours
à travers le col dans la vessie un peu de liquide,
mais c'est en somme une quantité faible, qui n'arrive
à dilater la vessie et à provoquer l'envie d'uriner
qu'après un temps assez long, pour que le liquide
puisse passer pendant une demi-heure sur la prostate sans qu'il y ait besoin d'uriner (1). »

M. Reliquet emploie aussi cet appareil pour les
irrigations vésicales ; mais tout en lui accordant de
très-grands avantages pour l'urèthre, je lui préfère
le siphon quand il s'agit de la vessie. Il est d'ailleurs
inutile de dire que même avec les irrigations uréthrales on n'obtiendra pas la guérison des cavernes
prostatiques tuberculeuses et qu'elles ne constitue-
ront jamais, contre elles, qu'un moyen palliatif.

Quand la fistule n'a pas une origine tuberculeuse
mais qu'elle est consécutive à un abcès simple,
à l'expulsion spontanée d'un corps étranger à la
taille ou à l'infiltration urineuse, on peut avoir recours aux méthodes ordinaires de traitement.

La sonde à demeure, en empêchant les liquides de
passer par la voie anormale, permet aux tissus de

____

(1) Reliquet. *Traité des opérations des voies urinaires.*

reprendre leur souplesse et aux trajets fistuleux de se cicratriser. Cette pratique était celle de J. L. Petit, Desault, Chopart, Hunter, auxquels elle a donné plus d'un succès. Délaissée de nos jours, elle est encore conseillée par M. Voillemier qui, chez un homme de cinquante-deux ans, atteint de cinq orifices fistuleux au périnée coïncidant avec un rétrécissement, a obtenu la guérison en quatorze mois.

Il en fut de même dans un cas dont parle Boyer. Ces fistules avaient-elles leur orifice interne, dans la prostate, les auteurs ne le disent pas et l'ignoraient probablement ? Mais il n'en est pas moins vrai que, dans les conditions que nous avons énumérées au commencement de ce paragraphe, la sonde à demeure, employée avec précaution et retirée de temps à autre pour ne pas fatiguer l'urèthre et voir si, comme dans un cas rapporté par Boyer, les fistules ne se fermeront pas sans elle, est parfaitement indiquée.

L'incision peut venir utilement en aide à la sonde à demeure. Elle ramollit les fistules, y détermine un dégorgement et une inflammation qui absorbe les tissus indurés et calleux. Pour la pratiquer, on n'a qu'à introduire une sonde cannelée, aussi loin que possible dans les trajets fistuleux et à inciser avec le bistouri.

L'excision consiste à enlever avec le bistouri ou les ciseaux les tissus indurés, mais les délabrements consécutifs à une pareille opération peuvent être considérables. Dès lors il peut survenir, comme on l'a vu, de graves accidents qui mettent la vie en danger ; aussi faut-il s'en tenir à l'incision.

La cautérisation pratiquée par les anciens a été remise en honneur de nos jours, surtout par Bonnet de Lyon, qui me semble en avoir fait dans les cas dont nous parlons un usage excessif. Ce chirurgien incise tous les trajets fistuleux jusqu'à l'urèthre et les réunit ensemble au moyen du bistouri, puis éteint un ou plusieurs et jusqu'à dix cautères actuels dans les plaies ainsi formées.

Ainsi faite, la cautérisation me semble nuisible, mais il n'en est plus de même quand on agit avec plus de modération et rien ne s'oppose à ce qu'on introduise dans les trajets fistuleux, soit un crayon de nitrate d'argent, soit un mince cautère actuel. On enflamme ainsi les tissus, on y détermine la formation de vaisseaux et on y fait naître des bourgeons charnus qui ne tardent pas à s'accoler et à oblitérer les trajets fistuleux, surtout si au moyen d'une sonde à demeure ou du cathétérisme répété on parvient à en détourner l'urine.

Dans une de ses dernières leçons, M. Tillaux a proposé dans le cas de fistule prostato-rectale de décoller le rectum de la prostate, comme dans la taille prérectale de Nélaton, d'attirer en bas la face prostatique de l'intestin et de la fixer par quelques points de suture dans sa nouvelle situation, de manière à ce que les ouvertures rectale et prostatique

ne se correspondant plus, l'urine et les matières fécales fussent dans l'impossibilité de les traverser.

CALCULS PROSTATIQUES

On sait qu'il se forme dans un grand nombre
d'organes des concrétions particulières à chacun
de ces organes, concrétions qui se déposent des
humeurs sécrétées par eux. On en trouve dans les
glandes salivaires, dans le foie, le pancréas, etc.
Mais de tous les organes, c'est assurément la prostate qui a le plus de tendance à la formation de ces
produits; aussi les rencontre-t-on en grand nombre
dans son intérieur.

Les calculs prostatiques proviennent de l'humeur prostatique ; on en connaît deux variétés :

1° Les concrétions azotées que l'on rencontre
chez presque tous les sujets, à partir de l'adolescence ;

2° Les concrétions phosphatées avec mélange de
matières albumineuses, qui sont beaucoup plus
rares.

Il ne faudra pas non plus confondre, avec les concrétions de la prostate, les phlébolithes, autre genre
de production qu'on trouve en grande quantité dans
cette région, non pas dans l'intérieur de la prostate, mais dans les veines si nombreuses qui l'en-
veloppent à l'extérieur. Ces concrétions, qui se

voient là plus nombreuses qu'ailleurs, ne sont du reste pas particulières aux veines de la prostate, et on en trouve à l'intérieur de beaucoup d'autres, dans les veines variqueuses des jambes, par exemple. Toutes ont une constitution identique, un noyau de fibrine coagulée au centre et à la périphérie des sels calcaires incrustés.

Première variété. — Nous avons dit qu'on rencontrait des concrétions prostatiques dans presque toutes les prostates, à partir de l'adolescence. Ceci est vrai, que ces prostates soient saines ou malades. Cependant, il est d'observation qu'une prostate hypertrophiée en renferme un plus grand nombre qu'une prostate normale; dans ce cas, ils contribuent, par leur présence, à l'augmentation de volume de la glande en compliquant sa maladie.

Leur siége de prédilection sont les côtés du veru-montanum. Ils ne sont pas libres dans le canal, mais enfermés dans les orifices qui bordent de chaque côté la saillie dont nous venons de parler. Tantôt ils sont couverts par l'épithélium de la muqueuse, tantôt ils ont leur surface libre. Parfois visibles à l'œil nu, ils ne le sont dans d'autres qu'au microscope, et alors c'est en raclant la prostate et en plaçant sous le champ du microscope le produit obtenu, qu'on peut les apercevoir.

On a comparé les calculs à des grains de tabac à priser, à du café moulu, à des graines de pavot. C'est en effet l'aspect qu'ils présentent, une fois arrivés à un certain volume, surtout chez les personnes un peu âgées ; mais même alors et surtout, si le sujet est plus jeune, ils sont mélangés avec d'autres beaucoup plus petits, et qu'on ne peut même apercevoir qu'au microscope ; leur volume varie en général de 1/100 de millimètre à celui d'une tête d'épingle.

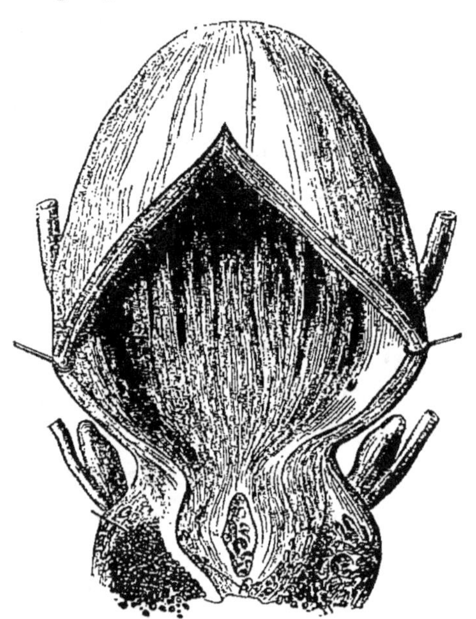

Calculs prostatiques (*).

Ces concrétions quittent parfois la prostate et

(*) Vessie divisée verticalement par sa paroi postérieure et la prostate par sa paroi inférieure. On voit, sur la tranche droite *a* de la coupe, une multitude de petits calculs miliaires, brunâtres, semblables à de gros grains de sable réunis, contenus dans un foyer. La tranche *b* présente la structure cellulaire de la prostate dont chacune des cellules contenait un ou plusieurs calculs. Une coupe verticale *c*, faite sur la paroi supérieure de l'urèthre, montre que la portion de la prostate, qui entoure cette paroi supérieure, présente la même disposition spongieuse et contient également des calculs. La prostate tout entière était convertie en un tissu aréolaire dont les cellules, communiquant entre elles, étaient remplies de calculs. (J. Cruveilhier, *Anatomie pathologique du corps humain*. XXXe livraison, pl. I, fig. 3.) — Fig. tirée de l'ouvrage de Thompson, sur les *Maladies des voies urinaires*, p. 535.

sont rejetées au dehors avec le sperme ; elles n'ont jamais plus alors de 1/10 de millimètre.

Ces calculs ont une forme arrondie, ovoïde ou prismatique triangulaire. Ils sont souvent aplatis et présentent l'aspect d'un quadrilatère ou d'un polyèdre à angles arrondis. D'autres fois ils prennent la forme d'un tube ou d'une pyramide à face concave, surtout quand ils atteignent une largeur de 1/10 de millimètre et plus. Dans certains cas, comme ils sont enfermés dans des conduits glanduleux contigus, ils se pressent les uns contre les autres, et leurs faces acquièrent des formes symétriques (1).

Leur couleur varie : presque nulle quand ils sont très-petits, ou légèrement jaunâtre, elle devient jaune foncé, brune et même noire, à mesure qu'ils grossissent. Ceux que l'on peut apercevoir à l'œil nu se présentent avec cette dernière coloration ; mais, si on les place sous le microscope, ils perdent cette couleur pour paraître bruns rougeâtres.

Les concrétions prostatiques sont formées de deux parties : une centrale qui est le noyau, une périphérique constituée par plusieurs couches concentriques.

Le noyau est formé d'un ou plusieurs corpuscules d'apparence granuleuse, plus foncés que le reste de la concrétion et paraissant colorés par de

Robin. *Traité des humeurs.*

l'hématosine, et de forme arrondie. Quand le noyau n'est pas très-ancien, il est mou et se laisse assez bien déprimer, entre deux verres, sur le champ du microscope. En vieillissant, le noyau se colore de plus en plus, et on aperçoit des cellules épithéliales à sa surface; il devient dur. Quelques concrétions semblent uniquement formées par le noyau qui résulte alors de l'agglomération d'un grand nombre de corpuscules.

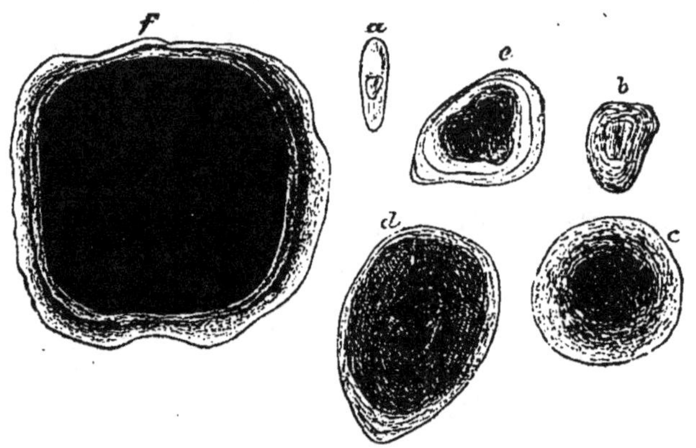

Corps amyloïdes stratifiés provenant de la prostate
(concrétions prostatiques) (*).

Les couches extérieures, comme nous l'avons dit, s'emboîtent les unes sur les autres; leur densité va diminuant du centre à la circonférence; il en est de même de leur résistance à la pression et de

(*) *a*, corpuscule allongé, décoloré, homogène, contenant un corps ressemblant à un noyau; *b*, corpuscule formé par des couches plus volumineuses : il possède un centre pâle; *c*, corpuscule encore plus volumineux, à plusieurs couches et à centre coloré; *e*, *d*, corpuscules avec deux et trois centres; *d* possède une coloration plus foncée; *f*, concrétion volumineuse, à centre volumineux, d'un brun noir. — Grossissement, 300 diamètres. (Virchow, *Pathologie cellulaire*.) — Cette figure est tirée du *Traité des maladies des voies urinaires*, de Thompson, p. 533.

leur épaisseur plus considérable à l'extérieur qu'à l'intérieur. Ces couches extérieures sont beaucoup moins résistantes que le noyau ; quand on les presse entre les deux lames de verre du microscope, elles éclatent et s'exfolient.

Ces petits corps se conduisent en présence des acides et de l'iode, comme les substances azotées ; aussi sont-ils rangés dans cette catégorie.

Quand ils sont transparents, l'acide chlorhydrique ou acétique les rend plus pâles, mais n'en dégage pas de gaz. Le dernier de ces acides y produit du gonflement et les ramollit. S'ils sont opaques, les mêmes réactifs en dégagent du gaz et les attaquent à la manière des calculs composés de phosphates terreux et de carbonate de chaux et de magnésie, sels dont ils sont parfois incrustés.

L'iode les colore en brun rougeâtre ou en jaune ; la chaleur les détruit sans qu'ils laissent de résidu appréciable. On a beaucoup discuté pour savoir si ces corps étaient ou non des produits normaux. La question n'est pas résolue, et il est assez difficile d'y répondre ; car, si on connaît assez bien leur mode de formation, on ignore tout à fait leur usage et leur but. Mais étant donné qu'ils existent dans presque toutes les prostates et sans inconvénients pour les malades qui ne se doutent même pas de leur présence, on peut les regarder comme normaux (1).

(1) Robin. *Traité des humeurs.*

Deuxième variété. — Les calculs, dont nous avons à parler maintenant, diffèrent complétement des concrétions précédentes, par leur aspect, leur volume et leur composition.

Variant depuis la grosseur d'un grain d'orge jusqu'à 10 et 12 cent. de diamètre, ces calculs ont, en général, une forme arrondie et ovoïde; quand ils sont petits, irréguliers et allongés, triangulaires, quand ils sont volumineux. Ainsi, Leroy d'Étiolles a fait voir un calcul extrait de la prostate, au moyen de la boutonnière, par Bérard, qui avait la forme d'une cornemuse.

Ces calculs sont quelquefois isolés, et alors ils ont une surface rugueuse ; d'autres fois ils sont multiples et leur surface est lisse. Quand il y en a plusieurs, ils peuvent être réunis dans une poche unique, ou bien chacun occupant une cellule séparée s'accole à son voisin, et par leur frottement réciproque, ils se façonnent des surfaces symétriques. C'est à ce frottement qu'on doit attribuer le poli des calculs multiples. Quand le calcul est volumineux ou qu'il en existe plusieurs réunis ou non dans une même poche, on peut les sentir en introduisant le doigt dans l'anus. Quelquefois même, dans le cas de cavité unique, ils sont assez mobiles pour qu'on puisse les mouvoir les uns contre les autres.

On a vu des calculs de la prostate avoir détruit la cloison de séparation des conduits de la glande dans lesquels ils étaient enfermés, et prendre une forme arborescente.

Les calculs prostatiques varient, comme couleur, du gris-brun au gris blanchâtre ; ils ont l'aspect calcaire et sont durs ou friables; leur composition chimique varie; le plus souvent ils sont composés de :

> Phosphate de chaux,
> Carbonate de chaux,
> Matière animale,

ou bien de :

> Phosphate de chaux.
> Phosphate ammoniaco-magnésien,
> Carbonate de chaux.

Les calculs ainsi composés sont généralement plus gros ; ils atteignent facilement le volume d'un noyau de cerise ou d'un œuf de poule.

Les autres sont formés d'oxalate de chaux et de carbonate de chaux.

Leur intérieur est gris-brun; leur extérieur blanc par un dépôt de phosphate de chaux; ils sont plus petits que les précédents; ils dépassent rarement le volume d'une tête d'épingle.

Quelquefois on a rencontré dans l'une et l'autre espèce de ces calculs de la matière animale (1).

On trouve encore, dans la prostate, des calculs ayant une origine différente, dont nous n'avons pas parlé jusqu'ici, et qui s'y sont arrêtés à la suite de la taille, de la lithotritie, ou après être descendus du rein. Dans cette catégorie, il faut ranger les calculs d'oxalate de chaux, ceux qui ont pour

(1) Robin. *Traité des humeurs.*

noyaux de l'acide urique ou un urate quelconque.

La prostate est la partie la plus large de l'urèthre, mais aussi la moins extensible. Ce manque de dilatation impose aux calculs des limites qu'ils ont souvent beaucoup de mal à franchir ; aussi sont-ils dans cette région beaucoup moins volumineux qu'on pourrait croire. C'est que la prostate, à cause de sa résistance, agit, pour ainsi dire, mécaniquement, et que si un calcul distend facilement un obstacle physiologique, il n'en est pas de même d'un obstacle mécanique. Celui-ci, le calcul ne le fait pas céder, c'est ce dernier qui est soumis à son action (1).

Néanmoins, les calculs uréthraux atteignent quelquefois dans la prostate des dimensions énormes, quand la glande a fini par s'atrophier. Sous la pression du corps étranger, il s'est produit une absorption de ses tissus, ou bien, leurs vaisseaux étant comprimés, leur nutrition n'a pu s'effectuer et ils ont disparu peu à peu ne laissant plus que leur enveloppe fibreuse.

Quand il est unique, le calcul de la région prostatique offre une forme moins allongée que dans la région pénienne ; il est plus arrondi, aplati sur sa face supérieure, sur le milieu de laquelle on aperçoit souvent une rigole qui laisse passer l'urine. Le noyau qui a servi à la formation du calcul est ici plus rapproché de la face supérieure. (Voillemier.)

(1) Bourdillat. Thèse, Paris, 1872.

S'il y a deux calculs, ils reposent plutôt sur les fossettes latérales du verumontanum. Quand il y en a plusieurs, ils peuvent se creuser une loge de dimensions considérables. Un calcul de la région prostatique peut s'avancer dans la région membraneuse, mais, au dire de M. Voillemier, il ne dépasse jamais l'aponévrose moyenne en avant. M. Bonnafont a cependant donné la figure d'un calcul ayant dépassé cet obstacle et s'avançant jusque dans la portion bulbeuse. On trouve même, dans la thèse de M. Bourdillat, la représentation d'un calcul du musée Dupuytren qui s'avançait d'une part jusque dans le bulbe et de l'autre jusqu'à la vessie. Un calcul de cette espèce ne reste jamais entier, il se divise en plusieurs fragments, comme on l'a vu sur un calcul présenté en 1858 à la Société de chirurgie. Ce calcul, du poids de 94 grammes, était divisé en trois parties, s'emboîtant parfaitement l'une dans l'autre et percées à leur centre d'un canal continu par lequel l'urine s'écoulait. Le malade porteur de ce calcul exerçait la profession de cultivateur et n'avait souffert de grandes douleurs qu'au moment de son expulsion. Si l'aponévrose moyenne offre au calcul un obstacle insurmontable, il n'en est pas de même du col de la vessie. Le calcul le traverse facilement et présente à son niveau un étranglement qui en indique clairement la place. D'autre part, le calcul trouvant dans la vessie un espace libre pour se développer, y prend un grand accroissement. Cet accroissement a lieu surtout au-dessous du col de la vessie, la pesan-teur exerçant surtout son action dans ce sens. La forme du calcul est particulière : elle est aplatie comme un galet, et ronde comme cette sorte de pierre, mais sa surface n'est pas lisse et présente des aspérités comparables à celles d'un chou-fleur (1).

On trouve encore dans la prostate des calculs et, d'après M. Bourdillat, ils seraient plus fréquents que ceux que nous venons de décrire, qui, nés dans la vessie, envoient un prolongement dans l'urèthre. Dans ces calculs, le prolongement uré-thral est peu allongé, il semble être le sommet du calcul, qui, renflé dans la partie vésicale, vient se terminer en forme de cône dans l'orifice postérieur de l'urèthre.

Comme les calculs des autres régions, ceux de la région prostatique donnent lieu à des difficultés d'uriner et à de la rétention d'urine. Quelquefois, c'est tout le contraire, et il y a incontinence, ce qui se conçoit facilement, si le calcul s'avance dans le col de la vessie et en tient l'ouverture béante.

On voit aussi survenir de l'hématurie, surtout après les excès alcooliques ou vénériens. La dou-leur, bien entendu, existe ici, comme dans les autres espèces de calculs.

Les signes objectifs peuvent servir beaucoup au diagnostic. Le doigt introduit dans l'anus décou-vrira la présence, dans le fond du canal, d'un corps

(1) Voillemier. *Traité des maladies de l'urèthre.*

dur dont la résistance indiquera la nature. Sa fixité pourra faire soupçonner qu'il est engagé dans le col vésical surtout, si sondant le malade, le cathéter ne ramène pas d'urine et ne peut en aucune façon faire bouger le calcul.

Malgré ces signes, il n'est pas facile d'affirmer qu'un calcul s'avance jusque dans la vessie, et on a vu les plus habiles chirurgiens commettre, dans ces circonstances, des erreurs bien pardonnables.

TRAITEMENT. — Les méthodes d'extraction des calculs de la prostate diffèrent suivant les cas. Quand ils ne sont pas trop volumineux, on peut les retirer au moyen d'instruments appropriés, ou les broyer sur place, avec un petit lithoclaste. Si leur diamètre est trop considérable, les moyens dont nous venons de parler deviennent insuffisants, et c'est à l'instrument tranchant qu'il faut avoir recours.

La pince de Hunter fut le premier des instruments inventés pour l'extraction des calculs uréthraux. Elle se compose de trois pièces : une sonde extérieure, munie à son extrémité manuelle d'une vis au moyen de laquelle on fixe le tube intérieur ; celui-ci, contenu dans la sonde, est terminé, à son extrémité vésicale, par deux branches qui s'écartent l'une de l'autre, par leur propre élasticité ; à l'intérieur de ce tube se meut un stylet qui vient saillir entre les deux branches que nous venons de décrire. Avant de mettre l'instrument en œuvre, on ramène dans le tube extérieur les deux pièces internes ; on les fixe au moyen de la vis ; puis on l'introduit jusque sur la pierre, comme une sonde droite ordinaire. Alors, on fait saillir le stylet central au moyen duquel on reconnaît le corps étranger, et on retire un peu la canule extérieure, de manière à en faire saillir les branches, qu'on place entre l'urèthre et le calcul. Quand on y est parvenu, on ramène en avant le tube extérieur, de manière à rapprocher les branches qui serrent le calcul qu'on retire en même temps que l'instrument.

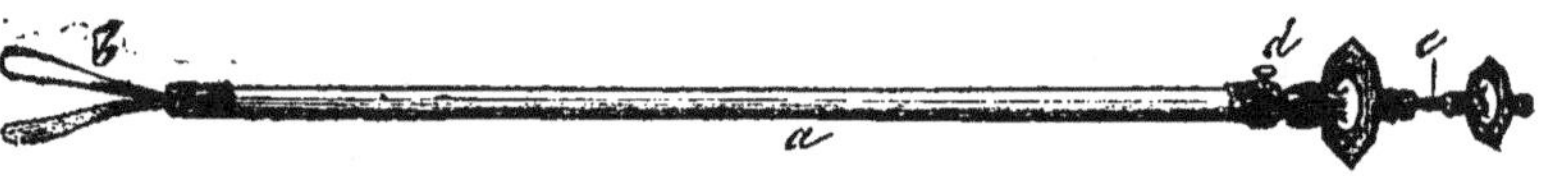

Pince de Hales, dite de Hunter (*).

La curette de Leroy d'Étiolles est bien inférieure à la pince de Hunter. C'est une tige droite aplatie sur sa face antérieure, et qu'on introduit, comme la pince de Hunter, par la manœuvre du cathétérisme rectiligne. Le bec de cette sorte de sonde, creusé en gouttière et susceptible de se relever, en tournant sur une charnière, se meut aussi par une vis placée dans la poignée. L'instrument introduit, on s'efforce d'insinuer son bec entre les parois uréthrales et le calcul ; quand on y est parvenu, on relève ce bec qui, formant crochet, ramène le calcul quand on retire l'instrument. Le grand inconvénient ici, c'est que le corps étranger peut, à chaque instant, s'échapper pendant son trajet, et qu'il est

(*) *a*, tige de l'instrument en forme de tube ; *b*, branches du mandrin ; *c*, poignée servant à manœuvrer le mandrin et à faire rentrer ou saillir les branches ; *d*, vis servant à fixer le mandrin.

plus susceptible qu'avec l'instrument précédent,
de déchirer l'urèthre.

Dans la pince à anneaux de Collin, l'une des
branches de l'instrument, dont l'aspect est à peu
près celui de la pince à spéculum, est d'une seule
pièce dans toute sa longueur, mais le mors en est un
peu incliné en dehors dans une étendue de deux
centimètres environ. L'autre branche est brisée à
la base du mors qui a, comme le précédent, deux

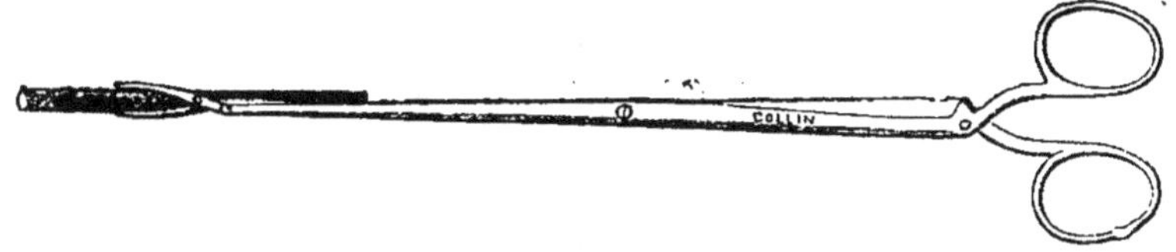

Pince uréthrale à anneaux, de Robert et Collin, pour extraire les calculs
et les corps étrangers du canal.

centimètres de long. Les deux mors sont articulés
à ce niveau, c'est-à-dire à deux centimètres de leur
pointe. Quand on écarte les anneaux l'un de l'autre,
on fait basculer le mors de la branche brisée qui
s'écarte du mors de la branche fixe ; mais l'instrument est construit de telle sorte que, quand les
branches en sont à leur plus grand écartement, le
diamètre de la pince reste le même, et que les mors
ne s'éloignent jamais de plus d'un centimètre et
demi.

Cette pince offre l'avantage de pouvoir être ma-
nœuvrée d'une seule main. On l'introduit, d'ailleurs, comme une sonde droite. Arrivé sur le gravier ou le corps étranger, on fixe celui-ci avec la

main restée libre ; on ouvre la pince et on s'efforce d'insinuer le mors de la branche fixe entre les parois uréthrales et le corps étranger ; on la referme quand on la saisit, et on la ramène au dehors. Si c'est un gravier et que son passage dans l'urèthre déchire cet organe, on peut essayer de le broyer ; cette pince étant très-forte, malgré la délicatesse apparente de sa construction, on y parviendra quelquefois.

Nélaton a inventé un petit brise-pierre uréthral dont la branche femelle ne diffère pas, quant à la forme, de la curette de Leroy. C'est comme celle-ci une tige, dont le bec peut former un crochet en se relevant ; comme ce dernier, il est creusé en gouttière et il est très-fort. On l'introduit de la même manière que la curette de Leroy d'Étiolles, et on cherche, comme précédemment, à accrocher le calcul ; quand on y est parvenu, on fait glisser la branche mâle sur la branche femelle, et si on ne peut parvenir à briser le calcul, on le retire comme avec la pince de Hunter. C'est un instrument plus facile à manier que celui-ci.

Brise-pierre uréthral de Nélaton (*).

(*) A, instrument complet ; B, bec de la branche femelle mobile et abaissé ; C, bec de la branche femelle relevé.

Civiale a inventé un brise-pierre uréthral analogue au précédent, dont le bec n'étant pas mobile
est, par conséquent, beaucoup plus fort, en sorte
qu'avec lui on peut broyer sans inconvénient; mais
l'introduction en est moins facile.

Ce brise-pierre a été modifié, et on peut dire, à
juste titre, perfectionné par M. Reliquet. Les dispositions nouvelles données à l'instrument par ce
chirurgien en ont fait un lithoclaste
d'une très-grande puissance, et auquel
il serait bien difficile qu'un calcul
pût résister. Voici la description qu'en
donne son inventeur :

« Cet instrument, construit sur mes
indications par MM. Robert et Collin,
se compose de : 1° Une branche femelle
terminée par un bec recourbé comme
une curette ordinaire. L'extrémité du
bec dépasse peu l'axe de l'instrument.
L'autre extrémité, manuelle, présente
une virole et, au delà, un pas de vis

Bec du brise-pierre
uréthral
de Reliquet (*).

sur lequel se meut le volant. Cette branche
femelle creuse est cannelée dans toute sa longueur.

« 2° Une branche mâle. C'est un tube qui glisse
dans la branche femelle. Il est muni d'une virole
qui sert à lui imprimer les mouvements de va-
et vient dans la branche femelle. Sur cette virole
agit le volant. L'extrémité de ce tube est termi-

(*) Ce bec est le même que celui du lithoclaste de Maisonneuve. — A, pointe
du perforateur; B, tige du perforateur; C, branche femelle enveloppant le perforateur.

née par un orifice circulaire et denteté ; de plus, il offre une saillie mousse qui glisse dans la cannelure de la branche femelle et écarte les tissus des dents de l'extrémité. L'autre extrémité de cette branche mâle tubulaire présente près de son orifice, sur sa paroi interne, un pas de vis qui répond à celui du perforateur.

« 3° Un perforateur. Il occupe la cavité de la branche mâle, se termine d'une part par une pointe quadrangulaire et de l'autre par un bouton. En avant de ce bouton, il y a un pas de vis qui correspond à celui de là branche mâle.

« *Mécanisme du broiement.*—Le gravier ou le petit calcul dans la curette, pris entre le bec de la branche femelle et l'extrémité de la branche mâle, y est serré énergiquement au moyen du volant qui agit sur la virole. L'axe de compression correspond exactement à celui de l'instrument. Alors on conduit le perforateur ; sa pointe quadrangulaire agit par rotation sur le gravier, elle le dégrade, le perfore dans l'axe même où ce gravier est comprimé. C'est à cette perforation dans l'axe de compression qu'est due la très-grande puissance de broiement de cet instrument à aspect grêle (1). »

Il ne faut pas d'ailleurs se dissimuler que ces instruments étant droits seront surtout utiles dans la partie flexible de l'urèthre et jusqu'au bulbe environ. A partir du collet de la région membra-

(1) Reliquet. *Traité des opérations des voies urinaires.*

neuse, il sera difficile de saisir un calcul. Aussi, comme on a quelquefois échoué, certains chirurgiens ont conseillé de repousser le calcul dans la vessie. On pratique cette manœuvre au moyen d'une bougie de cire molle, et alors, de deux choses l'une, si le calcul n'est pas très-volumineux, il s'échappe quelquefois avec l'urine, et quand il reste dans la vessie, on a toujours la facilité de le broyer par la lithotritie. Supposé qu'on n'ait réussi ni à retirer le calcul, ni à le broyer sur place ou à le repousser dans la vessie, on doit recourir à l'instrument tranchant à une taille incomplète.

Plusieurs méthodes sont alors en présence. On peut, comme dans la taille médiane, faire une incision sur le raphé périnéal, à un ou deux centimètres en avant de l'anus, et longue de 4 à 5 centimètres. On conduit le bistouri jusque sur la pierre, et on l'enlève au moyen d'une pince ordinaire forte. C'est là un procédé très-simple, qui permet d'arriver sur le calcul sans crainte d'hémorrhagie, et dans lequel une blessure du rectum, facile à éviter, pourrait seule être à redouter.

Cette opération peut être remplacée par la taille prérectale. On fait une incision qui contourne les deux tiers antérieurs de la circonférence de l'anus, à une distance de 4 à 5 millimètres de cet organe. On coupe couche par couche après avoir eu soin de bien tendre les téguments pour leur faire perdre leur disposition rayonnée. Arrivé vers le sphincter, on introduit l'indicateur gauche dans l'intestin, de manière à le porter en arrière. On opère ainsi la tension de la bande fibreuse qui, du sphincter anal, va joindre le muscle bulbo-caverneux, dont la section en est rendue plus facile. Dès lors, on peut toucher la prostate avec le doigt et continuer sans crainte de détacher le rectum, ce qui devient de plus en plus facile ; car, à ce niveau, la distance de l'urèthre à l'intestin est très-grande. Quand on est parvenu au sommet de la prostate, celle-ci étant entièrement dégagée, on n'a plus qu'à l'inciser pour enlever le calcul.

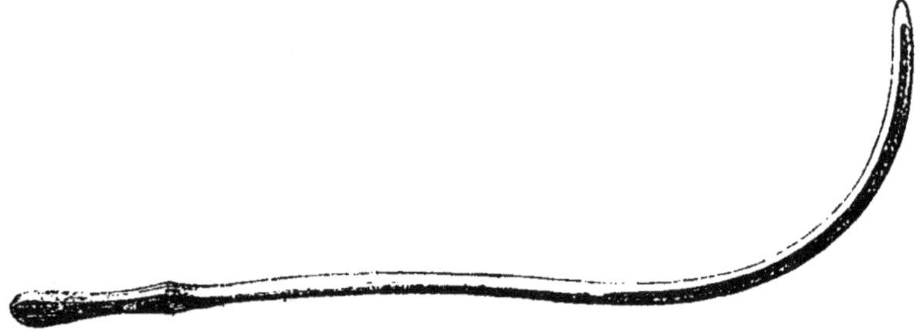

Cathéter cannelé (*).

Si un cathéter peut être introduit dans la vessie il rend l'opération plus facile, en faisant bomber le périnée et saillir le calcul.

(*) Figure tirée du *Traité des maladies des voies urinaires*, de Thompson, page 564.

KYSTES DE LA PROSTATE .

Les kystes de la prostate étant extrêmement rares, leur histoire est impossible à faire. Je suis contraint, pour ce sujet, de transcrire ici les observations consignées dans la thèse d'agrégation de Béraud (Paris, 1857), ainsi que quelques autres cas rapportés par Thompson et qui sont les seuls que j'ai pu trouver dans les recueils périodiques et les ouvrages spéciaux.

KYSTES HYDATIQUES DE LA PROSTATE.

Obs. 1 (1).— Un homme de soixante-quatre ans, mal nourri, mal vêtu et continuellement exposé à toutes les intempéries de l'air, était sujet à de la difficulté d'uriner depuis trois ou quatre ans. Suivant lui, depuis cette époque, il n'avait jamais réussi à vider complétement la vessie ; enfin dans les derniers temps, la rétention d'urine était devenue presque complète. A son entrée à l'hôpital du comté de Sussex, cet homme était en proie à une rétention; on avait essayé à plusieurs reprises, avant ce temps, de le sonder, mais sans succès. La première tentative que fit l'auteur ne fut pas plus heureuse ; l'instrument arrivait avec facilité jusqu'à la région prostatique, mais là il s'engageait dans de nom-

(1) *Arch. gén. de méd.* 4ᵉ série, t. XVII, p. 103.

breuses fausses-routes ; tantôt on sentait la pointe au-dessus du pubis, en avant de la vessie ; tantôt elle se perdait dans une situation plus profonde. En examinant par le rectum, on découvrit une tumeur volumineuse, offrant une élasticité obscure, et située dans le point qu'occupe la prostate ; elle remplissait presque entièrement le bassin. L'état de faiblesse de cet homme ne laissait pas de temps à perdre ; on le mit dans un bain chaud, qui permit la sortie d'une certaine quantité d'urine ; cependant la vessie était encore distendue ; quelques heures après, on fit de nouvelles tentatives de cathétérisme et on réussit à passer une petite sonde n° 4, ce qui donna issue à trois pintes d'une urine fortement alcaline. La tumeur du rectum ne diminua pas du tout. En palpant avec soin l'abdomen, on découvrit deux petites tumeurs dans la direction de l'arc du côlon, on supposa d'abord que c'étaient des scybales, mais les lavements ne purent parvenir à les faire disparaître. Ce malade succomba quelques jours après, dans un épuisement graduel.

Autopsie.— Le péritoine, dans le voisinage de la vessie, était noir et ramolli ; le tissu cellulaire, au niveau du col de cet organe, était mou et épaissi, ainsi que celui qui tapisse les muscles psoas et iliaques ; ces derniers muscles étaient décolorés et animés ; la vessie était fortement épaisse, et au niveau de la prostate il y avait une tumeur plus grosse que la tête d'un fœtus à terme, qui n'était autre qu'un kyste hydatique. Ce kyste était tellement rempli d'hydatides comprimées les unes contre les autres, que la coupe en paraissait uniforme. La substance de la prostate était perdue au sein de ce kyste. L'urèthre était sain dans tout son trajet, et tellement comprimé dans sa portion prostatique, que le cathéter l'avait labouré dans tous les sens. Les deux tumeurs qu'on avait senties pendant la vie, près de l'arc du côlon, étaient comprises dans l'épaisseur de l'épiploon, et toutes deux renfermaient des hydatides dans un kyste épais et résistant. (Lowel.)

Obs. 2. — Un laboureur, âgé de cinquante-huit ans, atteint depuis quelque temps de difficulté d'uriner, entra à l'hôpital de Londres, le 7 septembre 1840, avec une rétention complète d'urine qui datait de la nuit précédente. En examinant par le rectum, on reconnut une hypertrophie de la prostate ; on introduisit un cathéter volumineux dans la vessie. Cependant, le malade continue à se plaindre d'une douleur vive au périnée, que les sangsues et les bains ne soulagèrent pas. Bientôt l'abdomen se ballonna et devint sensible à la pression, et les forces commencèrent à diminuer. Le 22 septembre, le malade rendait son urine involontairement ; en examinant de nouveau par le rectum, on sentit du côté de la vessie une tumeur, qui donnait au doigt une sensation peu distincte de fluctuation ; supposant que la vessie était remplie de sang coagulé, on y introduisit un large cathéter, par lequel on injecta 6 onces d'eau tiède, dont une partie seulement s'écoula après la sortie du cathéter. La douleur et l'affaiblissement allèrent toujours en augmentant jusqu'au 28 septembre, que ce malheureux succomba.

A l'*autopsie*, on découvrit une petite hernie de la ligne blanche qui n'était nullement étranglée ; le péritoine était fortement enflammé, surtout dans la région hypogastrique ; la vessie vide est contractée et refoulée jusqu'au-dessus du pubis. Entre la vessie et le rectum, il y avait un kyste hydatique du volume d'un œuf d'autruche, et qui remplissait presque entièrement le bassin. Le rectum était fortement rétréci dans une étendue de 2 pouces ; ses parois, fortement épaissies, renfermaient dans leur épaisseur un kyste hydatique du volume d'une grosse noix, qui n'avait aucun rapport avec le kyste prostatique. La surface interne de la vessie était fortement rugueuse, et sa membrane muqueuse d'un rouge foncé. L'urèthre était refoulé en haut, et déchiré à 1 pouce de son extrémité vésicale ; là se trouvait un long sinus, qui s'étendait en partie entre la vessie et le gros kyste hydatique, pour s'ouvrir dans le péritoine. Le tissu cellulaire du bassin était infiltré de pus ; les ganglions lombaires et iliaques dans un état de suppuration commençante. Il y avait un troisième kyste hydatique, dans le lobe droit du foie ; ce kyste qui refoulait en haut le diaphragme, et se trouvait en rapport en bas avec le rein droit et le pancréas, contenait 3 pintes d'un liquide jaune foncé et deux grosses hydatides, dont une du volume d'une orange; un quatrième kyste hydatique, d'un petit volume, adhérait au pancréas et au duodénum. (Curling.)

Dans l'observation que nous venons de transcrire, il s'agit d'un kyste hydatique situé entre le rectum et la prostate, et non dans cet organe luimême. Thompson en cite plusieurs autres cas : le premier observé par Hunter; le second, rapporté par M. Callaway, de Guy's Hospital, présentait ceci de particulier que les hydatides sortaient par la sonde. Dans un troisième cas, observé aussi à Guy's Hospital, le kyste hydatique occupait le bassin et la région hypogastrique; si bien que la vessie était refoulée en avant et venait proéminer audessus du pubis. La tumeur renfermait un litre et demi de liquide. Le quatrième exemple cité par Thompson est celui d'un homme de cinquanteneuf ans auquel on fit la ponction périnéale et qui, étant mort le jour suivant, fut trouvé porteur d'un kyste hydatique volumineux, comprimant la vessie et la divisant en deux parties; l'une supérieure, contenant encore un litre d'urine, tandis que l'inférieure avait été vidée par la ponction. Le dernier cas observé par Thompson lui-même est celui d'un enfant de neuf ans, auquel on fit la ponction rectovésicale pour un kyste hydatique situé comme les précédents, et qui guérit.

Dans tous les cas dont nous venons de parler, les seuls symptômes observés furent ceux de la cystite et de la rétention d'urine, symptômes dus à la compression du col de la vessie, s'opposant à la sortie du liquide et enflammant l'organe.

Obs. 3.— Mon excellent collègue et ami M. Dolbeau a vu, dans une dissection, deux kystes sur la prostate d'un sujet qui avait environ 60 ans. Ces kystes du volume d'un pois étaient situés symétriquement de chaque côté du verumontanum, immédiatement au-dessous de la crête uréthrale. Ils contenaient un liquide blanchâtre dont l'analyse n'a pas été faite. Ils paraissent s'être formés aux dépens et dans l'intérieur des conduits prostatiques. M. Dolbeau a remarqué que leur présence était accompagnée d'une hypertrophie assez notable de la glande prostatique.

Les kystes du genre de ceux observés par M. Dolbeau ne sont pas rares et ne sont que des follicules glandulaires dilatés. Ils sont décrits sous la dénomination générale de tumeurs prostatiques; ils renferment une matière jaunâtre, semi-liquide, et des concrétions du genre de celles que nous avons décrites dans le paragraphe précédent.

AUGMENTATION DE VOLUME
DE LA PROSTATE

Je désigne, sous la dénomination d'augmentation de volume, la transformation qui s'opère, avec l'âge, dans le volume et la structure de la prostate, transformation que les auteurs, à la suite de M. Mercier, ont pour la plupart appelée *hypertrophie*, les autres, Civiale entre autres, *engorgement*. Cette dénomination offre l'avantage de ne rien préjuger sur les changements intimes qui s'effectuent dans la glande et sur la nature desquels on n'est pas encore bien fixé.

Dans l'augmentation de volume, je comprends : 1° l'*augmentation simple*, c'est-à-dire celle dans laquelle la prostate, devenue plus grosse dans toutes ses parties, change assurément les rapports de la portion prostatique de l'urèthre et du col vésical, sans prendre elle-même une forme bien particulière et caractéristique ; 2° les *tumeurs prostatiques* qui, comme l'augmentation simple, modifient complétement la partie profonde du canal, mais donnent en outre à la glande un aspect tout à fait spécial et différant complétement du précédent ; 3° les *valvules* dont l'influence, sur l'orifice de l'urèthre, est la même que dans les deux cas précédents, mais dont la forme mérite une description à part.

Ces trois états pathologiques doivent être réunis dans la même description, parce qu'ils sont d'une nature identique et .qu'ils ont une origine commune : la transformation dans les éléments anatomiques de la glande.

AUGMENTATION DE VOLUME SIMPLE

ANATOMIE PATHOLOGIQUE. — La prostate, contrairement aux organes qui s'atrophient avec l'âge, subit, à partir de cinquante ans, chez beaucoup d'individus, une augmentation de volume. Cette transformation de la glande a été. fort bien étudiée par M. Mercier, qui résume ainsi son opinion sur la nature de ce changement : « Si nous admettons, dit-il, que la tuméfaction sénile de la prostate n'est ni l'effet d'une diathèse ni le résultat de l'inflammation, surtout si nous faisons attention que le tissu de la glande n'a ni disparu ni changé de nature ; qu'il n'a qu'augmenté de volume et que sa sécrétion s'est accrue en proportion ; si nous remarquons, en outre, que cet accroissement se fait sans douleur, sans que le malade en soit averti autrement que par un dérangement mécanique qu'il amène dans les fonctions des organes voisins, nous serons portés à croire qu'il n'y a là qu'augmentation du travail naturel de composition, qu'il n'y a qu'excès de nutrition ; en un mot, *hypertrophie* (1). »

L'opinion de M. Mercier a été, depuis, adoptée par les auteurs, et les observations microscopiques semblaient avoir montré, jusque dans ces derniers temps, que c'est bien à une véritable hypertrophie qu'est due l'augmentation de volume de la prostate chez les vieillards. On admettait que cette hypertrophie peut porter à la fois sur tous les éléments anatomiques de la prostate ou sur chacun d'eux en particulier ; enfin, qu'elle détermine quelquefois, dans les rapports de ces éléments entre eux, des changements constituant une forme spéciale de la maladie.

De là, d'après Thompson, quatre espèces d'hypertrophie prostatique :

1° Hypertrophie égale et simultanée de tous les éléments constitutifs de l'organe ;

2° Hypertrophie du tissu musculaire ;

3° Hypertrophie du tissu glandulaire ;

4° Changements dans les rapports de ces deux tissus qui se rapprochent et s'isolent pour former des tumeurs.

1° Une coupe de la prostate ayant subi la première forme d'hypertrophie et examinée avec l'instrument grossissant diffère à peine, par ses carac-

---

(1) Mercier. *Recherches anatomiques, pathologiques et thérapeutiques sur les maladies des organes urinaires et génitaux considérés spécialement chez les hommes âgés.*

tères microscopiques, de la coupe d'une prostate normale, et l'on n'y remarque guère qu'une dilatation des follicules glandulaires qui sont abondamment gorgés de liquide,

Il est rare que, dans cette espèce d'hypertrophie, la prostate acquière un très-gros volume; celui-ci ne dépasse jamais le double de ce qu'il est à l'état normal. Le poids en est augmenté; elle paraît tendue, mais n'est pas bosselée et la coupe en est assez lisse.

2° La seconde forme est de beaucoup la plus fréquente et celle dans laquelle l'organe acquiert le volume le plus considérable.

Ici le stroma, qui forme seulement un peu plus du tiers de la prostate normale, a pris un développement considérable et semble avoir étouffé le tissu glandulaire, car c'est à peine si l'on peut en trouver quelques débris en dissociant le tissu fibreux. A la vérité, on rencontre bien çà et là quelques glandules ayant conservé leurs caractères normaux, mais ils sont en petit nombre. Le stroma hypertrophié semble s'être accumulé, surtout dans les lobes latéraux et plus particulièrement dans les parties contiguës à la capsule fibreuse.

Quand on pratique une coupe de ces prostates ainsi hypertrophiées, on rencontre souvent de petites cavités de 2 à 4 millimètres, tantôt vides, tantôt pleines de liquide prostatique concret ou renfermant des concrétions.

3° Il est rare que l'hypertrophie porte uniquement sur le tissu glandulaire, et alors l'organe n'atteint pas un volume très-considérable.

Au microscope, on aperçoit une grande exagération d'éléments glandulaires ; non-seulem en leur nombre est plus considérable qu'à l'état normal, mais leur volume lui-même a pris un accroissement tel, qu'il a augmenté du double.

4° Dans cette dernière espèce d'hypertrophie, les éléments prostatiques se sont réunis de telle sorte, qu'ils constituent des tumeurs, soit toutà fait isolées, quoique néanmoins entourées du tissu prostatique, soit attenantes encore à cet organe par un pédicule ou des attaches plus ou moins étroites.

Le tissu musculaire est généralement beaucoup plus développé dans ces tumeurs que le tissu glandulaire, et encore, quand il existe, celui-ci est-il ordinairement moins parfait que dans la prostate normale, et, pour ainsi dire, avorté.

Depuis Mercier et même depuis Thompson, qui a cependant bien étudié les maladies de la prostate et la cause intime de son augmentation de volume, de nouvelles recherches ont été faites qui semblent devoir modifier les idées d'autrefois sur la nature de cette tuméfaction et montrer que les transforma- tions opérées par l'âge dans le tissu de cette glande ne sont pas aussi contraires que le croyaient Mer- cier et, depuis lui, tous les chirurgiens y compris Thompson, à celles que nous voyons s'accomplir dans les autres organes du corps humain, et que cette prétendue hypertrophie n'est que le prélude d'une véritable atrophie.

D'après M. Dodeuil (1), auquel nous empruntons la plus grande partie de ce que nous allons consigner ici, l'hypergenèse des fibres musculaires de la prostate est, malgré l'assertion de Forster, au moins fort douteuse, non-seulement dans la prostate, mais partout ailleurs. Aussi pour cet auteur les tumeurs prostatiques ne seraient en aucune façon d'origine musculaire, ce ne seraient pas des myomes. L'opinion de M. Dodeuil est confirmée par les recherches de M. Ordonez, qui n'a jamais vu de tumeurs musculaires et ne croit pas à leur existence. D'après ces idées, la comparaison que Velpeau a établie entre les tumeurs de la prostate et celles de l'utérus, très-exacte en un sens, ne le serait plus sous le rapport de l'origine de ces tumeurs, qui ne sont ni les unes ni les autres de nature fibreuse. Si on a trouvé du tissu musculaire dans les tumeurs fibreuses de l'utérus, c'est, d'après M. Dodeuil, qu'on a enlevé du tissu sain en même temps que la production morbide, et que la surface seule de la tumeur a été examinée.

M. Sappey, n'admettant pas plus que M. Dodeuil l'hypertrophie vraie comme cause de l'augmentation de volume de la prostate, pense que celle-ci est la conséquence de l'accroissement en nombre et en volume des calculs existant normalement dans la

(1) Timoléon Dodeuil. *Recherches sur l'altération sénile de la prostate*, etc. Paris.

glande. Ces calculs cesseraient dès lors de flotter dans le liquide prostatique pour s'accoler aux parois des culs-de-sac glandulaires qu'ils finiraient même par distendre.

Ainsi donc, d'après M. Sappey, l'altération qui constitue ce qu'on appelait autrefois l'hypertrophie siége dans la glande même et est constituée tout simplement par la multiplication des calculs. D'après ce même auteur, quand la production calculeuse est très-abondante, la dilatation ne porte pas seulement sur le corps des glandules et sur leurs conduits, mais aussi sur leurs embouchures. Or, comme celles-ci sont taillées en bec de flûte, on aurait à tort comparé aux replis valvulaires le repli muqueux qui les limite postérieurement.

M. Sappey ajoute qu'on a eu bien tort de regarder comme anormale l'existence de ces valvules, sur la nature, la cause et le mode de développement desquelles il est impossible de conserver aucune illusion.

M. Dodeuil partage complétement l'avis de M. Sappey sur ce point et croit, comme lui, qu'on a eu tort de désigner sous le nom de valvule le repli muqueux qui limite en arrière les embouchures des conduits excréteurs prostatiques distendus par des calculs. Seulement, d'après lui, les valvules ont une tout autre origine et une constitution bien différente; elles ne sont pas formées par un repli muqueux, leur composition est beaucoup moins simple et leurs dimensions sont parfois énormes, surtout si on les compare au faible volume des petites concrétions calculeuses qui existent en même temps. M. Dodeuil ne peut admettre qu'une concrétion qui n'est pas toujours aussi grosse qu'une tête d'épingle détermine la production d'une valvule haute quelquefois de plus d'un centimètre, et d'une structure aussi remarquable et aussi complexe que celles qui font le sujet de cette étude. L'opinion de M. Sappey est erronée parce que la cause qu'il invoque n'est nullement comparable à l'effet produit, et surtout parce que, d'après M. Dodeuil, il n'est pas tout à fait rare de rencontrer ces sortes de valvules alors qu'il n'existe au fond de la glande qu'une concrétion microscopique.

Dans l'altération prostatique de la vieillesse, il se produit une substitution de tissu fibreux qui a quelque chose de semblable à ce qu'on trouve dans le développement du squirrhe de la mamelle.

La transformation de la prostate présente deux phases.

Dans la première, les culs-de-sac glandulaires deviennent plus volumineux, mais sans qu'il y ait pour cela hypertrophie, et, d'après M. Dodeuil, malgré ce qu'une pareille assertion peut avoir d'extraordinaire, cette transformation n'est que le début de l'atrophie. L'examen microscopique révèle, en effet, que si les culs-de-sac paraissent plus gros, c'est parce qu'il se développe dans la couche externe de leurs parois de nombreux noyaux embryo-plastiques, rudiments du tissu fibreux qui ne tarde pas à apparaître pour produire la seconde phase de l'altération.

Celle-ci est bien véritablement la phase atrophique ; le tissu fibreux s'étant accru arrive à prédominer et finit par étouffer les éléments sécréteurs, vasculaires et épithéliaux.

Ceux-ci ne pouvant plus se nourrir régulièrement ne tardent pas à s'altérer ; les cellules épithéliales deviennent granuleuses, et tendent à disparaître.

La trame fibreuse de nouvelle formation s'incruste de phosphate ammoniaco - magnésien amorphe ou cristallisé. Les fibres musculaires normales éparses dans le tissu nouveau en sont elles-mêmes non-seulement enveloppées, mais il se dépose, même dans leur intérieur, des cristaux de phosphate ammoniaco-magnésien ; phénomène qui n'est pas d'ailleurs particulier aux fibres musculaires de la prostate, puisque M. Dodeuil en a trouvé dans les fibres musculaires du cœur.

La valvule du col chez les vieillards serait toujours, d'après le même auteur, la conséquence de l'altération prostatique, assertion qui s'accorde d'ailleurs avec l'opinion de Thompson, mais contraire à celle de Mercier, qui prétend avoir rencontré des valvules formées soit par des fibres musculaires soulevant la muqueuse, soit par la muqueuse seule. Si la valvule devient considérable, des culs-de-sac glandulaires finissent par s'y insinuer à la longue.

Chaque fois qu'il a pu étudier des valvules uniquement constituées par la muqueuse, M. Dodeuil a trouvé des éléments de cette membrane présentant une prolifération anormale portant particulièrement sur les éléments de la couche profonde du chorion.

Sous la couche superficielle de la muqueuse, qui n'est généralement pas altérée, on rencontre un grand nombre de fibres de tissu fibreux, et, plus profondément, une couche parfois très-épaisse de tissu élastique de la variété dartoïque. Une coupe de ce tissu se fait reconnaître à l'œil nu; elle présente un tissu ferme, dense, duquel on ne fait rien sortir par la pression. Si, au contraire, la valvule renferme du tissu glandulaire, on peut en exprimer du suc prostatique mêlé d'un grand nombre de débris épithéliaux. Quand la valvule est épaisse et saillante et qu'on la presse entre les doigts, on y sent un noyau uréthral formé de tissus fibreux ou plus souvent de tissu glandulaire.

La formation des tissus fibreux qui viendrait, d'après M. Dodeuil, augmenter d'abord le volume de la prostate pour le diminuer ensuite en étouffant ses éléments, montre que l'opinion de Mercier, comparant l'augmentation de volume de la prostate à la cirrhose du foie, n'était pas aussi éloignée de la vérité qu'on aurait pu le croire au premier abord.

Aux transformations intimes, décrites dans les paragraphes précédents, répondent des modifications extérieures que nous allons maintenant étudier.

Tantôt l'organe est plus mou qu'à l'état normal ; il cède plus facilement à la pression, il est plus élastique, on sent distinctement les granulations plus ou moins arrondies, et pouvant acquérir jusqu'au volume d'un grain de raisin. Ces granulations, faciles à isoler, ne tiennent plus alors au reste de l'organe que par un pédicule plus ou moins étroit, formé par les vaisseaux. A l'extérieur, chacune de ces granulations est lisse et blanchâtre ; mais, si on y pratique une coupe, on s'aperçoit qu'elles sont formées d'une masse d'aréoles de la grosseur d'un grain de millet, d'où l'on fait sortir une grande quantité de liquide prostatique plus ou moins épais.

Tantôt la glande est plus dure qu'à l'état sain, elle résiste davantage à la pression ; elle crie sous le scalpel et la coupe présente une consistance lardacée. Le tissu devient parfois, dans ces cas, aussi résistant que du cartilage et du tissu osseux. Le plus ordinairement, il est blanc à l'intérieur, mais cette coloration n'est pas uniforme et, çà et là, on remarque quelques places plus foncées, quelquefois noirâtres, dues à la vascularité plus grande du tissu fibreux.

Les granulations, comme nous l'avons vu, ne sont pas ici très-nombreuses, mais elles sont distinctes et assez faciles à isoler, car elles sont entourées de tissus fibreux, d'où elles s'échappent aussitôt qu'on y pratique une coupe.

Moins abondant que dans la variété précédente,

le liquide prostatique l'est encore plus qu'à l'état normal et n'est pas plus visqueux.

Dans cette espèce d'hypertrophie, les aréoles et les vaisseaux sont moins apparents que dans la précédente, ce qui n'empêche pas d'y rencontrer parfois des cavités assez considérables, pouvant atteindre jusqu'au volume d'un grain de raisin, et renfermant du liquide prostatique. Ces cavités ne sont pour M. Mercier que des aréoles développées.

La prostate hypertrophiée a non-seulement subi des changements dans sa structure intime, mais, presque toujours encore, dans sa forme. Quand l'augmentation de volume est *générale* et *uniforme*, la glande peut avoir conservé sa régularité normale; cependant presque jamais il n'en est ainsi. Tantôt l'hypertrophie, quoique générale, s'est portée, avec plus de force, sur une ou plusieurs parties de l'organe; tantôt certaines portions sont restées saines, tandis que d'autres se sont accrues, et dans les deux cas il y a irrégularité dans la forme. Dans le premier, la prostate plus tendre, plus volumineuse qu'à l'ordinaire, offrira néanmoins une surface extérieure lisse et uniforme; dans le second, la tension sera la même, mais on constatera sur cette surface des bosselures plus ou moins prononcées.

A l'extérieur, la prostate ne peut pas se développer avec la même facilité de tous côtés : en avant, elle rencontre le pubis; en bas, l'aponévrose moyenne qu'elle ne peut franchir. Aussi est-ce en arrière, du côté du rectum où elle peut jusqu'à un certain point gêner la défécation, et surtout en haut, dans le petit bassin, qu'elle vient faire saillie, saillie quelquefois si considérable, qu'on l'a vue, dans cette cavité, égaler le volume du poing et même celui d'une noix de coco de grosseur moyenne.

A l'intérieur, les mêmes obstacles n'existent plus; aussi voit-on les différents lobes de la glande s'avancer, soit à l'intérieur de l'urèthre, soit dans la vessie, et acquérir, surtout dans ce dernier organe où l'espace est plus grand et plus libre, un développement relativement énorme.

De ce côté, les changements dans la forme et le volume de la glande ont une influence immédiate sur les fonctions urinaires, car ils modifient, plus ou moins profondément, les rapports de la vessie, de l'urèthre, déforment l'orifice uréthro-vésical, l'urèthre et la vessie elle-même. Leur étude offrant, comme on le voit, un grand intérêt au point de vue pratique, nous allons étudier l'augmentation de volume dans chacune des parties de la glande.

Augmentation du lobe moyen. — Ce lobe de la prostate, qu'on appelle aussi lobe de Home, a peu de tendance à prendre de l'extension par en bas, car, de ce côté, il est bridé par le ligament de Carcassonne ou aponévrose moyenne; par contre, en haut, il ne rencontre pas d'obstacle; aussi vient-il faire saillie dans la vessie en s'avançant sous les fibres musculaires du trigone, qu'il soulève et qu'il dissocie en formant une tumeur parfois considérable. Cette tumeur est, en grande partie, isolée du reste de la glande; sur les côtés, en effet, elle est séparée des deux lobes latéraux par deux sillons dont les tissus, ne participant pas à l'hypertrophie, la laissent indépendante; en avant, elle ne tient que par une extrémité mince au verumontanum, et, en haut, son accroissement même contribue à rendre moins nombreuses ses attaches à la vessie.

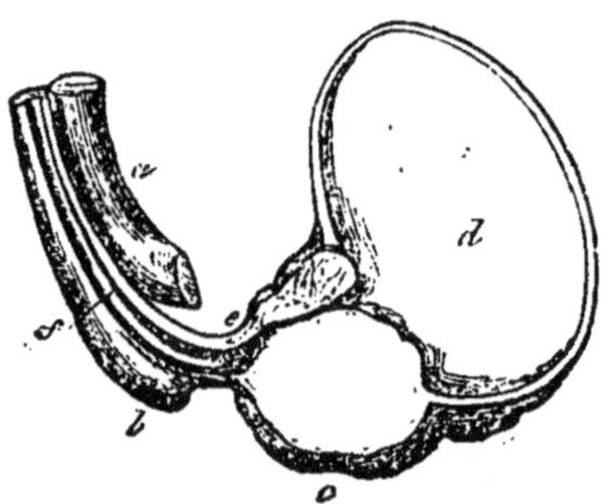

Déviation de l'urèthre produite par l'hypertrophie de la prostate (*).

L'urèthre, dans cette sorte d'hypertrophie, est complétement déformé. Placé, à l'état normal, sur le même plan que le bas-fond de la vessie, il est ici tellement relevé qu'il ne peut plus servir, dans sa partie médiane, à la sortie de l'urine. Celle-ci s'écoule alors par les deux sillons dont nous avons parlé tout à l'heure. Ces deux sillons forment un angle dont le sommet est au verumontanum; de à, ils s'élèvent pour arriver jusqu'à la vessie où se trouve la base du triangle.

D'autres fois l'orifice interne de l'urèthre se

(*) Dans cette figure, la sonde, après avoir parcouru la partie pénienne *a* et bulbeuse *b* de l'urèthre *f*, arriverait à la région prostatique *e*, où le canal se trouve fortement dévié en haut par la masse que la prostate *c* forme dans la cavité vésicale *d*. (Ch. Bell, pl. XI.) — Fig. tirée de Thompson, *Maladies des voies urinaires*, p. 421.

trouve complétement oblitéré par la tumeur, et l'urine ne peut sortir qu'au prix des plus grands efforts ou bien il y a rétention d'urine complète. Dans ce cas, les efforts du malade peuvent être suffisants pour tirer le col vésical en arrière et pratiquer une ouverture permettant au patient d'uriner par engorgement, pour employer l'expression consacrée. Car la sortie de l'urine, dans tous les cas de miction par regorgement, est due à un effet tout à la fois mécanique et dynamique qui a été très-bien exposé par M. Dolbeau. Les fibres musculaires vésicales ayant perdu leur tonicité ne se contractent plus et laissent l'urine s'accumuler jusqu'à ce que leur résistance propre soit arrivée à sa limite extrême. Alors, de deux choses l'une, ou elles cèdent, et il y a rupture de la vessie, ou, plus fortes que celles du col vésical, elles distendent celui-ci, et l'urine en sort, dès ce moment, au fur et à mesure de son arrivée par les uretères.

Un autre résultat de l'hypertrophie du lobe médian, c'est l'allongement de l'urèthre dans le sens antéro-postérieur. Cet allongement peut être considérable et atteindre jusqu'à 3 centimètres de plus qu'à l'état normal. Aussi quelques chirurgiens, M. Gosselin entre autres, se servent-ils, dans ces cas, d'une sonde plus longue que celle habituellement en usage. Et encore faut-il, quand celle-ci est arrivée au niveau de la tuméfaction prostatique, en abaisser fortement le manche en bas pour permettre au bec d'entrer dans la vessie.

Augmentation des lobes latéraux. — Les lobes latéraux, comme le lobe médian, s'allongent d'avant en arrière; ils sont, en effet, serrés au dehors par une aponévrose qui, en leur interdisant toute augmentation de volume de ce côté, les comprime de manière à leur faire prendre la direction indiquée; il s'ensuit que, dans ce cas comme dans le précédent, la longueur du canal est encore augmentée.

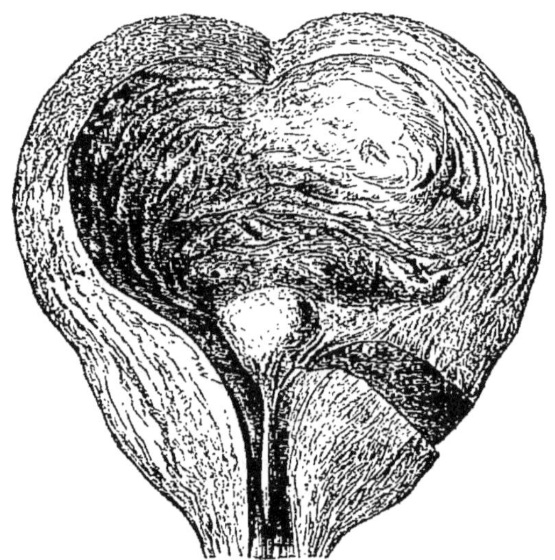

Hypertrophie de la prostate (*).

Sur le lobe hypertrophié, on voit s'avancer, du

(*) Hypertrophie considérable des lobes latéraux de la prostate; refoulement de orifice vésical de l'urèthre; aplatissement du canal. Tissu très-dur sans dégénérescence. Deux sillons latéraux; le gauche a été suivi par la sonde et présente des éraillures faites par elle.

Cette figure est aussi remarquable par la saillie qu'y forme le trigone en arrière. Les fibres musculaires augmentent d'épaisseur à mesure que l'on approche du col vésical. Il n'y avait pas grande difficulté à uriner, grâce à l'hypertrophie des fibres musculaires de la vessie. (Fig. tirée du *Traité des maladies des voies urinaires*, de Civiale, p. 209.)

côté de l'urèthre, une tumeur non pédiculée et se continuant d'une manière presque insensible avec le reste de la glande; cette tumeur vient toucher le lobe du côté opposé dans lequel elle se creuse quelquefois une loge qui la coiffe en partie. On comprend que, dans ces cas, le canal subisse une déviation dans le sens opposé à la tumeur; à droite, si celle-ci est à gauche, et réciproquement; mais, dans tous les cas, le canal conserve sa direction normale en avant et en arrière de la déviation.

Les deux lobes latéraux peuvent être hypertrophiés en même temps et présenter des dispositions différentes. Si les tumeurs qui en partent sont situées au même niveau, elles viennent quelquefois se toucher par leur sommet, et alors deux routes conduisent à la vessie : l'une passe au-dessus des tumeurs, l'autre au-dessous; la portion centrale de l'urèthre est oblitérée à leur point de contact. On a vu l'accolement de ces tumeurs venir écarter le col vésical et l'incontinence d'urine en être la conséquence. Dans d'autres cas, les tumeurs sont situées l'une en avant, l'autre en arrière, si bien que le canal est alternativement dévié à droite et à gauche. On voit combien une pareille disposition offre de difficulté à l'arrivée de la sonde dans la vessie.

L'hypertrophie des deux lobes latéraux coïncide presque toujours avec celle du lobe médian et complique encore les déviations du canal.

Contrairement à l'opinion de Desault, Portal et Boyer, qui prétendaient que des rétrécissements pouvaient être la conséquence de la tuméfaction de la prostate, il est prouvé aujourd'hui qu'on ne rencontre jamais de véritables rétrécissements dans la région prostatique, et qu'au contraire, dans l'hypertrophie des lobes latéraux, le canal acquiert le plus souvent un diamètre antéro-postérieur plus considérable qu'à l'état normal, et pouvant atteindre jusqu'à 25 et même 30 millimètres.

Déformation de l'orifice uréthro-vésical. — L'orifice uréthro-vésical éprouve, sous l'influence de l'hypertrophie des lobes latéraux, une extension de son diamètre antéro-postérieur proportionnée à celui de la région prostatique. Il prend alors la forme d'une fente allongée dont les parois fortement accolées l'une à l'autre, comme dans toute la région prostatique, ne permettent pas à l'urine de s'échapper malgré le malade.

Dans la disposition que nous venons d'examiner, le méat interne a conservé sa régularité, mais il n'en est plus ainsi quand l'un des lobes s'est accru plus que les autres. Si c'est le lobe médian, l'orifice uréthro-vésical s'allonge dans le sens transversal; il ne forme plus une ligne droite, mais courbe à convexité tournée en haut.

Si c'est un des lobes latéraux qui l'emporte sur l'autre, le grand diamètre de l'orifice interne de l'urèthre sera dirigé d'avant en arrière et la convexité tournée du côté opposé à la tumeur.

Dans quelques cas rares, tous les lobes participant à l'augmentation de volume, l'orifice de l'urèthre, dans la vessie, est complétement déformé. Il est irrégulier, froncé, parsemé de petites tumeurs qui offrent quelquefois un grand obstacle à la sortie de l'urine. En effet, on a vu de ces tumeurs, faisant l'office de soupape, se soulever pendant la miction et, poussées par l'urine, venir s'appuyer sur le col vésical et, dès lors, l'empêcher de sortir.

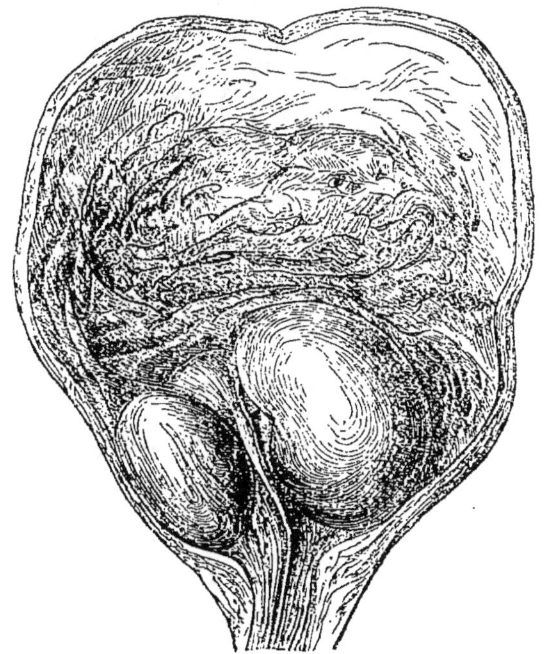

Hypertrophie de la prostate (*).

L'hypertrophie des lobes latéraux, quand elle est

(*) Représentation de la pièce 300 du musée Dupuytren.
Déviation très-prononcée du col vésical rendant le cathétérisme fort difficile. La saillie des lobes latéraux dans la cavité vésicale, surtout du côté gauche, est aussi très-remarquable. Les deux lobes latéraux et celui du milieu sont rejetés à droite. (Civiale, t. II, p. 186.)

considérable, peut donner à l'orifice uréthro-vésical la forme d'un triangle dont la base est tournée en arrière. Les parois de cet orifice, contrairement à ce que nous avons observé tout à l'heure, ne se

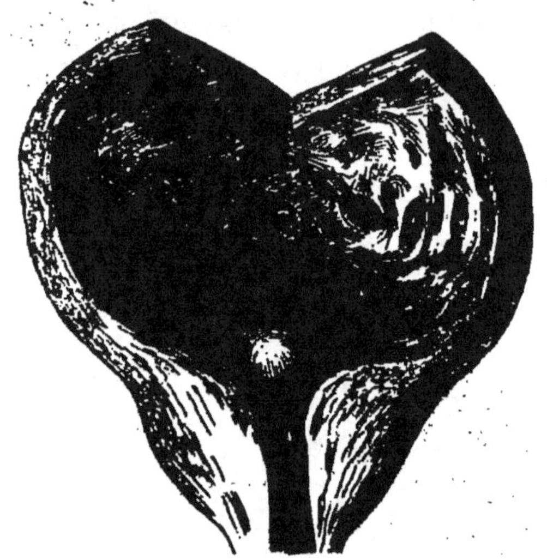

Hypertrophie de la prostate (*).

rapprochent plus l'une de l'autre, et, dès lors, il y a incontinence d'urine. L'orifice uréthro-vésical peut présenter la disposition précédente quand à l'hypertrophie des lobes latéraux vient se joindre celle du lobe moyen; celui-ci alors écarte les parois

(*) Dans cette figure la masse latérale gauche de la prostate proémine plus que a droite dans la vessie et y forme une tumeur plus à pic. L'urèthre est aplati latéralement et légèrement dévié. La crète uréthrale est saillante et se continue en arrière, avec un prolongement antérieur de la prostate constituant une tumeur très-régulière, de chaque côté de laquelle se trouvent deux sillons qui la séparent des lobes latéraux. Le trigone a très-peu d'étendue, ayant été en partie envahi par la prostate. Ce tissu ne présente pas trace de phlegmasie. Il existe derrière la prostate une dépression de 20 millim.

Parois de la vessie très-épaisses, cellules en grand nombre et disséminées sur tous les points de l'organe. Plusieurs sont grandes et font saillie au dehors de la poche urinaire. (Civiale, t. II, p. 189.)

latérales de la fente allongée que nous avons décrite tout à l'heure, et en tient l'orifice entr'ouvert, de sorte qu'il en résulte encore une incontinence d'urine.

Quelquefois il y a incontinence; seulement, l'urine ne s'échappe pas par un orifice unique et central mais par deux orifices latéraux. Voici, dans ce cas, la disposition du col de la vessie : Du lobe médian s'élève une tumeur pédiculée dont le sommet, plus large que la base, s'interpose de telle sorte entre les deux lobes latéraux, qu'il les empêche de combler les deux rigoles latérales dont nous avons parlé, et par lesquelles l'urine peut, dès lors, s'échapper sans obstacle.

Il est encore une question à laquelle il faut répondre avant de terminer ce qui a rapport à l'anatomie pathologique de cette affection. C'est celle de savoir quelles sont les parties de la prostate le plus souvent affectées d'hypertrophie. Eh bien, l'observation permet de dire qu'aucune n'échappe à la transformation, bien que celle-ci puisse se montrer avec plus de force dans l'une que dans l'autre. Et encore, quand il y a prédominance de la tuméfaction, celle-ci ne s'exerce-t-elle pas toujours sur le même point. C'est tantôt le lobe médian, tantôt l'un des lobes latéraux qui en est l'objet, et cela, soit au début, soit plus tard. Ordinairement, toutes les parties sont à peu près également développées; cependant, d'après Thompson, le lobe médian serait peut-être celui de tous qui subit le premier, et à un plus haut degré, la transformation hypertrophique.

Cet auteur a donné le résultat suivant de l'examen de 123 prostates hypertrophiées :

Formes communes de l'affection :

1° Hypertrophie générale de la prostate ; les deux lobes latéraux et la portion médiane à peu près également développés : 7 cas.

2° Hypertrophie générale de la prostate ; mais portion médiane augmentée dans une plus forte proportion : 19 cas.

3° Hypertrophie générale de la prostate, mais avec prédominance du lobe droit sur le gauche : 8 cas.

4° Hypertrophie générale de la prostate, mais avec prédominance du lobe gauche sur le droit : 11 cas.

Formes rares :

1° Lobes latéraux seuls hypertrophiés : 5 cas.

2° Commissure antérieure seule hypertrophiée, ou plus que le reste : 3 cas.

3° Lobes latéraux et commissures antérieures hypertrophiés, mais non la portion médiane : 3 cas :

Les résultats auxquels M. Guyon est arrivé sont à peu près les mêmes que ceux de Thompson.

ÉTIOLOGIE. — Depuis Riolan jusqu'à Boyer, tous les chirurgiens, en y comprenant Chopart et Desault, attribuaient l'hypertrophie de la prostate, chez les vieillards, à un squirrhe de cet organe ;

et quoiqu'ils n'entendissent pas le mot squirrhe dans le même sens que nous le faisons aujourd'hui, il n'en est pas moins vrai qu'ils ignoraient complétement la nature de la maladie. On a voulu voir aussi dans la tuméfaction sénile de la vieillesse un résultat de la scrofule; Desault et Sœmmering ont émis l'un et l'autre cette opinion, et Hunter était de leur avis puisqu'il administrait la ciguë contre cette maladie. J. L. Petit, de son côté, regarde l'engorgement prostatique de la vieillesse comme une production de nature syphilitique, parce que, dit-il, l'usage du mercure lui a procuré de bons résultats contre cette affection. Mais à cela on peut répondre que, le mercure étant un altérant, il n'y a rien d'étonnant qu'il ait pu produire de bons effets dans la maladie dont nous parlons, et que, d'ailleurs, si J. Petit a eu à s'en louer, il n'a rien produit entre les mains de B. Bell. Comment expliquer d'ailleurs par le vice syphilitique l'hypertrophie prostatique de Fothergill, qui n'avait jamais vu de femmes?

Sir A. Cooper, sir Charles Bell, regardent l'hypertrophie de la prostate comme le résultat d'une excitation trop fréquente des organes génitaux et de l'abus des plaisirs vénériens. Mais à cette manière de voir, M. Mercier fait une objection qui ne manque pas de valeur. C'est chez les hommes de cabinet, dit-il, chez ceux qui se livrent ardemment à l'étude, qu'on rencontre le plus souvent l'hypertrophie de la prostate; or, ce sont justement ceux-là qui sont le moins portés vers les plaisirs de l'amour, et qui, par conséquent, excitent le moins leurs organes génitaux. Cependant, encore de nos jours, beaucoup de médecins admettent que toutes les causes d'irritations du canal, séjour d'un calcul dans l'urèthre, plaisirs vénériens trop fré_ quents, et les vieilles blennorrhagies en particulier, sont une cause d'hypertrophie de la prostate.

Pour Thompson, la blennorrhagie ancienne, celle qui arrive à se fixer sur la prostate, produirait un effet tout contraire, c'est-à-dire qu'au lieu de l'hypertrophie, elle amènerait la diminution du volume de l'organe, et un certain degré d'atrophie. Ce résultat serait dû aux produits inflammatoires qui, en se déposant dans l'organe, entraveraient sa nutrition et, par suite, son accroissement. Une inflammation prostatique augmente le volume de la glande dans les premiers moments ; mais le gonflement n'est alors que passager, et ne se présente d'ailleurs que chez l'adulte.

Enfin, beaucoup d'auteurs et, entre autres Amussat et Civiale, pensent que les rétrécissements uréthraux sont une cause fréquente de l'augmentation sénile de la prostate. Civiale reconnaît, à la vérité, que s'il a très-fréquemment rencontré ces deux lésions sur un même individu, sur d'autres il lui a été impossible de les trouver. Il fait même remarquer que l'urine rencontrant un obstacle à son libre écoulement doit, par la pression qu'elle exerce alors sur le fond de l'urèthre, empêcher son gonflement et, par conséquent, celui de la prostate. Cette manière de voir est adoptée par Thompson. Et, en effet, l'organe sur lequel s'exerce une pression si souvent répétée ne doit-il pas éprouver une difficulté plus grande à se nourrir et, par conséquent, loin d'avoir une tendance à s'accroître, ne doit-il pas, au contraire, tendre à diminuer de volume?

Velpeau, envisageant cette transformation à un point de vue plus philosophique, a cherché à expliquer le gonflement sénile de la prostate par une propriété inhérente à son tissu. Pour lui, la prostate de l'homme peut être comparée à l'utérus de la femme. Les canaux déférents qui se rendent aux angles de la prostate pour la traverser avant d'arriver à l'urèthre, et qui servent de conduits au sperme, seraient les analogues des trompes de Fallope qui, se rendant aux angles de l'utérus, servent à y amener les ovules. Cette opinion de Velpeau, qui n'est que la reproduction, comme il le dit lui-même, de celle de Fréd. Meckel, n'a pas été admise en général. On a fait remarquer avec raison que la prostate s'hypertrophie dans la vieillesse, c'est-à-dire quand les fonctions génitales cessent d'être actives, et qu'au contraire, c'est en pleine activité fonctionnelle, par conséquent dans la jeunesse, que se montrent les tumeurs utérines. Du reste, l'étude de la formation des deux organes, prostate et utérus, ne vient pas, si l'on s'en rapporte aux recherches des auteurs contemporains, à l'appui de l'opinion de Velpeau. D'après eux, ce serait non pas la prostate, mais l'utricule prosta-·tique qu'elle contient qui serait l'analogue de l'utérus de la femme, et peut-être même de l'utérus et du vagin réunis. Cependant, sans remonter si haut, on doit avouer que le rapprochement fait par Velpeau ne manque pas d'une grande apparence de vérité. Car, que l'utérus et la prostate tirent leur origine des mêmes centres de développement ou qu'il en soit autrement, il n'en est pas moins vrai qu'au point de vue de la structure anatomique, leurs tissus présentent une bien grande analogie. Dans l'une et l'autre, en effet, nous voyons un tissu musculaire lisse, serré, entremêlé en faisceaux épais et non disposé en couches minces, comme dans les autres organes, où l'on rencontre du tissu musculaire à fibres lisses. L'analogie de structure des deux organes étant établie, pourquoi ne pas admettre que leurs tissus puissent donner lieu à des productions identiques, et que, dès lors, celles-ci n'aient la même cause? Laissons parler Velpeau : « Les tumeurs de la prostate se montrent tantôt du côté de l'urèthre, comme celles de la matrice, du côté de la cavité de cet organe; tantôt du côté du rectum ou de la vessie, comme celles de l'utérus, du côté du péritoine; de même qu'elles sont souvent disséminées, enveloppées dans le parenchyme glanduleux, comme celles de la femme dans le tissu fibro-musculaire de la matrice. »

Ne voit-on pas dans la prostate comme dans

l'utérus, certaines de ces tumeurs s'isoler complétement et ne plus tenir que par un pédicule au
corps de l'organe? Assurément, ces tumeurs sont
plus rares dans le premier que dans le second de
ces organes; mais elles n'y sont pas moins réelles
et d'apparences semblables. Plus libres de leur développement dans la matrice, parce qu'elles peuvent s'avancer à volonté dans la cavité péritonéale,
que dans la prostate qui ne leur offre que l'urèthre
et la vessie pour s'augmenter et s'accroître notablement, elles sont plus rares à cause de cela dans
cette glande, mais n'en prennent pas moins les
mêmes formes : globuleuses, pédiculées, disposées
en bosselures ou constituées simplement par une
augmentation simple de la masse organique. Du
reste, dans la prostate, très-rarement, à la vérité,
on en a rencontré aussi à la périphérie de l'organe.
Quand elles se montrent à l'intérieur de l'urèthre,
on les voit sur toute la surface de l'organe et nais-
sant, comme nous l'avons vu, surtout de sa paroi
inférieure.

Les tumeurs parenchymateuses de la prostate
comme de l'utérus, se présentent sous forme de
pelotons de volume varié, presque toujours multiples, à surface inégale, plus ou moins bosselées, et
n'offrant ni pédicule, ni base, ni point de départ
qu'on puisse apprécier.

L'utérus, comme la prostate, peut encore sans
renfermer ou porter de véritables tumeurs, subir
dans la masse de son tissu fibreux une augmenta-

tion hypertrophique, lui donnant un volume plus ou moins considérable, mais n'apportant aucun trouble sensible à ses fonctions.

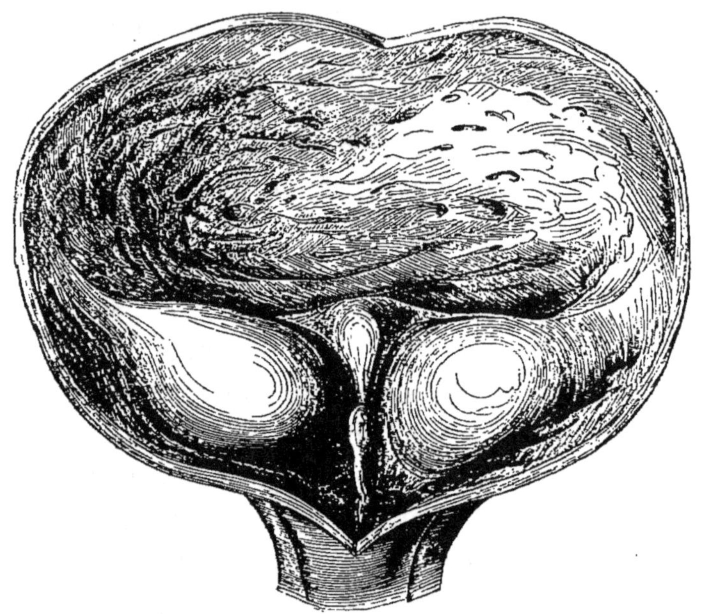

Hypertrophie de la prostate (*).

Si maintenant nous envisageons les analogies sous un autre rapport, nous voyons que Thompson, pour un nombre égal d'hommes et de femmes, a vu à peu près un même nombre de prostates et d'utérus hypertrophiés : sur 100 femmes ayant dépassé 35 ans, il y en avait 20, et sur 100 hommes au-dessus de 50 ans, 35.

(*) Hypertrophie considérable des deux lobes latéraux de la prostate et saillie très-prononcée entre les deux lobes de la crête uréthrale qui va rejoindre en arrière le corps de la glande soulevant le trigone. Dépression profonde en arrière du corps de la prostate, cellules nombreuses et inégales. — (Fig. d'une pièce du musée Dupuytren, tirée de l'ouvrage sur les *Voies urinaires*, de Civiale p. 208.

Reste cette objection que c'est sur la femme en pleine activité de reproduction qu'apparaît l'hypertrophie utérine, et sur l'homme au déclin de la même fonction que se montre l'hypertrophie prostatique. Mais outre que les usages de la prostate ne sont pas parfaitement connus, Thompson fait remarquer avec justesse que le liquide prostatique est dans ce cas aussi abondant qu'à l'état normal; or le liquide prostatique a bien son rôle puisqu'il vient se mélanger au sperme pendant l'éjaculation et lui communiquer sa couleur.

Mais cette analogie entre deux organes de tissus analogues, produisant les mêmes phénomènes morphologiques, ne nous donne pas la raison de ces phénomènes; nous les constatons, sans savoir pourquoi ils se produisent, sans connaître leur cause essentielle et intime. Aussi les pathologistes ont-ils voulu pénétrer plus profondément la nature de ces changements, pour en savoir l'origine.

Ev. Home le premier a donné une explication qui a été depuis adoptée par les pathologistes, M. Mercier entre autres. Pour lui, l'hypertrophie prostatique aurait pour cause primitive la lenteur du retour du sang du col de la vessie, lenteur due à la situation des veines par rapport au cœur, et qui amènerait une congestion habituelle de ces vaisseaux. Il y aurait donc là une hypernutrition ou une séparation moins rapide des matériaux éliminés. M. J. Guérin n'a-t-il pas, en effet, fait remarquer que chez les individus difformes, courbés en avant, le sang éprouvant une difficulté considérable à remonter vers le centre circulatoire, le tissu adipeux avait une tendance considérable à s'accroître dans les parties inférieures à la déformation ?

A l'appui de cette opinion, M. Mercier fait remarquer que les personnes molles et lymphatiques, à système cellulaire et graisseux très-développé, sont surtout sujettes à l'hypertrophie sénile; or elles ont en général le tissu veineux très-lâche et peu résistant. On rencontre cette maladie chez les vieillards obèses, chez ceux qui ont des varices, des varicocèles, des hémorrhoïdes, toutes maladies qui indiquent une difficulté de la circulation veineuse, surtout de celle de la partie inférieure du corps.

On voit aussi cette maladie chez les individus que leur genre de vie ou leurs occupations forcent à rester sédentaires, qui demeurent longtemps assis ou le corps courbé en avant, chez les cavaliers, les tailleurs, les cordonniers, auxquels il faut ajouter ceux qui font bonne chère.

En résumé, de toutes ces causes, on le voit, aucune ne nous donne la raison exacte de cette transformation singulière. Quand on a éliminé la syphilis, les excès vénériens, les inflammations et toutes les causes données à la légère, on voit un tissu ayant pour propriété inhérente à sa constitution intime de subir une augmentation de ses éléments anatomiques. Sous quelle cause, on n'en sait rien au juste; peut-être sous l'influence d'une gêne de la circulation veineuse amenant une hypernutrition ou entravant la désassimilation ?

SYMPTÔMES. — Nous avons vu que l'augmentation de volume de la prostate est souvent la cause d'incontinence ou de rétention d'urine, nous avons expliqué comment l'une et l'autre se produisaient; aussi nous n'avons pas à revenir sur ce point. Mais quand un homme ayant passé la première moitié de la vie se présentera au médecin en accusant l'une ou l'autre de ces infirmités, celui-ci, surtout si le malade est bien constitué, a conservé sa force et n'a souffert précédemment d'aucune affection pouvant expliquer ces phénomènes, devra de suite tourner son attention vers la prostate.

Dans la rétention, deux cas se présentent, ou bien le malade urine par regorgement ou bien il n'urine pas du tout; dans le premier, il lui sera facile de reconnaître que le patient, tout en croyant vider sa vessie, a ce réservoir plein de liquide, à tel point qu'on l'a vu, dans des circonstances analogues, remonter jusqu'à l'ombilic. et même, dit-on, jusqu'aux fausses côtes. Pour cela le médecin n'aura qu'à porter ses yeux sur l'hypogastre, son premier coup d'œil suffira pour constater une tumeur plus ou moins saillante qu'il pourra facilement délimiter avec la main et la percussion.

Les choses ne se passent pas toujours ainsi et, quoique les exceptions à ce que je viens de dire soient rares, il n'est pas moins vrai qu'elles existent et qu'un malade peut très-bien être atteint de réten-

tion d'urine avec regorgement d'origine prostatique, sans présenter la tumeur sus-pubienne dont
je viens de parler; il suffit pour cela que sa vessie
soit racornie et revenue sur elle-même.

Pour reconnaître un pareil état, ni la vue, ni la
palpation ne seront suffisantes; c'est à la sonde et
aux injections qu'il faut recourir. On introduira
dans la vessie une sonde à béquille, en gomme
élastique, aussi molle que possible, dont le bec n'ait
pas plus d'un centimètre de long, et on poussera
très-doucement dans l'organe une injection d'eau
tiède, en ayant soin de s'arrêter aussitôt que le
malade éprouvera le besoin d'uriner. On jugera,
d'après la quantité d'eau qu'on aura pu introduire, de la capacité du réservoir vésical.

La rétention d'urine complète se montre le plus
souvent brusquement, et elle a alors pour causes
occasionnelles des conditions faciles à constater,
ce sont :

1° Des excès vénériens, alcooliques ou simplement alimentaires;

2° L'exposition au froid ou à l'humidité;

3° La résistance au besoin d'uriner.

Dans d'autres circonstances, la rétention se
montre sans causes occasionnelles évidentes ou
appréciables.

Dans les deux cas, elle est facile à reconnaître;
la tumeur sus-pubienne vient corroborer le dire
du malade et expliquer son état d'anxiété et ses
souffrances. Aussi, l'accident en lui-même est-il

facile à constater, et n'est-ce pas à lui qu'il faut s'arrêter. Il est nécessaire d'en rechercher la cause matérielle. La rétention d'urine peut, en effet, se produire dans d'autres circonstances; sans parler des maladies générales qui, en agissant sur le système nerveux, enlèvent à la vessie ses propriétés contractiles. nous avons les rétrécissements qui, sous l'influence des mêmes causes occasionnelles, donnent lieu à la rétention; les calculs de l'urèthre peuvent produire le même effet. La vue, la palpation n'étant plus ici suffisantes, on aura recours à l'examen direct au moyen du cathétérisme. Pour cela, on se servira d'une bougie à boule qu'on enfoncera dans l'urèthre avec toute la douceur possible, car l'urèthre des malades atteints d'hypertrophie prostatique est souvent fort sensible par lui-même et par suite des progrès de l'âge. Si la boule est arrêtée à 10, 11 ou 12 centimètres du méat urinaire, on devra conclure à un rétrécissement. Supposé que celui-ci n'existe pas, pour atteindre la prostate, la bougie devra parcourir de 17 à 18 centimètres dans l'urèthre. Alors parfois, grâce à sa flexibilité, elle surmonte ou contourne les obstacles, ou bien elle bute contre eux, qu'elle franchit néanmoins, ou elle est nettement arrêtée. Dans ce dernier cas, on est tout de suite fixé sur la nature de l'obstacle et la cause de la rétention; mais dans le premier, il faut avoir recours au cathétérisme avec la sonde rigide à petite courbure.

Le pavillon de cette sonde étant muni d'une plaque horizontale, sa direction indiquera avec évidence la disposition des obstacles existant au col vésical. Si cette partie de la sonde s'abaisse directement entre les jambes du malade, sans être déviée ni d'un côté ni de l'autre, c'est que le bec en est relevé, sans être rejeté lui-même dans l'un ou l'autre des sillons latéraux du fond de l'urèthre; c'est, par conséquent, qu'il y a hypertrophie du lobe médian. La profondeur à laquelle on devra enfoncer la sonde pour obtenir la sortie de l'urine indiquera approximativement jusqu'à quelle hauteur l'obstacle s'avance dans la vessie; car, comme nous l'avons vu, plus celui-ci est étendu, plus le col se trouve relevé, et, par conséquent, plus la sonde doit être poussée loin.

Quand le pavillon de l'instrument est dévié à droite ou à gauche, c'est, comme nous l'avons déjà dit, que le bec est repoussé en sens opposé, et que, par conséquent, il y a hypertrophie du lobe correspondant à la déviation du pavillon.

Quand c'est d'une incontinence que souffre le malade, il est bien loin d'attribuer son infirmité à sa véritable cause, il ne la soupçonne même pas; c'est pour lui un résultat de la faiblesse amenée par les progrès de l'âge. Aussi, le médecin a-t-il le plus souvent quelque peine à le détromper et se trouve-t-il dans une situation assez difficile pour faire comprendre à son malade que ce n'est pas en reconstituant ou en fortifiant les organes qu'on parviendra à les guérir, si toutefois on peut jamais obtenir ce résultat ; car l'incontinence étant due à une disposition purement mécanique, il est très-difficile, sinon impossible, d'y remédier.

Pour constater la cause de l'incontinence d'origine prostatique, il faut procéder comme dans le cas précédent et se servir des mêmes instruments. S'il n'y a pas de rétrécissement, pas de calcul du canal, si la sonde est déviée dans un sens ou dans un autre et qu'elle ne rencontre pas de pierre dans la vessie, on n'aura pas à hésiter, pourvu, toutefois, que le malade ne soit atteint d'aucune maladie des centres nerveux.

Quand l'hypertrophie prostatique se présente avec les deux symptômes graves que nous venons d'examiner, elle n'est en général pas difficile à diagnostiquer ; le médecin, mis de suite sur la voie, n'a plus qu'à se livrer à l'examen direct pour acquérir la certitude de son existence. Malheureusement, il est loin d'en être toujours ainsi ; ces cas sont rares, et le plus souvent, surtout au début, on n'a affaire qu'à un ensemble de symptômes assez vagues et qu'on retrouve, d'ailleurs, dans presque toutes les maladies des voies urinaires.

Le premier phénomène qui frappe le malade, c'est celui d'une modification dans l'accomplissement de la miction. Son jet est déformé, bifurqué, contourné en spirale ou s'éparpille de tous côtés comme celui qui tombe de la pomme d'un arrosoir, Le jet ne sort plus aussi vite que d'habitude ; il y a hésitation à son point de départ, et, quel que soit l'effort de la vessie, il est petit et n'est projeté ni avec plus de volume ni avec plus de force. Quand il a fini d'uriner, le malade n'est pas soulagé, pas libre comme dans l'état normal, et sent une sorte de pesanteur dans la vessie et même dans le petit bassin. Par suite de cet accomplissement imparfait de la miction, les envies d'uriner deviennent plus fréquentes, et, chose remarquable et importante, c'est surtout la nuit que le malade est tourmenté du besoin d'uriner, quelquefois particulièrement le matin, au moment du lever. Ayant uriné en sortant du lit, il se trouvera repris du même besoin presque aussitôt, et cela deux et trois fois de suite. Bientôt la sensation de pesanteur, limitée d'abord au col de la vessie et au bassin, se fait sentir dans le fondement; il y a tiraillement dans les aines et jusque dans le haut des cuisses; quelquefois sensation de fourmillement dans tous les membres inférieurs et jusque dans les pieds.

L'urine, que son séjour prolongé dans la vessie finit par décomposer, devient irritante et provoque une vive cuisson lors de son passage dans l'urèthre. La muqueuse de celui-ci s'irrite, s'enflamme, et il n'est pas rare d'observer à un moment, un certain degré d'écoulement. Les testicules eux-mêmes peuvent participer à l'inflammation du canal; assez souvent ils deviennent douloureux à la pression et l'épididyme se gonfle légèrement.

A mesure que la maladie se prolonge, les symptômes que nous venons d'énumérer se prononcent davantage. La miction devient de plus en plus fréquente et les efforts pour y satisfaire de plus en plus énergiques, si bien que le malade laisse quelquefois échapper ses matières fécales, que le pénis entre dans une demi-érection, que la tête se congestionne. Malgré cela, il ne parvient pas à vider complétement sa vessie ; l'urine contenue dans son intérieur devient ammoniacale, et le malade, malgré des soins de propreté assidus, toujours plus ou moins souillé de ce liquide, exhale une odeur repoussante. La maladie ne reste pas alors localisée, et son influence se fait sentir sur toute l'économie ; le malade maigrit, perd l'appétit, la langue se sèche ; la salive n'arrivant plus en quantité suffisante, le bol alimentaire ne peut plus être formé et la nourriture est repoussée. Si l'on ajoute à cet ensemble des accès de fièvre fréquents qui, d'abord peu intenses et éloignés, se rapprochent et s'aggravent à ce point qu'ils peuvent causer la rétention complète d'urine et, par conséquent, la mort, on aura un ensemble à peu près complet des symptômes de la maladie. Assez souvent le malade n'a pas conscience de sa fièvre, mais si l'on introduit un thermomètre dans le rectum, on constate une élévation de température.

Ces accès de fièvre paraissent dus à des poussées de *néphrite interstitielle*, coïncidant elle-même avec un dédoublement du second bruit du cœur que M. Potain a désigné sous le nom de *bruit de galop*.

Mais cet ensemble, si complet qu'il soit, suffira-t-il pour pouvoir affirmer qu'il existe une hypertrophie de la prostate? Évidemment non, car on observe la plupart de ces symptômes dans un grand nombre des maladies des voies urinaires, ainsi que nous l'avons déjà fait observer.

Dans les rétrécissements de l'urèthre, est-ce qu'il n'y a pas des envies fréquentes d'uriner; est-ce que, pour y satisfaire, le malade n'est pas obligé aux plus grands efforts; est-ce qu'il n'exhale pas aussi l'odeur urineuse? Assurément si. Dans l'une comme dans l'autre affection, nous voyons des accès de fièvre, des douleurs au col, aux aines, un gonflement épididymaire. Un signe important, sur lequel nous avons déjà appelé l'attention, pourrait jusqu'à un certain point servir à différencier les deux maladies : c'est la miction si fréquente, plus fréquente la nuit que le jour, dans l'hypertrophie prostatique, et qui ne se montre pas de la même façon dans le cas de rétrécissement. C'est aussi l'âge des malades; les rétrécissements sont l'apanage de l'âge mûr; les gonflements prostatiques, celui de l'homme au déclin de la vie, d'où son nom d'augmentation sénile.

Si maintenant nous examinons les symptômes d'un calcul vésical, nous observons à peu près les mêmes phénomènes pour peu que la maladie se soit prolongée longtemps et, à plus forte raison, si, ayant été négligée, on l'observe à sa dernière période. Cependant ici, plus facilement que dans le cas de rétrécissement, la distinction peut être faite.

Quatre symptômes caractérisent les calculs de

la vessie : la douleur, l'hématurie, les envies fréquentes d'uriner, la présence des éléments d'un calcul dans l'urèthre.

La douleur dans le cas de calcul n'est pas continue comme dans l'hypertrophie prostatique, elle est plus vive, plus aiguë et se fait sentir particulièrement pendant les efforts, la marche, les courses à pied ou en voitures, surtout quand celles-ci sont mal suspendues.

On peut en dire autant de l'hématurie qui est plus fréquente, plus abondante, d'un sang plus rutilant et plus pur dans la pierre vésicale, que dans l'hypertrophie de la prostate. Celle-ci, comme la douleur, apparaît surtout après une marche, une fatigue quelconque, l'équitation en particulier. Ajoutons à ces caractères qu'elle est souvent le premier indice révélateur de la pierre. Un individu n'ayant jamais souffert de la vessie, vient se plaindre à vous d'une hématurie, vous examinez ses urines et vous y trouvez des cristaux d'acide urique ou d'urate. Permet-il l'examen immédiat de la vessie, la sonde touche un calcul; veut-il retarder, vous le voyez revenir plus tard avec l'ensemble des symptômes, demandant lui-même l'exploration qui révèle que vous avez pensé juste.

Les envies d'uriner sont fréquentes ici, comme dans l'hypertrophie, mais, contrairement à ce qui se passe dans cette dernière affection, c'est surtout dans le jour qu'elles se font sentir. Autant d'efforts ne sont pas utiles pour lancer le jet au dehors, il n'est point déformé ; seulement il est parfois subitement interrompu par le calcul qui vient, en s'appuyant sur le col, boucher l'orifice interne de l'urèthre. Ajoutons à cela que le malade sent souvent très-distinctement un corps étranger remuer dans la vessie.

Malgré tout, la connaissance de ces symptômes et de ces signes différentiels n'est pas suffisante et c'est encore l'examen direct qui révélera d'une manière certaine la nature de la maladie. Cet examen direct se pratique au moyen du cathétérisme combiné avec le toucher rectal.

Le cathétérisme, nous avons déjà dit comment il doit être pratiqué. Étant donné un malade que vous avez interrogé et sur lequel vous avez constaté un ou plusieurs des symptômes énumérés plus haut, vous devez procéder à son examen au moyen des bougies et de la sonde.

Tout d'abord on prend une bougie à boule, très-flexible, surtout dans la partie qui soutient l'olive, du numéro 19, 20 ou 21, et on l'introduit doucement dans le canal ; si elle entre de 11 à 12 centimètres, c'est qu'il n'y a pas de rétrécissement. Cependant il faut être averti que dans un urèthre même parfaitement sain, la bougie peut être arrêtée à 12 centimètres environ, surtout chez un vieillard, c'est qu'alors le cul-de-sac du bulbe étant fort développé l'olive s'y est engagée. Mais une main exercée ne peut s'y tromper ; le canal sain offre une résistance molle, une élasticité n'existant pas dans les tissus des rétrécissements qui sont durs et résistants. Quand cet accident se présente il faut, pour franchir l'obstacle, introduire un mandrin dans la bougie à boule et lui donner la courbure de la sonde ordinaire; on parvient, au moyen de cette modification dans la forme de l'instrument, à lui faire franchir le cul-de-sac bulbaire. Arrivé au delà du collet du bulbe on retire le mandrin et on continue à pousser la bougie et à *manœuvrer comme précédemment.*

Le toucher rectal doit toujours être pratiqué quand on soupçonne une hypertrophie prostatique, et quoique ses résultats ne soient pas toujours concluants il n'en est pas moins vrai que c'est, avec le cathétérisme, le seul moyen d'arriver à la vérité. Pour ne pas faire souffrir le malade certaines précautions sont nécessaires. C'est là une opération qui répugne tellement à la plupart des individus que, si vous ajoutez la douleur à la répulsion qu'elle inspire, vous pourrez vous les aliéner complétement. D'abord il faut bien graisser son indicateur surtout dans le sillon unguéal ; on le préserve ainsi en partie de la souillure des matières fécales et l'on en facilite l'introduction. On enduit en outre de cérat le pourtour de l'anus et, les préparatifs terminés, on pousse le doigt dans le rectum avec une extrême lenteur ; on parvient ainsi à vaincre beaucoup plus facilement la résistance du sphincter anal qui s'habitue au contact du doigt, et l'on est certain par là même de ne point faire souffrir le malade.

Une fois dans le rectum, on sent, à trois ou quatre centimètres au-dessus du sphincter, une ou plusieurs tumeurs situées au milieu ou sur les côtés, suivant qu'un ou plusieurs lobes de la prostate sont hypertrophiés. Le résultat est surtout sensible quand l'augmentation porte sur les lobes latéraux ; car, pour le lobe moyen, si la tumeur est placée un peu haut, la difficulté de l'atteindre fait qu'on ne peut la délimiter, ni même la toucher.

Dans tous les cas, quand l'hypertrophie est peu développée, le toucher rectal ne donne pas un résultat bien concluant. Il faut alors continuer ce mode d'exploration avec le cathétérisme. Une sonde à courbure ordinaire étant introduite dans la vessie, et le doigt dans l'anus, on pousse vers le col ou sur le trigone de la vessie, de façon que la tumeur soit prise entre ces deux plans résistants, ce qui permet d'en apprécier le volume, la forme et la situation avec plus de précision. Quand ce sont les lobes latéraux qui ont subi l'hypertrophie, au lieu de la sonde ordinaire, on peut se servir d'une sonde à courbure brusque et à bec très-petit, de Mercier ; on parvient avec elle plus facilement dans les sillons latéraux où le peu de longueur du bec ne lui permet pas de déchirer le canal.

État des urines dans l'hypertrophie de la prostate. — Nous avons fait voir, en décrivant l'anatomie pathologique, que le principal résultat de l'hypertrophie prostatique, c'était un obstacle au cours de l'urine, et par suite une stagnation de ce liquide qui engendre à son tour la plupart des phénomènes et des symptômes auxquels donne lieu la transformation de la glande. Nous allons donc examiner les nouvelles propriétés physiques, chimiques et microscopiques de ce liquide.

Mercier a divisé ces urines en muqueuses, puriformes, purulentes ou glaireuses ; mais il faut avouer que ce sont là des distinctions peu utiles, le pus étant toujours plus ou moins mélangé au mucus dans les urines catarrhales, et celles-ci étant dès lors toujours glaireuses.

Dans les cas les moins graves, et quand la maladie est récente, l'urine, transparente au moment de la miction, se trouble bientôt, et il s'y forme un nuage qui n'est ordinairement pas très-épais. Elle ne conserve, d'ailleurs, pas longtemps cette apparence, et devient lactescente, grâce aux globules de pus qui sont disséminés dans sa masse. Bientôt celui-ci apparaît en plus grande quantité et forme au fond du vase un dépôt épais, d'un blanc gris à la partie supérieure, rougeâtre inférieurement. L'urine, qui peut encore à ce moment être acide au moment de la miction, ne tarde pas à devenir fortement alcaline.

A un degré plus avancé, l'urine n'est plus qu'un mélange épais formé d'une masse glaireuse et filante, et adhère fortement aux parois du vase. Cette masse glaireuse peut être en quantité considérable, puisqu'on l'a vue atteindre le poids de

15 livres en 24 heures. L'urine est alors, non-seulement alcaline, mais ammoniacale, et exhale dès sa sortie une odeur repoussante. Quand le dépôt que nous venons de décrire est coloré par du sang, il est plus ou moins rouge, de couleur acajou, et le liquide surnageant est lui-même teinté de rouge.

Dans ce dépôt, on remarque parfois des taches blanc grisâtre, particulières; ce sont de petites masses de phosphate ammoniaco-magnésien. Ces dépôts peuvent devenir fort abondants et fort volumineux, s'agglomérer et se présenter sous forme de calculs, ou tapisser les parois de la vessie comme le mortier qui crépit les murs. Souvent ils sont mollasses, s'étirent pour ainsi dire, et le malade les rejette avec douleur. Ces formations et ces dépôts calcaires sont très-fréquents dans les mauvaises vessies.

Dans certains cas, quand on a laissé déposer l'urine, il se fait au bout de douze ou vingt-quatre heures un dégagement de gaz qui soulève les mucosités et les divise. Ce phénomène a lieu de préférence dans les catarrhes avancés.

Les dépôts dont nous venons de parler disparaissent quelquefois complétement, mais pour reparaître bientôt, fort souvent en plus grande quantité. Quand la maladie approche de son terme fatal, il en est de même; mais les autres symptômes font qu'il n'est pas possible de se méprendre sur la cause de cette disparition. Enfin, chez quelques individus, il faut bien le dire, l'affection reste toujours stationnaire; elle n'empire pas; le malade a des urines alcalines; il rend du pus, et quelquefois du sang, sans que pour cela sa santé soit gravement compromise.

Les urines purulentes renferment toujours, comme nous l'avons dit, une certaine quantité de mucus, et réciproquement. Il existe aussi, dans ces urines, un assez grand nombre de cellules épithéliales.

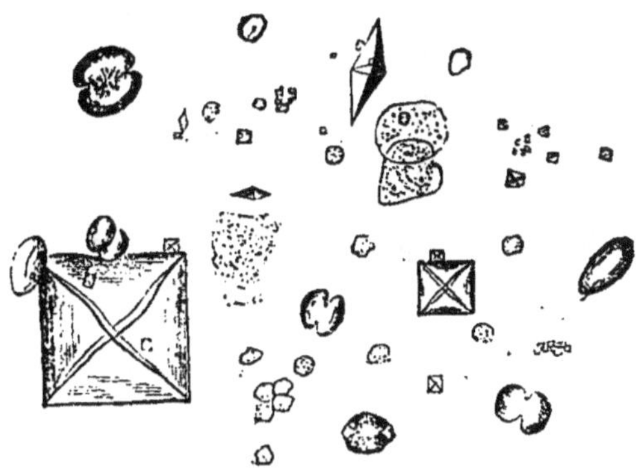

Cristaux en sabliers et octaédriques d'oxalate de chaux.
(Fig. 105, pl. XXI, p. 407.)

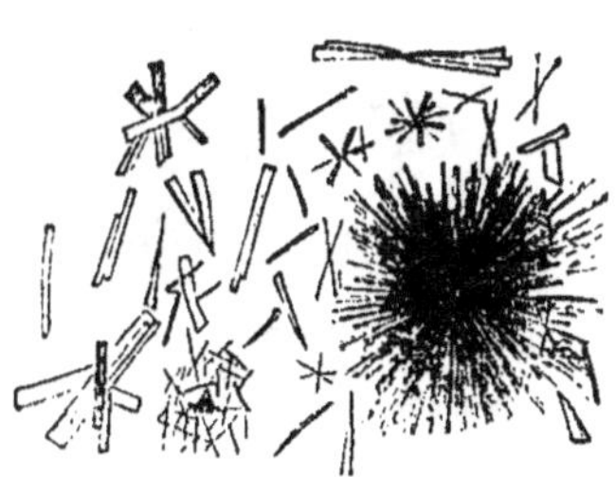

Phosphate de chaux cristallisé.
(Fig. 102, pl. XX, p. 394.)

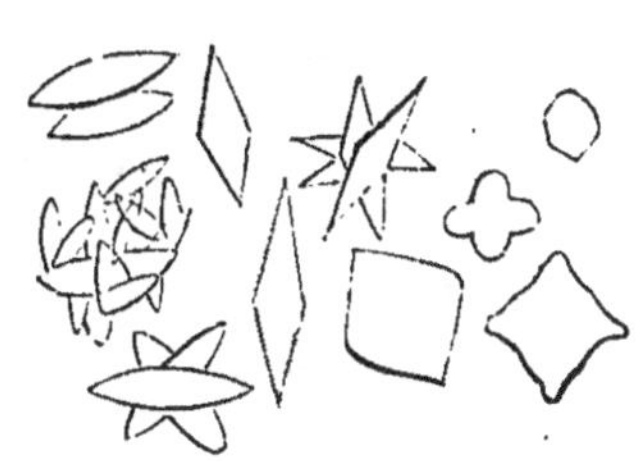

Acide urique.
(Fig. 57, pl. XI, p. 101.)

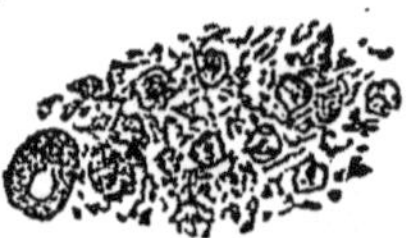

Mucus d'urine saine.
(Fig. 83, pl. XXVII,
p. 360.)

Cristaux prismatiques
d'oxalate de chaux.
(Fig. 107, pl. XXI,
p. 407.)

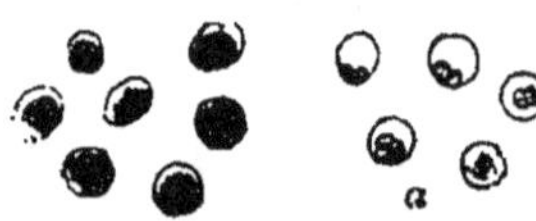

Corpuscules de pus altérés,
les mêmes
traités par l'acide acétique.
(Fig. 93 et 94, pl. XIX, p. 379.)

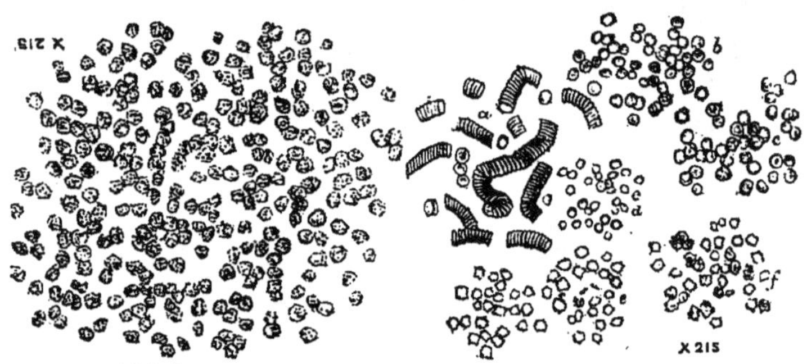

Globules de pus.
(Fig. 91, pl. XIX, p. 379.)

Corpuscules sanguins.
a, b, c, normaux; d, e, f, trouvés dans
l'urine; e, f, altération des globules;
ils sont rétractés, leurs parois sont
crénelées.
(Fig. 109, pl. XXI, p. 407.)

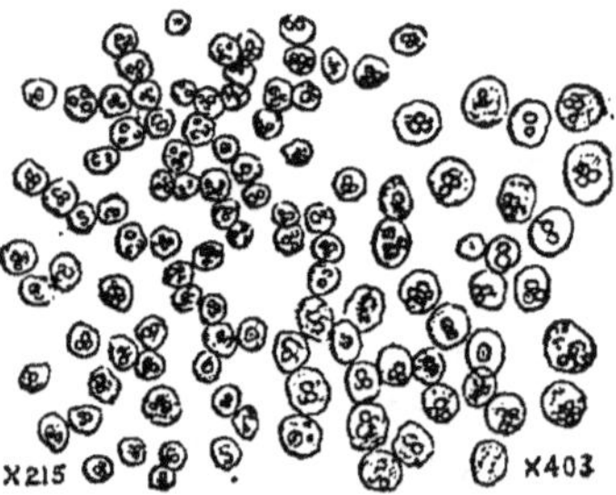

Leucocytes traités par l'acide
acétique.
(Fig. 92, pl. XIX, p. 380.)

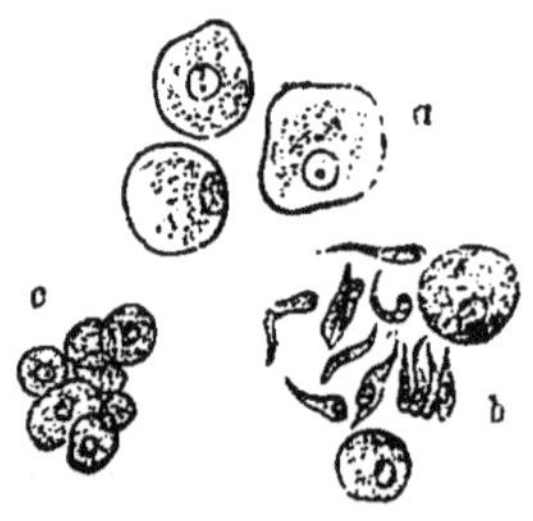

Cellules épithéliales vésicales.
a, bas-fond de la vessie; b, orifice de
l'uretère; c, col de la vessie.
(Fig. 98, pl. XIX, p. 380.)

Ces figures sont tirées de l'ouvrage de L. Beale, *De l'urine*,
traduit par Ollivier et Bergeron.

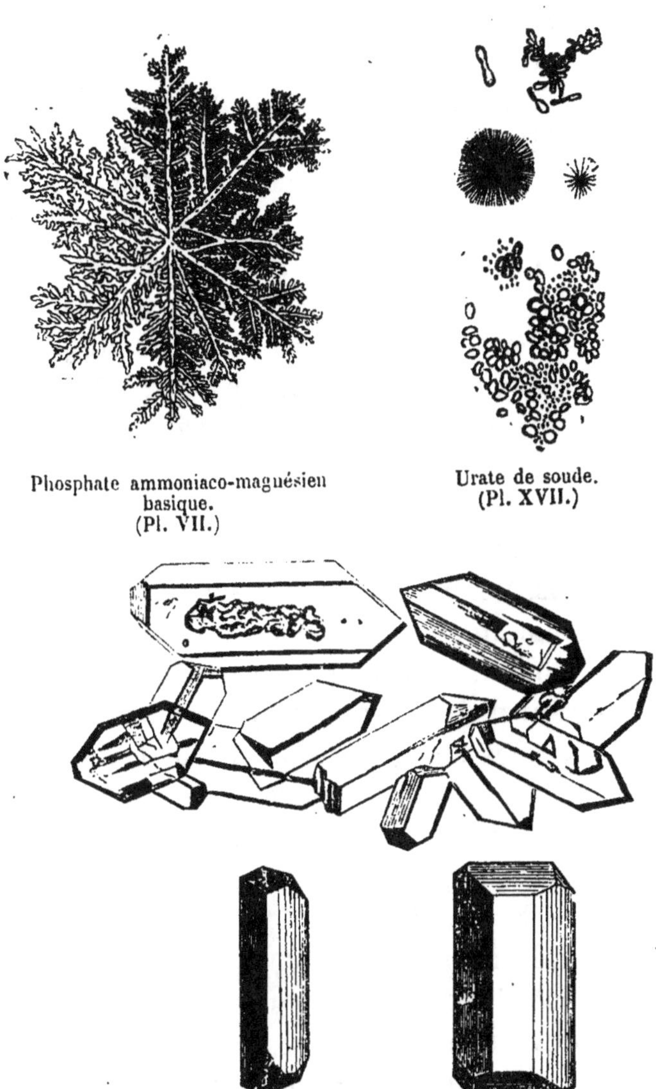

Phosphate ammoniaco-magnésien
basique.
(Pl. VII.)

Urate de soude.
(Pl. XVII.)

Phosphate ammoniaco-magnésien neutre.
(Pl. VII.)

Figures tirées de Robin et Verdeil, *Chimie anatomique.*

Les globules de pus ou leucocytes se reconnaissent facilement au microscope; ils sont plus volumineux que ceux du sang, 8 à 10 millièmes de millimètres. Ils sont blancs, grisâtres et parsemés de granulations très-fines, plus foncées que le reste du globule, et plus abondantes à son centre qu'à sa circonférence. Les globules purulents pâlissent sous l'action de l'acide nitrique. Le mucus en suspension dans l'eau est transparent et incolore. Son élément principal est la mucine, matière azotée particulière. Le sang ne se conserve que dans les urines neutres ou acides, s'altère rapidement quand ce liquide est alcalin, et le colore en rouge par dissolution de l'hémoglobine ou matière colorante des globules sanguins. Les urines sanguinolentes sont en même temps albumineuses, et l'acide nitrique en précipite l'albumine du sang, même quand on les a préalablement filtrées. On reconnaît facilement les globules rouges au microscope, à leur forme aplatie, circulaire ou ovale, rarement sphérique ou ovoïde, à leur couleur rouge à la lumière réfléchie, jaune rosée à la lumière transmise, et à leur diamètre de $0^{mm},006$ à $0,007$.

Quand on verse de l'ammoniaque sur le dépôt purulent d'une urine non alcaline, celui-ci devient visqueux, filant comme quand l'urée de ce liquide s'est transformée en carbonate d'ammoniaque.

Le mucus, précipité par l'acide acétique, se dissout dans l'acide nitrique.

Pour reconnaître la présence du sang dans une

urine, on peut, dans un tube à essai, verser quelques centimètres cubes d'un mélange à volumes égaux d'essence de térébenthine et de teinture de gayac; si à ce mélange on ajoute de l'urine sanguinolente, on le voit, de jaune ou vert qu'il était, passer au blanc plus ou moins intense, et souvent même à l'indigo.

Nous avons dit qu'il se formait dans les urines alcalines des dépôts phosphatiques. C'est qu'en effet les sels calcaires ne sont tenus en dissolution que dans les liquides acides. Or, dans une vessie malade, l'urine ne conserve presque jamais son acidité normale; elle devient plus ou moins rapidement alcaline, grâce à la transformation de l'urée en carbonate d'ammoniaque. C'est qu'en effet, sous l'influence des ferments, et le pus doit être rangé parmi les plus actifs, l'urée qui n'a besoin que de deux équivalents d'eau pour devenir du carbonate d'ammoniaque, absorbe ces deux équivalents, et donne dès lors à l'urine une alcalinité très-prononcée et persistante. Dès lors aussi, les sels calcaires et terreux ne peuvent plus rester en dissolution ; il se dépose du phosphate de magnésie qui s'unit à l'ammoniaque du carbonate d'ammoniaque pour former du phosphate ammoniaco-magnésien, lequel est toujours mélangé d'une plus ou moins forte proportion de phosphate et de carbonate de chaux, et quelquefois d'urates de soude et d'ammoniaque. Le phosphate ammoniaco-magnésien cristallise en prismes droits, à base rhomboïdale, dont plusieurs des arêtes sont remplacées par des faces d'où résultent des formes en pyramides tronquées et en tombeaux. Ils se dissolvent dans les acides acétique et chlorhydrique, pour reparaître quand on neutralise l'acide par une solution de soude caustique ; ce qui peut s'opérer sous le champ du microscope. Les cristaux phosphatiques sont quelquefois des aiguilles cunéiformes, se réunissant par leur extrémité effilée autour d'un centre, ce qui leur donne une apparence étoilée.

Traitement. — On a employé contre l'hypertrophie prostatique une si grande quantité de remèdes médicaux et de moyens chirurgicaux, que leur nombre seul prouve combien il est difficile de ralentir les transformations de la glande, et de remédier aux accidents qui en résultent.

Traitement médical. — Le traitement médical a presque toujours été la conséquence des idées que l'on s'est faites sur la nature de la maladie. Pour ceux qui la croyaient d'origine syphilitique, le mercure a eu la préférence ; c'est ainsi qu'on a administré le calomel à haute dose et le deutochlorure de mercure· Pour ceux qui la regardaient comme de nature scrofuleuse ç'a été l'iode et ses composés, l'iodure de potassium surtout. On l'a administré à l'intérieur et on en a fait des pommades et des suppositoires. C'est dans le même ordre d'idées qu'ont été prescrites la ciguë, l'éponge brûlée, l'aconit, la jusquiame. Enfin on a voulu exercer, au moyen des douches, des vésicatoires sur le périnée, une action révulsive énergique. Les bains ont été conseillés par ceux qui la considéraient comme une inflammation. La diète elle-même n'a pas été oubliée.

De tous ces médicaments un seul, dont il nous reste à parler maintenant, a paru posséder une certaine efficacité, au dire, du moins, de ceux qui l'ont employé, c'est le chlorhydrate d'ammoniaque. Il a été vanté d'abord par le docteur Vanoye, qui prétend lui devoir deux guérisons. Il débute par 4 gr. dans un jour et élève progressivement la dose jusqu'à 8 gr. On peut même aller beaucoup plus loin puisqu'on en a donné jusqu'à 16 gr. Le même médicament a été administré dans les mêmes circonstances par Fescher, de Dresde, qui en a aussi retiré des effets avantageux.

Malgré les bons résultats qui paraissent avoir été la conséquence de l'administration du chlorhydrate d'ammoniaque, les chirurgiens qui s'occupent des maladies des voies urinaires s'en sont d'autant moins contentés, que c'est un débilitant énergique, et ils ont cherché, dans des opérations et des instruments spéciaux, une guérison plus rapide et plus assurée.

Dans les cas de catarrhe vésical, on a administré un grand nombre de médicaments dont j'énumérerai quelques-uns : le bucco, vanté par Coulson ; la pareira brava, préférée par Brodie; l'uva ursi, le chiendent, la salicaire, l'alchimille, le matico, beaucoup employé dans ces dernières années, la chimaphile, la carotte sauvage, la mauve des marais, la mousse d'Irlande, l'orge, la graine de lin, la gomme en macération.

Un médicament plus utile que ceux énumérés dans le paragraphe précédent, c'est l'acide benzoïque. Il a, dit-on, la propriété de ramener l'urine alcaline à l'état d'acidité et, par conséquent, d'empêcher les dépôts de phosphate de chaux et de phosphate ammoniaco-magnésien. On le donne à la dose d'un gramme par jour, en deux fois, dans du sirop de tolu.

TRAITEMENT CHIRURGICAL. — *Compression.* — La plus simple de ces opérations et la moins grave, la seule peut-être qu'il soit permis de tenter, c'est la compression du col vésical. Elle peut être exercée de différentes manières; la plus ancienne et la plus simple est la suivante :

Elle consiste à introduire, jusque dans la vessie, une sonde de gomme élastique, à grande courbure. Celle-ci, une fois parvenue dans la cavité vésicale, est redressée au moyen d'un mandrin rectiligne en métal, poussé dans son intérieur. On a soin de relever le pavillon de la sonde vers le pubis, de manière à ce que son bec appuie bien sur la lèvre inférieure du col.

Cette opération, dont la manœuvre ne diffère pas de celle du cathétérisme ordinaire, est fort simple, peu dangereuse, et quand elle est faite prudemment ne présente aucun danger; elle a donné parfois des résultats satisfaisants; cependant, si inoffensive qu'elle soit, certains individus ne peuvent la supporter et force est d'y renoncer.

MM. Meyrieux et Tachou se sont servis d'un appareil qui ne diffère que par son mécanisme de celui que nous venons de décrire. C'est une sonde à grande courbure munie d'un mandrin qu'une vis redresse à volonté. La manœuvre d'introduction est la même que la précédente, mais l'opération plus simple puisque, la sonde une fois arrivée dans la vessie, on n'a plus qu'à tourner la vis pour l'achever.

M. Mercier se sert dans le même but d'un instrument qui dilate le col vésical et le comprime en même temps. Il se compose d'une sonde creuse bicoudée, renfermant une tige pleine rectiligne qui se termine au premier angle de la tige enveloppante. Cette sonde bicoudée s'introduit facilement dans la

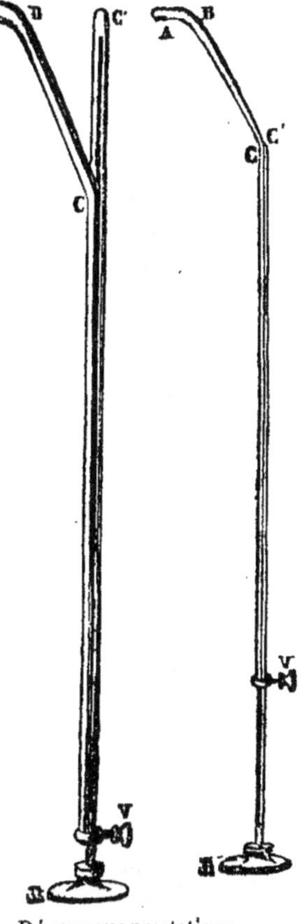

Dépresseur prostatique
de Mercier (*).

(*) A, B, C, instrument fermé tel qu'il doit être introduit et représentant la sonde bicoudée; A, B, C', instrument ouvert; on a fait glisser les deux branches l'une sur l'autre. (Thompson, *Traité des maladies des voies urinaires*; fig. 108, p. 459.)

vessie par le cathétérisme ordinaire. On la pousse jusqu'à ce que le coude le plus rapproché du pavillon soit entré dansla vessie; on tourne le bec en bas et on fait saillir la tige rectiligne. Les deux tiges formant à ce moment un angle dont le sommet touche le col de la vessie, on n'a plus qu'à tirer doucement l'instrument au dehors pour qu'il dilate celui-ci de plus en plus et sans danger. On peut encore, les deux branches de la sonde étant déployées comme nous venons de le dire, n'attirer à l'extérieur que la plus longue; on arrive au même but avec moins de chance de produire des désordres.

Un instrument plus doux que le précédent, mais moins efficace, c'est le dilatateur de Physick. Il consiste en une sonde molle de gomme élastique munie à son bec d'une poche de baudruche qu'on dilate en y poussant par la sonde une injection d'eau. La manœuvre de cet instrument est bien simple : on introduit la sonde comme à l'ordinaire, quand la poche est arrivée

Dilatateur à air ou à eau (*).

dans la vessie on la dilate et on attire le tout à soi. La poche entre dans le col où sa pression

(*) Thompson, *Maladies des voies urinaires*.

produit une compression qui malgré sa douceur n'est souvent pas sans efficacité.

Un point plus im-
portant que toutes ces opérations, qui consistent à supprimer l'obstacle sans y arri-
ver le plus souvent et en faisant souffrir le malade, c'est d'en pal-
lier les conséquences. Pour atteindre ce but, on constatera les phénomènes auxquels il donne lieu. S'il y a rétention, on videra la vessie. Pour cette opé-
ration, on se servira d'une sonde de gomme élastique bien molle à petite courbure. Cette sorte de sonde, dite des vieillards, est tou-

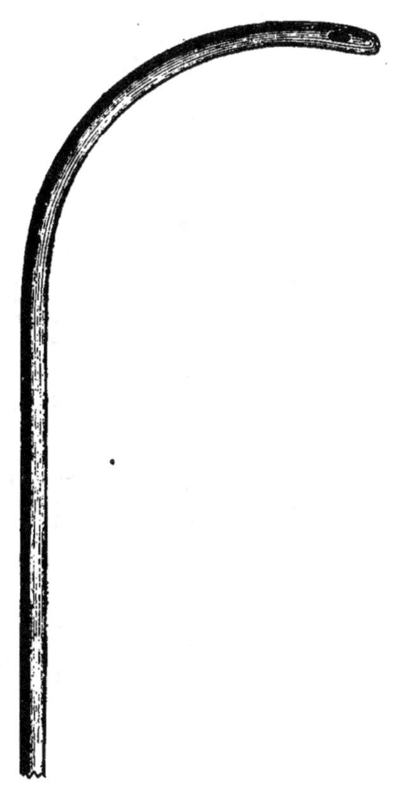

Sonde à grande courbure, de Gély (*).

jours celle qu'il faut préférer en pareil cas, à moins qu'une tuméfaction trop considérable du col ne lui permette pas de passer; alors, c'est à la sonde de Gély à grande courbure qu'il faudra re-

(*) Gély admet quatre modèles de sondes, différant par le diamètre du cercle auquel est empruntée la courbure analogue, à ce point que celle-ci représente toujours exactement le tiers du cercle, savoir :
Nº 1, 10 cent. (petits canaux). — Nº 2, 11 cent. (moyens canaux). — Nº 3, 12 cent. (moyens canaux). — Nº 4, 13 cent. (grands canaux).

H. Picard.   21

courir. La sonde doit encore remplir une condition importante, c'est d'être d'un volume suffisant,

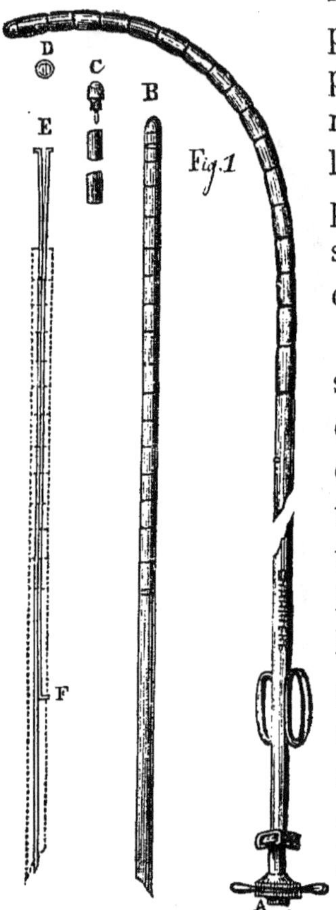

Compresseur de la prostate (*).

nᵒˢ 17, 18. Une sonde d'un petit diamètre ne convient pas aux vieillards. Leur canal est plissé, parsemé de lacunes dans lesquelles une petite sonde risquerait de s'engager et pourrait causer des fausses-routes.

La prostate franchie et la sonde arrivée dans la vessie, certaines précautions sont à observer. Si l'organe est très-distendu, si depuis long-temps le malade n'urine pas bien ou qu'il ait déjà éprouvé le même accident, le chirur-gien devra se garder avec soin de vider la vessie d'une seule fois et d'une manière complète. On ne laissera cou-ler l'urine que par petites quantités à la fois, on don-nera ainsi à la vessie le temps de revenir doucement sur elle-même et aux

(*) Cet instrument, dû à Charrière, ne doit être introduit que recouvert d'une sonde de gomme élastique. — Fig. 1, instrument complet et monté.

A, tourniquet servant à pousser le mandrin intérieur qui redresse l'instru-ment; B, instrument redressé; C, ajustage muni d'un pas de vis qui forme embout à l'extrémité vésicale du compresseur et anneaux séparés de l'instru-ment; D, coupe transversale de l'instrument; E, coupe longitudinale de l'ins-trument, laissant voir le mandrin.

vaisseaux, qui ont été comprimés pendant plus ou moins longtemps, celui de se dilater graduellement ; en sorte que le sang reprenant son cours normal, sans secousse, l'organe central de la circulation n'est pas affecté et continue à battre régulièrement. Si, au contraire, on retire d'un seul coup cette masse de liquide, la colonne sanguine, se trouvant tout à coup débarrassée, à sa descente comme à sa montée, d'une pression considérable, se précipite dans l'un et l'autre sens avec une force qui rompt l'équilibre, et il en résulte une syncope qui a quelquefois déterminé la mort, comme Thompson en cite un exemple. Il se produit ici un résultat identique à celui qui est la conséquence d'un accouchement trop précipité, après lequel on a vu la femme ne pas se relever d'une syncope mortelle.

Du reste, la sortie trop rapide et l'enlèvement trop complet du liquide de la vessie offrent un autre danger dont les conséquences sont moins immédiates, mais aussi très-graves. On a vu, en effet, un catarrhe suraigu de la forme la plus grave et des hémorrhagies suivre immédiatement une opération pratiquée de la sorte. On a expliqué ce résultat en disant que la muqueuse vésicale revenant sur elle-même moins rapidement que la couche musculeuse, celle-ci fronçait la première, exprimait pour ainsi dire, par ses contractions, le sang de ses vaisseaux et y exerçait une pression qui la contusionnait et l'enflammait d'une manière aiguë.

Ainsi donc vider la vessie, mais en interrompant le jet, de temps à autre, au moyen du doigt placé sur son pavillon, et laisser toujours de l'urine dans la vessie jusqu'à ce que l'organe soit bien habitué à revenir sur lui-même.

Ici se présente une question diversement résolue par les praticiens et à laquelle il est, en effet, difficile de répondre d'une manière absolue. *Faut-il laisser la sonde à demeure ou répéter le cathétérisme chaque fois que le besoin s'en fait sentir?* La solution de cette question dépendra de l'état du canal et de la vessie et de celui de l'individu. Si le cathétérisme a été difficile, s'il a été long, il est évident que la crainte de rencontrer les mêmes obstacles dans un temps très-rapproché devra engager le praticien à laisser la sonde à demeure, parce que, d'une part, il ne serait pas certain d'arriver jusque dans la vessie après des tentatives répétées une, deux, trois fois et plus ; d'autant plus que ces tentatives, irritant l'urèthre, en rendraient le parcours de plus en plus difficile. D'autre part, une sonde à demeure sera, dans ces cas, bien moins fatigante et douloureuse pour le malade que l'opération répétée. Du reste, rien n'empêchera d'enlever la sonde quand le malade en ressentira trop de douleur et d'agacement, pour la replacer quand un repos suffisant aura ramené le calme et l'apaisement.

Un autre état qui a paru aussi devoir faire donner la préférence à la sonde à demeure, c'est *l'atonie de la vessie.* Quand après avoir vidé cet organe pendant plusieurs jours et en procédant comme nous l'avons indiqué, la vessie n'a pas de tendance à reprendre sa contractilité et se laisse remplir avec autant de facilité qu'auparavant, beaucoup de chirurgiens ont pensé que la sonde à demeure, en facilitant l'écoulement souvent répété de son contenu et, par conséquent, une distension moins considérable de ses fibres musculaires, faciliterait le retour à l'état normal.

Dans tous les cas, que la sonde soit laissée à demeure par suite de la difficulté du cathétérisme ou de l'atonie vésicale, il faut avoir soin de ne pas la laisser ouverte et d'empêcher que l'urine s'écoule d'une manière continue, car on aurait à craindre les accidents dont nous avons parlé. On la bouche avec un fausset que le malade enlève toutes les heures ou toutes les deux heures pour laisser échapper une partie du liquide.

Quand, au lieu de la rétention, c'est *l'incontinence* qui existe, il faut distinguer si elle est due à une des déformations que nous avons indiquées en décrivant les gonflements du col vésical; dans ce cas il n'y a pas de remède, et l'intervention chirurgicale devra consister à conseiller des appareils propres à recevoir et à conduire au dehors l'urine, de manière que les téguments du malade ni ses vêtements n'en soient imprégnés. Quand l'incontinence est la conséquence du regorgement, il faut agir comme dans le cas de rétention, car c'est véritablement à cet état qu'on a affaire.

S'il y a simplement stagnation d'urine, et c'est de beaucoup le cas le plus fréquent, on devra avoir recours au cathétérisme répété deux ou trois fois par jour. Ce cathétérisme, le malade lui-même devra le pratiquer, et, avec de l'habitude, il y parviendra souvent beaucoup mieux que le médecin.

Qu'il y ait rétention d'urine avec ou sans regorgement, accompagnée ou non d'atonie de la vessie ou simplement stagnation d'urine, il sera indispensable, quand la vessie aura été habituée aux instruments et à la déplétion, d'y faire des injections de lavage. Ces injections seront répétées une et même deux fois par jour. Pour cela, on pourra se servir d'une sonde à simple ou double courant; aujourd'hui, on fabrique des sondes à petite courbure très-bien faites et dont le volume ne dépasse pas celui de la sonde à courbure courte à simple courant. Par conséquent, c'est à celle-là qu'il faudra donner la préférence. La sonde introduite dans la vessie, on y poussera doucement une injection d'eau à 30 ou 35° avec la seringue à anneau. La précaution principale sera de ne pas envoyer l'eau avec force, car on exciterait dans la vessie une contraction des fibres musculaires, douloureuse à ce point que le malade ne pourrait supporter plus longtemps ni la sonde ni l'injection. De plus, dans les premiers jours, on aura soin de ne pas faire passer dans la vessie une trop grande quantité de liquide. Il faut habituer les organes à toutes ces opérations, et c'est par la douceur seule qu'on y parviendra. L'injection terminée, on retirera la sonde lentement en appuyant le pouce sur le pavillon et avant que tout le liquide soit sorti, afin qu'il en reste une certaine quantité dans la vessie.

S'il y a atonie de la vessie, on abaissera peu à peu chaque jour la température de l'eau, de manière que la muqueuse, n'ayant pas à subir de transition brusque, s'habitue insensiblement à celle de l'eau froide. Arrivé à ce point, on fera tous les jours ou tous les deux jours une injection froide, qu'on pourra lancer un peu plus vivement si l'urine n'est pas du tout chargée de sang; de cette manière on parviendra souvent à réveiller la contractilité du tissu musculaire et la tonicité de ses fibres.

Supposé les injections d'eau froide impuissantes, on aura recours à l'électricité et on fera passer dans la vessie un courant induit. Pour cela, on introduira dans l'organe une sonde à béquille en gomme élastique percée aux deux bouts et munie à son intérieur d'un mandrin en fil de cuivre mince, de manière à ce qu'elle conserve sa flexibilité, et terminé à l'extrémité vésicale par un bouton qui servira d'opercule au bec de la sonde, et à l'extrémité extérieure d'un porte-mousqueton qui s'accrochera à l'un des pôles de l'appareil d'induction. Ce pôle étant muni d'une éponge et appliqué sur le pubis au niveau de la vessie, le courant sera établi et animera directement les fibres musculaires; au besoin on pourra appliquer l'un des pôles dans le rectum en remplaçant l'éponge par une tige de laiton recouverte dans toute sa longueur, l'extrémité exceptée, d'un manchon de caoutchouc. La séance terminée, on pourra la compléter par une faradisation de la partie inférieure de la moelle dans laquelle on fera passer le courant.

Si la vessie, au lieu d'être dilatée, était revenue sur elle-même, tout en ayant perdu sa contractilité, ce qui se voit encore de temps à autre, les mêmes moyens seraient mis en usage, mais d'une manière différente. Les injections, faites avec beaucoup de douceur, conserveraient toujours une température tiède. On s'efforcerait en outre de faire tolérer à la vessie, en y employant toute la prudence possible, des quantités d'eau de plus en plus considérables, de manière à en rendre les fibres musculaires moins sensibles et à distendre, autant que possible, ses autres enveloppes. Les courants constants seraient, ici, aussi utiles que dans les conditions que nous allons exposer au paragraphe suivant.

Si la vessie racornie, comme nous venons de le dire, avait conservé encore sa susceptibilité et sa rétractilité, il faudrait, au préalable, s'adresser aux courants continus qui ont donné, dans des circonstances analogues, d'excellents résultats, comme le prouve une observation de M. Reliquet, dont je donne ici le passage relatif à ce sujet.

« Devant cette sensibilité extrême, qui ne permet pas l'examen complet absolument nécessaire,

je prie mon ami, le docteur Onimus, de venir appliquer un courant électrique continu, dans le but
d'agir sur la sensibilité et de diminuer les spasmes.
Le 25 mars, une sonde coudée en gomme est conduite dans la vessie; j'injecte avec la plus grande
lenteur de l'eau tiède ; il en pénètre à peine *dix*
grammes. Puis je pousse dans la sonde, tout en
maintenant le doigt sur l'orifice du pavillon, un
mandrin en laiton, et je bouche la sonde avec un
fausset. Le pôle positif est uni au mandrin, et le
négatif, une large plaque humide, est appliqué sur
l'abdomen. Au début du courant il y a une légère
douleur. Puis peu à peu il se produit un bien-être.
La présence de la sonde dans la vessie et l'urèthre
ne détermine plus de gêne. Après quatre minutes
de ce courant électrique constant, j'enlève les élec-
trodes et le mandrin, je débouche la sonde, et je
pousse du liquide dans la vessie. La tolérance est
telle, que j'injecte *cent cinquante* grammes d'eau tiède
avant de provoquer le moindre besoin d'uriner. »

Les deux derniers moyens dont nous venons de
parler seraient les seuls à la disposition du médecin, s'il y avait incontinence par déformation.
Peut-être avec les injections parviendrait-il à dilater la vessie et à modifier la disposition des parties,
et arriverait-il au moyen des courants continus à
entraver la transformation intime des tissus, et,
par suite, les changements de forme qui en sont
la conséquence.

Quand la vessie est très-sensible et que ses contractions incessantes rendent l'injection très-difficile, c'est encore aux courants continus qu'il faut recourir, et pour les injections à l'appareil que je vais décrire, et dont l'usage rendra de très-grands services.

Cet appareil se compose d'une sonde à béquille molle, en gomme élastique, qu'on introduit dans la vessie. Sur le pavillon de cette sonde, on adapte un tuyau en caoutchouc d'une longueur de 15 à 20 centimètres, portant à son autre extrémité un petit entonnoir de caoutchouc vulcanisé. Au moyen de cet appareil, on peut verser tout doucement dans la vessie la quantité d'eau voulue ; celle-ci y arrive sans secousse, sans ébranlement, et le malade supporte souvent, de cette façon, un lavage qui, pratiqué autrement, lui eût été insupportable.

Pour les irrigations, on se servira du *siphon*. Une sonde à béquille, à double courant (1), en gomme élastique, étant introduite dans la vessie, on adapte à l'un des conduits un long tube de caoutchouc qui, va rejoindre un récipient d'eau, placé plus haut que le malade, auquel il s'adapte par une canule à robinet ; on amorce le tout en tournant ce robinet, et l'on fait passer dans la vessie aussi doucement qu'on le désire autant de liquide qu'il est nécessaire ; celui-ci sort par le conduit opposé de la sonde.

(1) M. Bénas, qui vient d'être récompensé par l'Académie pour ses bougies filiformes, et MM. Vergne et Chose fabriquent aujourd'hui des sondes à double courant, à béquille, très-peu volumineuses, très-flexibles et, par conséquent, d'un usage très-commode.

M. Reliquet se sert, dans les mêmes circonstances, de son appareil à irrigations continues, dont nous avons donné la description en parlant des cavernes prostatiques; mais je préfère pour la vessie l'usage du siphon.

TUMEURS PROSTATIQUES

Elles naissent ordinairement sur une prostate hypertrophiée; cependant, on en trouve aussi sur cet organe quand il a conservé son volume normal. Toujours isolées du tissu environnant, elles sont tantôt complétement enveloppées par lui, tantôt elles s'en détachent pour ne plus y adhérer que par un pédicule plus ou moins allongé et plus ou moins volumineux, ce qui leur donne l'aspect d'un polype.

Nous décrirons donc deux sortes de tumeurs de la prostate : les tumeurs intra-parenchymateuses et les tumeurs pédiculées.

1° Les premières ont été décrites dès 1833 par Cruveilhier dans son *Anatomie pathologique.* Cet observateur décrit une prostate hypertrophiée dont le tissu se déchirait avec facilité et permettait d'apercevoir les grains glanduleux sous forme de sphéroïdes irréguliers, de volume variable, dont les plus gros atteignent le volume d'une noisette. Ces grains glanduleux avaient une structure aréolaire et étaient réunis par une trame musculeuse que

Cruveilhier compare au tissu de l'utérus chargé du produit de la conception (1).

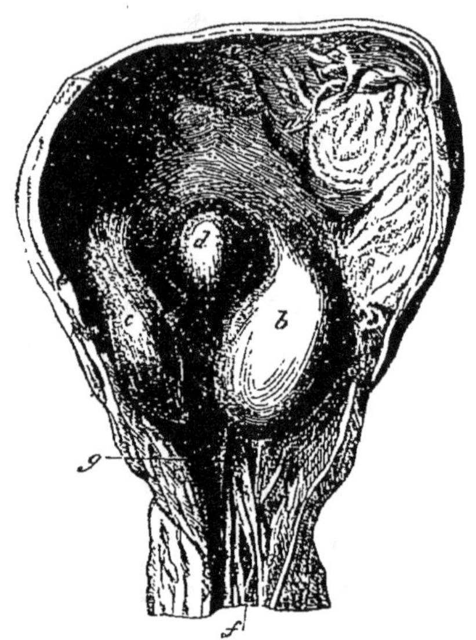

Tumeurs prostatiques (*).

Beaucoup d'observateurs ont, comme celui que nous venons de citer, rencontré des tumeurs de cette espèce. Elles se laissent énucléer facilement du tissu environnant à la manière de celles qu'on trouve au sein de la glande mammaire, et quand on examine leur constitution intime, on voit qu'elle ne diffère pas de celle du tissu enveloppant.

Dans un cas rapporté par Thompson, il est dit que sir William Fergusson, en pratiquant la taille,

____

(1) Cruveilhier, *Anat. pathol.*, XVII, liv., pl. II, p. 3.

(*) Cette figure donne une idée assez exacte des trois tumeurs prostatiques *b*, *c*, *d* et de leurs rapports. — Civiale, *Traité des maladies des voies urinaires*, p. 199.

enleva deux de ces tumeurs ayant l'une le volume d'une aveline, l'autre celui d'une petite fève. Ces tumeurs constituaient probablement une de ces inégalités qu'on voit sur les tumeurs prostatiques à l'angle antérieur du trigone, et consistant en excroissances pédiculées ou à base large analogues aux productions fongueuses et que, suivant Civiale, on extirpe quelquefois dans l'opération de la taille ou de la lithotritie.

M. Gray a vu un cas dans lequel la tumeur s'était développée sous la capsule fibreuse, enveloppant la glande, en sorte qu'elle faisait saillie dans la vessie et avait été prise pour un lobe latéral hypertrophié (1).

Plus fréquentes dans les lobes latéraux et à leur extrémité postérieure, ces tumeurs sont rares dans la commissure antérieure ; néanmoins on peut en rencontrer sur tous les points de la prostate, surtout quand ils sont hypertrophiés.

Quand elles se développent sous la capsule fibreuse, comme dans le cas de Gray, elles entraînent celle-ci avec elles et se détachent plus ou moins de la prostate, à laquelle on les a vues ne plus tenir que par un pédicule très-étroit.

Dans l'intérieur de la glande, elles sont quelquefois complétement libres ; dans d'autres cas, réunies au tissu enveloppant par quelques rares filaments ou bien par une large base (2).

(1) Thompson, *Maladies des voies urinaires*, p. 378.
(2) Thompson, loc. cit., p. 379.

Ces tumeurs n'acquièrent jamais un gros volume, quand elles occupent le centre du tissu de l'organe ; mais il n'en est plus de même si elles naissent à la périphérie ; car alors, surtout du côté de la vessie, elles ont l'espace libre pour leur développement. Celui-ci, d'ailleurs, dans le premier comme dans le second cas, est toujours très-lent.

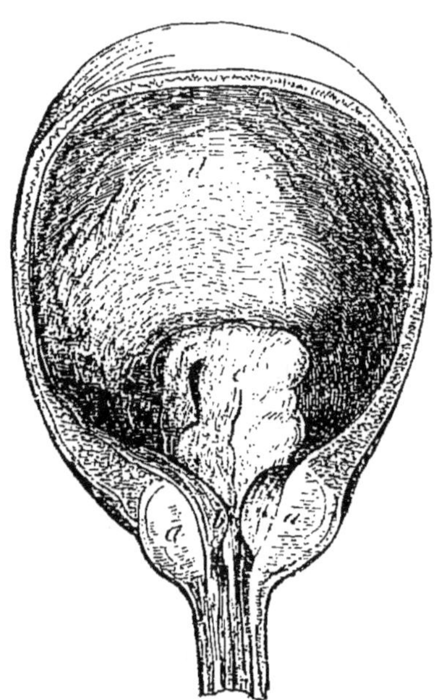

Tumeur prostatique (*).

Ces tumeurs plus pâles et plus denses que le tissu prostatique environnant seraient, d'après Thompson, formées presque entièrement de tissu

(*) *a*, *a*, surface de la section de la prostate ; *b*, *b*, faces internes de la prostate faisant saillie en dedans ; *c*, tumeur ; *d*, cavité de la vessie. — Figure empruntée à Hunter, trad. par Richelot, p. 15. — Civiale, *Maladies des voies urinaires*, p. 191.

fibreux, à l'exclusion à peu près complète des grains glanduleux. Ceci viendrait à l'appui du rapprochement établi par Velpeau, entre ces sortes de tumeurs et celles de l'utérus, rapprochement dont nous avons parlé en traitant de l'augmentation de volume simple.

Le même auteur ayant soumis à l'examen microscopique quelques-unes de ces tumeurs déposées au collége of Surgeons les a trouvées d'une structure fondamentale identique à celle d'une prostate saine, c'est-à-dire formées de fibres musculaires végétatives, associées à une petite quantité de tissu connectif et élastique, avec disparition presque complète de l'élément glandulaire (1).

2° Quand la tumeur se détache du corps de la glande pour prendre, comme nous l'avons dit, l'aspect d'un polype, elle se développe de préférence sur le lobe médian de la prostate, et le pédicule qui la rattache au reste de l'organe plus ou moins épais, plus ou moins long, se trouve traversé par les conduits glandulaires qui de l'urèthre se rendent à la tumeur. Celle-ci devient pyriforme et renferme ordinairement des concrétions dans son intérieur. Très-petite d'abord, comparable à un pois, elle peut acquérir la grosseur d'une poire; mais elle n'en arrive là qu'après avoir franchi le col vésical; elle ressemble alors aux fongus dont elle diffère cependant par son pédicule qui est

____

(1) Thompson, loc. cit., p. 380.

généralement plus long, plus grêle, et dont la texture est souvent différente. Les tumeurs pédiculées sont plus rares et moins volumineuses que celles dont la base est large.

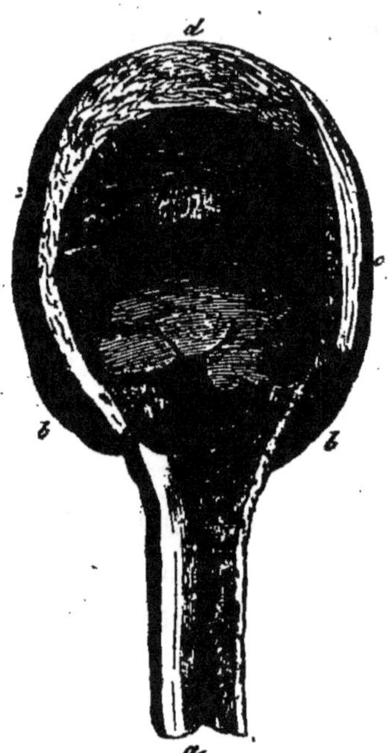

Tumeurs prostatiques (*).

Les tumeurs prostatiques siégent à la vérité plus souvent sur le lobe médian ; mais on en voit aussi sur les lobes latéraux, à leur partie postérieure principalement. Elles accompagnent, d'or-

(*) *a*, urèthre ouvert ; *b, b*, surface de la prostate fortement engagée et formant une énorme tumeur dans la cavité vésicale ; *c, c*, surface interne de la cavité vésicale dont les parois sont hypertrophiées, surtout vers le fond *d* ; *e*, urèthre ; *a*, origine de la déviation. — Figure tirée de l'ouvrage de Civiale sur les *Maladies des voies urinaires*, t. II, p. 180.

dinaire, les tumeurs du lobe médian, quoiqu'elles puissent être seules. Parfois, groupées à plusieurs de chaque côté, elles ne sont pas alors généralement aussi volumineuses que quand il n'y en a qu'une sur chaque lobe latéral, comme on peut le voir d'après les figures que nous donnons ci-contre. Ces tumeurs sont tantôt lisses, tantôt rugueuses, comme si les granulations de la prostate y étaient isolées les unes des autres. Ordinairement aussi, le tissu en est plus dense et plus consistant qu'à l'état normal, et si dur parfois que, dans un cas, Civiale a vu la lame du cystotome se briser sur la prostate; quelquefois cependant elles sont ramollies comme si elles avaient subi un commencement de dégénérescence; leur tissu devient alors aussi plus foncé et brunâtre. On peut dire, d'une manière générale, que la consistance des tumeurs prostatiques est en raison inverse de leur volume. Il n'existe à cette règle que peu d'exceptions. Du reste, la consistance d'une tumeur prostatique n'est jamais uniforme dans toutes ses parties.

Les tumeurs prostatiques, comme nous venons de le dire, sont lisses ou rugueuses. Généralement lisses quand elles sont récentes; elles se hérissent, en vieillissant, de bosselures séparées par des sillons profonds.

Voici un fait relatif à ce genre de tumeur observé par Cruveilhier, rapporté par Civiale, et dont nous donnons la figure.

La prostate formait dans la vessie quatre tumeurs

d'un volume inégal ; la plus considérable existait au-dessous de l'orifice de l'urèthre ; il y en avait une moindre au-dessus, et deux autres plus petites sur les côtés. L'ouverture du canal était convertie en fente transversale s'étendant d'une tumeur latérale à celle du côté opposé. Chaque tumeur se pro-

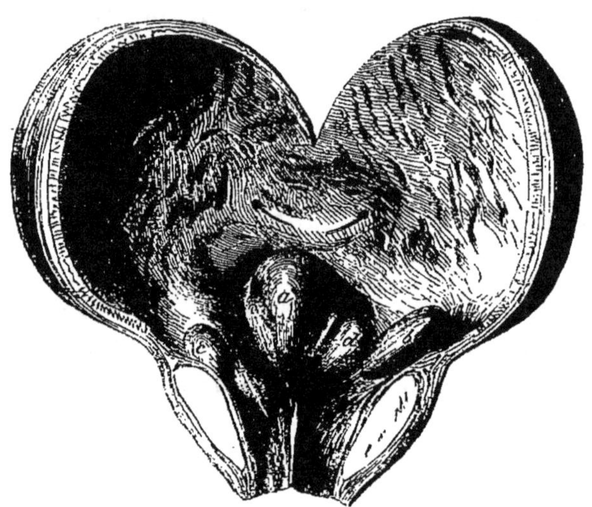

Tumeurs prostatiques (*).

longeait dans l'urèthre en diminuant, en sorte qu'elles n'étaient séparées les unes des autres que par des sillons. Ce qu'il y avait de plus remarquable dans ce cas, c'est que la partie de la prostate située au-dessus du canal avait plus d'épaisseur et d'étendue qu'elle n'en a de coutume, tandis qu'elle manquait entre l'urèthre et le rectum.

(*) Les lobules *a*, *b*, *c*, *d*, sont très-développés et forment des saillies notables dans la cavité de la vessie, dont les parois sont fortement hypertrophiés. — Civiale, t. II, p. 194.

Nous n'avons rien à dire sur les symptômes, le diagnostic et le traitement des tumeurs prostatiques ; nous nous sommes suffisamment étendu sur ce sujet à propos de l'augmentation de volume simple. Nous n'avons pas non plus à revenir sur les théories qui ont été données pour expliquer les changements qui s'opèrent dans la glande, ni sur les conditions qui semblent les favoriser.

Il nous reste à rappeler qu'on a tenté d'enlever les tumeurs prostatiques au moyen d'instruments divers ayant pour effet d'enserrer leur pédicule dans une anse métallique. Nous donnons ici la figure d'un de ces instruments ; c'est le lithotriteur de Jacobson, modifié par Leroy d'Étiolles. Mais, à l'exemple de Velpeau, nous conseillons de ne pas y avoir recours, la manœuvre en étant trop incertaine et, par suite, trop dangereuse.

Porte-ligature (*).

POLYPES DE L'URÈTHRE.

Les anciens, nous l'avons dit, en décrivant l'inflammation de la prostate, regardaient les rétrécissements comme la conséquence de végétations,

(*) Porte-ligature placé et enserrant une tumeur pédiculée. — Thompson, *Traité des maladies des voies urinaires*, fig. 111, p. 462.

d’excroissances, de carnosités du col de la vessie. Aujourd’hui, on sait à quoi s’en tenir au sujet de ces idées, et que ces tumeurs, considérées comme si fréquentes par les anciens, sont au contraire extrèmement rares. Cependant leur existence ne peut être mise en doute; presque tous les chirurgiens qui se sont occupés des maladies des voies urinaires en ont trouvé : il suffit de citer Civiale, Amussat, Lallemand, Mercier, Ricord, Voillemier, Désormeaux, Thompson.

Ces tumeurs, qu’il ne faut pas confondre avec celles de la prostate, car leur structure n’est pas la même, ce sont des *polypes*, c’est-à-dire des tumeurs peu volumineuses, pédiculées ou sessiles, développées sur la muqueuse uréthrale et comparables à celles qu’on rencontre si souvent sur l’urèthre de la femme.

Mais qu’est-ce qu’un polype? M. Gosselin répond à cette question, dans sa *Clinique chirurgicale*, de la manière suivante : « En clinique, dit-il, on appelle depuis longtemps polypes, des tumeurs développées et libres dans celles de nos cavités naturelles qui communiquent avec l’extérieur et dont la plupart sont tapissées par une muqueuse, tumeurs dont l’un des caractères principaux est d’adhérer ou de s’implanter par un pédicule, c’est-à-dire par une partie plus étroite que ne l’est la portion libre et proéminente de la tumeur. Ce mot de polype a l’inconvénient de ne donner aucune notion anatomo-pathologique. La chirurgie moderne l’a conservé cependant pour deux raisons : d'abord parce que la présence du pédicule indiqué par ce mot conduit à des opérations relativement faciles (ligature, excision) et différentes de celles que nécessitent les tumeurs des autres régions; ensuite, parce que le pédicule entraîne avec lui l'idée de production de bonne nature, c'est-à-dire non cancéreuse. Je ne sais pas vous dire pourquoi il en est ainsi; mais le fait n'en est pas moins vrai, et je le le formule ainsi : dans les cavités naturelles, les tumeurs cancéreuses ne se pédiculisent pas, les tumeurs bénignes seules ont un pédicule. »

Il ne s'ensuit pas nécessairement de ce qui précède que tous les polypes soient pédiculés; on en trouve, au contraire, et M. Gosselin a soin de le dire un peu plus loin, qui sont sessiles, ce qui vient à l'appui de notre définition.

Les polypes de l'urèthre peuvent naître sur tous les points de ce conduit, cependant ils semblent plus fréquents dans la fosse naviculaire et dans les régions membraneuse et prostatique. Comme chez la femme, les irritations de la muqueuse, les blennorrhagies en particulier semblent favoriser leur apparition.

Thompson dit qu'il en existe un exemple dans les collections de Royal College of Surgeons. Sur cette pièce, les végétations sont limitées au col de la vessie et à la portion prostatique de l'urèthre; le reste du canal est entièrement libre (1).

(1) Thompson, *Maladies des voies urinaires*, p. 63.

Sur une autre pièce de Guy's Hospital, il existe à la réunion des portions membraneuse et prostatique, une excroissance mesurant 18 millimètres de long sur 8 de large. Cette production qui donna lieu à tous les symptômes des rétrécissements uréthraux fut traitée comme telle.

Thompson a vu deux polypes du verumontanum : le premier, sur un enfant, avait 12 millimètres 1/2 de longueur sur 4 millimètres de largeur; il se dirigeait en arrière vers le col de la vessie; le second fut trouvé sur un vieillard de 74 ans. Il avait un centimètre et demi de longueur; sa consistance était molle et sa base se continuait avec le sommet du verumontanum ; il s'allongeait dans l'urèthre qu'il paraissait remplir et atteignait le col de la vessie; il ressemblait, sous tous les rapports, aux polypes que l'on trouve si fréquemment sur la muqueuse du pharynx et des narines. Il était constitué par des fibres de tissu cellulaire, entremêlés à sa base de quelques fibres musculaires. Au centre, étaient renfermés quelques cristaux ressemblant à ceux d'acide urique, mais constitués par du carbonate terreux. La tumeur, enveloppée d'une muqueuse, était recouverte d'un épithélium sphéroïdal en forme de colonnes. Ce polype donna lieu à des phénomènes de cystite et à des envies d'uriner plus fréquentes que d'ordinaire. (1)

Les polypes de l'urèthre semblent le plus souvent résulter d'une hypertrophie papillaire et peuvent

____

(1) Thompson, *Maladies des voies urinaires*, p. 338.

être rangés dans la classe des papillômes muqueux, à côté des végétations du prépuce et des grandes lèvres. Ces tumeurs ont en outre un caractère spécial, c'est que l'élément vasculaire y est très-développé, ce qui explique la facilité avec laquelle elles saignent et pourquoi elles s'affaissent après leur ablation.

Dans quelques cas rares, les polypes uréthraux résultent d'une hypertrophie des follicules contenus dans l'épaisseur de la muqueuse de l'urèthre, et leur structure se rapproche, par conséquent, de ceux des fosses nasales. Au dire de Giraldès (1), ces espèces de polypes prendraient naissance consécutivement à la rétention dans leur intérieur du liquide sécrété par les follicules. Ceux-ci, sous l'influence de cette rétention, se distendraient dans l'espace sous-muqueux et resteraient logés dans la dilatation de la muqueuse jusqu'à ce que, devenus trop volumineux, ils fissent leur apparition dans la cavité uréthrale, pour s'étendre plus ou moins loin, suivant leur développement.

Les symptômes auxquels donnent lieu les polypes uréthraux, nous les avons donnés en disant que c'étaient ceux de la cystite et des rétrécissements. Quant à leur diagnostic, il est assez difficile à faire pendant la vie. C'est un de ces cas où l'endoscope est très-utile et même nécessaire. Il a permis à M. Désormeaux, non-seulement d'en reconnaître plusieurs, mais encore d'en faire l'ablation.

(1) Giraldès, *Bulletin de la Société de biologie.*

Pour cela, M. Désormeaux s'est servi d'un petit écraseur linéaire dont la chaîne avait été passée autour du pédicule de la tumeur. Cette méthode est celle qu'il faudrait suivre dans les cas analogues, d'autant plus que l'endoscope permet les cautérisations subséquentes, sur le point d'implantation de la tumeur. Cependant si le chirurgien reculait devant l'emploi de l'endoscope, faute d'habitude, il aurait recours soit à l'arrachement avec la pince uréthrale, soit même, si la chose était possible, à l'ablation avec une anse de fil de fer rapprochée autour du pédicule au moyen du serre-nœud.

Je termine l'histoire des polypes de l'urèthre chez l'homme, par une observation intéressante recueillie par M. Ed. Labarraque dans le service de M. Désormeaux. Le polype, comme on le verra dans la suite de l'histoire du malade, fut enlevé au moyen d'une anse de fil métallique très-mince, et sa nature a été constatée au microscope.

E... Joseph, trente-quatre ans, homme de peine, est entré le 24 mai 1870, salle Saint-Pierre, n° 13, hôpital Necker. Il affirme n'avoir jamais eu aucune maladie vénérienne, mais, il y a un an et demi environ, à la suite d'un excès de boisson, il a été pris d'une uréthrite très-légère, guérie rapidement, paraît-il, au moyen du copahu et de la térébenthine, accompagnés d'injections de vin rouge. Depuis lors il a cru remarquer que son jet d'urine était moins gros. Il est pris, plusieurs fois par jour, d'envies irrésistibles de pisser; la miction s'exécute, il est vrai, avec facilité : mais lorsqu'il a fini d'uriner, il se plaint d'éprouver dans le gland des cuissons prolongées pendant environ deux à trois minutes. Il n'a, du reste, jamais été sondé, et n'a point été sujet à la rétention d'urine.

On croit à l'existence d'ulcérations du canal avec rétrécissement du calibre de l'urèthre, et l'on se borne, pendant quelque temps, à accoutumer l'organe au passage des instruments. Puis, l'examen endoscopique révèle la présence d'un polype uréthral, arrondi, siégeant en avant de la portion membraneuse, inséré sur la paroi supérieure de l'urèthre, et offrant le volume d'un grain de blé ; ce polype est très-mobile ; son pédicule est mince ; la couleur générale est rosée, et ne diffère aucunement de la coloration du reste de l'organe. La vascularité ne paraît pas excessivement prononcée.

C'est le 17 juin que l'on procède à l'ablation de la tumeur ; l'endoscope, introduit jusqu'au siége du mal, permet d'embrasser le pédicule avec un serre-nœud filiforme qui entraîne au dehors la petite excroissance presque sans écoulement sanguin. Depuis lors, l'état du malade a toujours été s'améliorant. Le 27 juin, l'examen endoscopique ne montre plus qu'une légère ulcération dans la région prostatique, en arrière du lieu d'implantation du polype ; la plaie est alors cautérisée avec le nitrate d'argent liquide. Le 30 juin, les 14 et 28 juillet, l'examen, répété au moyen de l'endoscope, montre que la guérison ne s'est pas démentie. L'analyse histologique de la tumeur a permis de la ranger dans la classe des papillômes.

VALVULES DU COL DE LA VESSIE.

Les valvules du col de la vessie, inconnues aux anciens pathologistes, ont été bien étudiées par les auteurs contemporains.

Lieutaud, le premier, parle de l'anneau aponévrotique ligamenteux constituant le col vésical et du *tubercule en forme de croissant* qui occupe son orifice. Ce tubercule, regardé par Lieutaud comme un prolongement du trigone de la vessie, c'est la luette vésicale que Deschamps regarde comme un repli de la membrane interne du réservoir de l'urine, à l'entrée de son orifice. Pour lui, ce repli, dont l'existence est constante, résulte du rapprochement des parties latérales de la glande prostate.

Plus précis que Lieutaud et Deschamps, Hunter démontre que le lobe médian de la prostate peut se tuméfier de manière à former une véritable valvule au col vésical. De son côté, Everard Home, contemporain et élève du précédent, dit, en parlant de l'hypertrophie de ce même lobe auquel il a donné son nom, qu'il peut former *un repli transversal en poussant en avant la membrane qui prend des connexions avec des lobes latéraux et de l'étendue en proportion*, et qu'il fait l'office *d'une valvule en fermant le passage de l'urine.*

Sœmmering et Ch. Bell ont constaté la même disposition du lobe médian de la prostate; mais le dernier de ces auteurs ajoute cette remarque importante qu'aussi souvent qu'il y a *projection valvulaire de la prostate, les muscles des uretères qui s'insèrent à cette portion acquièrent un surcroît de développement.* Cette remarque sur laquelle Civiale appelle l'attention indique que suivant Bell la prostate ne forme pas seule les valvules du col vésical, et que celles-ci peuvent être uniquement constituées par l'accolement de deux feuillets membraneux comprenant dans leur intérieur des fibres musculaires.

Comme Ch. Bell, Howship parle aussi de valvules formées par les faisceaux musculaires de la vessie distendus entre les orifices des uretères.

La revue que nous venons de faire prouve que les auteurs cités plus haut, sans nous avoir laissé de bien longues descriptions des valvules qui peuvent exister au col de la vessie, les avaient au moins observées. Lieutaud et Deschamps désignent suffisamment dans les passages que nous avons rapportés les valvules musculaires; Hunter, Everard Home, les valvules prostatiques. A ces deux espèces Ch. Bell et Howship ajoutent la connaissance des valvules uréthrales.

Cependant, c'est à Guthrie qu'il faut arriver pour avoir une description exacte et une distinction précise des diverses espèces de valvules qui obstruent le col de la vessie, et auxquelles il a donné le nom de barrières de la vessie.

Guthrie admet deux espèces de valvules du col de la vessie.

Les premières, formées par un épaississement chronique du col vésical, dû au tissu élastique sous-muqueux, sans participation de la prostate;

Les secondes, constituées uniquement par une hypertrophie du lobe médian de la prostate, de forme particulière.

Comme on le voit, Guthrie laisse de côté les brides musculaires qu'on rencontre souvent étendues entre les orifices des uretères. Elles appartiennent, en effet, plutôt à la vessie et doivent être décrites avec les maladies de cet organe.

Les observations de Guthrie et les distinctions établies par lui ont été confirmées et complétées en France par les recherches de Civiale et de M. Mercier.

Si, en effet, on enlève la muqueuse qui recouvre ces replis valvulaires, on voit au-dessous d'elle, tantôt des faisceaux transversalement étendus dont la couleur, la disposition et les rapports indiquent de suite des fibres musculaires hypertrophiées, tantôt un tissu dont la densité, la couleur jaunâtre, les fibres irrégulièrement entrelacées, révèlent la nature fibreuse. Parfois ces replis sont festonnés, froncés et présentent des excroissances séparées par des sillons plus ou moins profonds.

Dans ce cas, on a affaire à une véritable barrière musculaire dont la consistance peut être assez considérable sans que son épaisseur atteigne jamais de très-grandes proportions. Ces barrières, en général lisses, peuvent n'être formées que par l'accolement de la muqueuse à elle-même entre les feuillets de laquelle on ne rencontre qu'un petit nombre de fibres musculaires. D'autres fois, elle prend l'aspect d'un cordon arrondi et assez résistant dont les fibres intérieures sont analogues à celles du sphincter vésical. Ces deux genres de valvules ont une disposition analogue. Le bord supérieur en est horizontal, leur direction est régulière et elles s'étendent d'un des lobes latéraux de la prostate à celui du côté opposé.

Dans quelques cas, il existe une valvule de chaque côté du lobe médian de la prostate hypertrophiée; chacune d'elle part de ses faces latérales pour aller rejoindre le lobe latéral correspondant.

Quand la valvule est d'origine musculaire, le tissu prostatique sous-jacent n'a pas, au dire de Mercier, augmenté de volume et son aspect extérieur est celui de l'état normal. Cette intégrité de la prostate est rare, d'après Thompson, et n'existe que s'il y a un obstacle au cours de l'urine, tel qu'un rétrécissement ou un calcul; alors la crête uréthrale est repoussée vers le trigone, en sorte que ces deux points se rapprochent et sont séparés par un espace moindre. D'après M. Dodeuil, comme nous l'avons dit en traitant de l'augmentation de volume simple, les valvules uréthro-vésicales seraient toujours la conséquence d'une augmentation de la glande et, d'après M. Sappey, de la présence d'une concrétion.

Les valvules formées par une hypertrophie du lobe médian de la prostate sont plus épaisses que les précédentes, quelquefois unies, mais en général moins régulières, comme forme et comme direction. Elles sont tantôt molles, dépressibles, frangées, comme le tissu glandulaire dont elles ne sont qu'une hypertrophie et dont on aperçoit facilement les lobules en sectionnant la muqueuse. Le bord supérieur, le plus souvent lobuleux, forme quelquefois le sommet d'un triangle dont la base se continue avec le plancher uréthral.

Ces valvules, quelle qu'en soit d'ailleurs la forme, changent, comme les tumeurs de la prostate, complétement la conformation du col vésical. Quelquefois, du milieu de la valvule et perpendiculairement à l'une de ses faces ou à toutes deux, s'élève un repli membraneux qui va mourir soit sur le bas-fond de la vessie, soit sur le plancher de la partie postérieure du canal; dans le premier cas, le trigone semble soulevé; dans le second, la portion prostatique subit la même déviation et se trouve de plus divisée en deux rigoles latérales.

Il n'est pas rare, en effet, de leur voir acquérir une hauteur de 2 à 3 centimètres. Béraud cite même un cas dans lequel une de ces valvules avait une élévation de 5 centimètres du côté de l'urèthre. Cependant, il faut bien le dire, un tel développement est rare et même, quand elles en sont arrivées là, elles n'ont pas toujours les conséquences graves que l'on pourrait croire parce qu'elles sont extrêmement molles. Elles flottent, pour ainsi dire, et se laissent abaisser en avant par le flot urinaire ou en arrière par la sonde.

Du reste, ces valvules peuvent très-bien ne pas présenter la même hauteur sur leur face antérieure et sur leur face postérieure ; ainsi, dans le cas de Béraud cité tout à l'heure, la valvule avait 5 centimètres du côté de l'urèthre et 4 seulement du côté de la vessie.

La saillie considérable de la face antérieure de ces valvules donne au fond de l'urèthre la forme d'une cavité que l'on désigne sous le nom d'*excavation prostatique*. Les valvules uréthrales semblent le plus souvent faire corps avec la crête uréthrale dont elles ne sont jamais éloignées que de quelques millimètres et ne siégent pas indifféremment sur tout le pourtour du col vésical, mais seulement sur sa paroi inférieure.

La membrane muqueuse qui recouvre les valvules du col n'a pas conservé son apparence normale ; elle est tantôt rouge, violacée, brune, molle, fongueuse, parcourue par des vaisseaux dilatés, surtout sur la face postérieure, vaisseaux qu'on a pris pour des varices ; ou bien elle est blanchâtre et épaissie ; le verumontanum prend une forme plus arrondie et semble boursouflé.

ÉTIOLOGIE. — Les valvules du col de la vessie, d'origine prostatique, sont de même nature et ont les mêmes causes que les tumeurs de cette glande ; nous n'avons donc point à revenir sur cette ques-

tion que nous avons traitée dans l'article précédent.
Nous ne nous arrêterons pas non plus ici à examiner les idées émises par M. Dodeuil et par M. Sappey au sujet de la naissance et du développement de ces valvules; nous les avons exposées longuement en traitant de l'hypertrophie simple et nous venons d'ailleurs de les rappeler en quelques mots il y a un instant.

Les valvules musculaires semblent être, dans certains cas, la conséquence d'une disposition naturelle du col vésical. Ainsi, M. Mercier a remarqué que chez certains sujets, enfants et adultes, le bord postérieur du col vésical proéminait beaucoup plus que chez d'autres. Or, en rapprochant cette disposition de plusieurs observations dans lesquelles il a constaté la présence de valvules chez des individus qui avaient eu beaucoup de peine à uriner depuis leur enfance, il en conclut qu'elle peut bien donner lieu à l'affection dont nous parlons. Cependant, tout en admettant qu'une valvule puisse être congénitale, il croit que le plus souvent elle a une origine inflammatoire. Pour lui, sous l'influence de l'inflammation, le col se contracte, et cette contraction, d'abord passagère et intermittente, devient permanente pour peu que la cause persiste. De plus, le tissu musculaire lui-même change de nature : d'abord congestionné et noirâtre, il devient plus clair, passe au rouge brique, diminue de volume et de longueur; sa consistance augmente, et bientôt il passe à l'état fibreux.

Les vieilles uréthrites réfugiées dans la partie prostatique, et dont la guérison est si difficile, ne produiraient pas autre chose.

Les diurétiques à haute dose, le sel de nitre, la bière, le vin blanc, chez les individus prédisposés, agiraient de la même façon en irritant et même en enflammant le col vésical. Les abus de coït, la masturbation, les calculs, en entretenant dans le fond de l'urèthre une congestion permanente, arriveraient au même résultat. M. Mercier pense aussi qu'un exanthème disparu peut très-bien se répercuter sur l'urèthre, y produire une blennorrhagie de nature herpétique et consécutivement une valvule du col.

Il en serait de même du rhumatisme fixé sur le col de la vessie, dont il provoque la contracture comme il provoque celle des muscles des membres.

Mais de toutes les causes que nous venons d'énumérer, la plus fréquente serait assurément les rétrécissements de l'urèthre. Dans cette maladie, le col de la vessie, si l'on en croit M. Mercier, ne laisserait échapper l'urine que tardivement, et sa contraction, par conséquent permanente, finirait par lui faire subir la transformation fibreuse dont nous avons parlé tout à l'heure, si le rétrécissement n'était pas opéré promptement.

Enfin, M. Mercier signale encore, comme cause de contracture du col vésical et, par conséquent, de valvule de cet organe, les inflammations des organes voisins : la cystite du corps de la vessie et les irritations du rectum chez l'homme et de l'utérus chez la femme.

SYMPTÔMES. — Il semblerait, au premier abord, quand on connaît la disposition et la forme des valvules du col de la vessie, que le résultat le plus immédiat de pareils obstacles doit être une difficulté considérable à la sortie de l'urine. Cependant, la pratique prouve qu'il est loin d'en être toujours ainsi, et qu'au moins cette difficulté présente des alternatives diverses; très-considérable à certains moments, elle est dans d'autres à peine sensible, et cela chez le même individu. Ces différences tiennent probablement à l'intensité variable de l'inflammation ou de l'irritation des parties, mais sans qu'on puisse rien affirmer sur ce point. Dans le principe, on observe souvent tout le contraire, et le malade a plus de peine à retenir ses urines qu'à l'état normal. Presque toujours les envies d'uriner sont fréquentes; la vessie ne se vidant jamais complétement se remplit, par conséquent, plus vite, sans compter que l'irritation et la susceptibilité de l'organe au contact de l'urine augmentent avec la durée de la maladie.

La douleur ressentie par le malade, parfois à peu près nulle, n'est réveillée que par le passage de la sonde ou de l'urine, ou bien par le coït qui provoque dans la région prostatique de l'urèthre une sensation de chaleur ou de déchirure. Dans d'autres cas, elle est spontanée, plus ou moins vive, fixe ou passagère, marquée surtout derrière le pubis et vers le fondement.

Le doigt, introduit dans le rectum, provoque ou exaspère la douleur et constate quelquefois un gonflement de la prostate. Des picotements se font quelquefois sentir au méat qui est rouge et congestionné.

Bien souvent il existe un écoulement assez abondant; dans d'autres cas, à peine perceptible. La bougie olivaire ramène du fond du canal un liquide épais, blanc, grisâtre qui s'attache à la base du renflement; parfois ce liquide est teinté de sang.

L'irritation du canal, au niveau de l'orifice des canaux éjaculateurs, produit souvent une action réflexe ayant pour résultat des pollutions nocturnes avec ou sans érections. Les désirs vénériens sont moins vifs et s'éteignent parfois complétement.

Quand la maladie a pris son développement complet, les troubles de la miction augmentent; l'urine ne sort qu'avec beaucoup de difficulté, surtout au début; à la fin, le malade, malgré des efforts réitérés, ne peut parvenir à vider complétement sa vessie; car si, à ce moment, on introduit une sonde dans l'organe on en retire encore de l'urine.

Je n'ai pas, d'ailleurs, à m'étendre plus longtemps sur les troubles de la miction, car ce sont les mêmes que ceux de l'hypertrophie de la prostate; aussi, pour diagnostiquer l'une de l'autre ces deux lésions, faut-il avoir recours à la sonde coudée. Mais comme ce serait une grave imprudence d'introduire d'emblée dans un urèthre non exploré une sonde de cette espèce, l'examen préalable de cet organe avec une bougie olivaire percée du n° 19 à 20 est indispensable. En introduisant doucement cet instrument dans le canal, on acquiert, du reste, toutes les données désirables pour passer à un examen définitif. En effet, la bougie olivaire ne touchant les parois du canal que par le renflement de son extrémité vésicale rend avec exactitude les sensations particulières de chacune des parties sur lesquelles elle frotte. De plus, elle est arrêtée par les obstacles un peu étroits ou elle les accroche s'ils ne sont pas très-prononcés. Est-elle arrêtée à 10 ou 11 centimètres du méat, on peut conclure à une coarctation uréthrale au point d'élection; s'avance-t-elle, au contraire, jusqu'à 13, 14 et 15 centimètres sans pénétrer dans la vessie, ce sera une forte présomption en faveur d'un obstacle au col vésical. On constatera, en outre, si l'écoulement dont nous avons parlé tout à l'heure existe et, jusqu'à un certain point, comment se vide la vessie; car l'ouverture de la sonde, si petite qu'elle soit, donne passage au liquide, à moins qu'il ne soit trop épais.

Du reste, supposé un urèthre non rétréci, le cathétérisme avec une sonde à grande courbure, une bougie Béniqué, par exemple, du n° 36 à 40, fournirait sur une barrière, au col vésical, des données suffisantes pour en affirmer la présence. En effet, s'il existe un obstacle de cette espèce, le cathéter introduit de la manière ordinaire se trouve arrêté au col vésical, comme la bougie à boule. Alors, en abaissant son pavillon, le bec pénètre brusquement dans la vessie et imprime au manche de l'instrument une secousse souvent visible à l'œil et toujours sensible à la main. Une sensation analogue se produit quand on retire la sonde. Si on a soin alors d'appuyer son bec en bas, du côté du rectum, on distingue parfaitement le moment où cette extrémité, cheminant d'arrière en avant, saute d'un point plus élevé à un autre qui l'est moins.

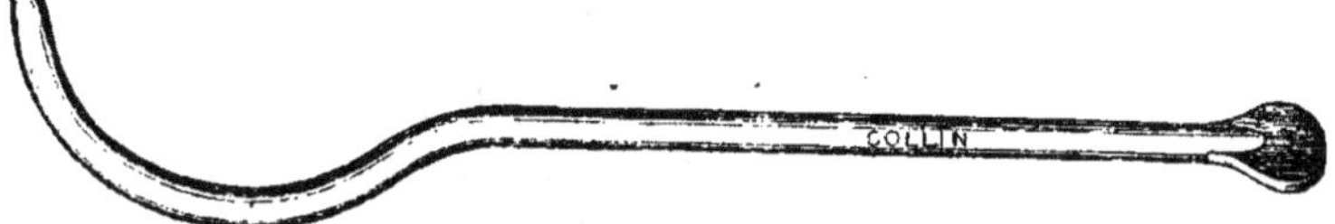

Bougie en étain à grande courbure, de Béniqué.

Cependant, ce mode d'exploration ne fournissant que des notions fort approximatives, c'est au cathéter coudé de Mercier qu'il faut recourir pour avoir sur la disposition du col des données tout à fait exactes.

Le cathéter coudé de Mercier est formé d'une tige métallique de 5 à 6 millimètres de diamètre et long de 35 centimètres; droit dans presque toute sa longueur, il est courbé à angle à peu près droit (100 à 110°), à 12 ou 16 millimètres de son extrémité vésicale, et muni à son extrémité externe d'une plaque polygonale perpendiculaire à direction du bec; la tige peut être graduée sur ses faces antérieures et postérieures.

Lorsque ce cathéter arrive au col vésical, ce n'est pas l'extrémité de son bec, mais l'angle que forme celui-ci avec la partie droite qui se présente. Aussi quand un obstacle existe en ce point, cette disposition permet d'user d'une certaine force qui, dans ces conditions, risquerait avec une sonde ordinaire de produire une fausse-route.

Quand le col de la vessie est libre et qu'il a conservé son élasticité normale, la sonde pénètre avec facilité dans la vessie, sans avoir besoin d'être abaissée, et on s'en aperçoit parfaitement à la liberté de ses mouvements. Si le col est seulement induré, on éprouve une certaine résistance à entrer dans la vessie, et la sonde reçoit au même moment une légère secousse. Du reste, une fois dans la cavité vésicale, la liberté de ses mouvements est la même.

Sonde coudée de Mercier (*).

Quand il existe un obstacle au col vésical, le cathéter coudé, comme la bougie à boule, comme la sonde à grande courbure, se trouve arrêté brusquement, et pour pénétrer dans la vessie on est obligé de le pousser de plus en plus jusqu'à ce que l'obstacle étant déprimé il pénètre brusquement dans les tissus. A ce moment le manche s'abaisse et la main qui soutient le pavillon, après avoir éprouvé

(*) A, plaque indiquant la position du bec; B, angle de courbure du bec; C, manche de la sonde.

un brusque mouvement, reconnaît que son bec est libre.

D'après ce que nous venons de dire, il est facile de comprendre que, pour pénétrer dans la vessie sans violence, il faudra faire exécuter volontairement à la sonde les mêmes mouvements qu'elle accomplit spontanément quand on la fait entrer directement, c'est-à-dire abaisser son pavillon en même temps qu'on poussera le bec en avant.

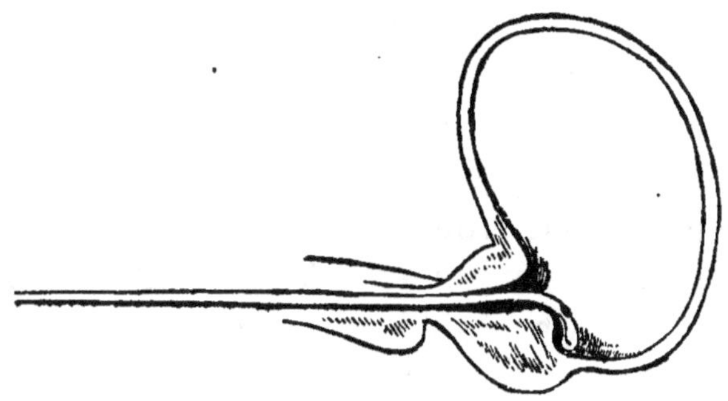

Hypertrophie de la prostate (*).

Toutes ces manœuvres nous donnent bien la certitude d'un obstacle au col de la vessie, mais en nous laissant dans le doute sur sa forme. Pour acquérir sur ce sujet des données exactes, on agit comme il suit:

Le bec de la sonde étant arrivé et maintenu contre la lèvre supérieure du col, on l'incline à droite puis à gauche en lui faisant suivre exactement le pourtour du col; si l'orifice uréthro-vésical est nor-

(*) Bec de la sonde coudée de Mercier, ramené contre le col vésical pour en reconnaitre la valvule. — (Thompson, *Traité des maladies des voies urina res*, fig. 103, p. 422.)

mal, l'instrument ne peut décrire de chaque côté qu'un quart de cercle et le bec reste horizontal, ce que l'on reconnaît à la position de la plaque dont est muni le pavillon.

Si le mouvement de rotation que nous venons de décrire ne rencontre pas d'obstacles, s'il peut décrire un cercle complet, et que le bec maintenu toujours en contact avec le col, puisse, quand il est verticalement dirigé en bas, accrocher le col, comme on le voit dans la figure, c'est qu'on a affaire à une valvule.

M. Reliquet fait remarquer, avec juste raison, qu'il ne faut pas, dans cette manœuvre, pousser le cathéter tout entier dans la vessie, mais aussitôt qu'il y est entré, en ramener le bec contre le col, autrement on risquerait d'accrocher la valvule que nous avons vue souvent réunir les deux orifices des uretères.

Traitement. — Quand une valvule du col de la vessie a pour origine une irritation uréthrale de cause évidente telle qu'un rétrécissement, un calcul, une uréthrite profonde, il suffit bien souvent de supprimer la cause pour voir les tissus revenir à leur état normal. Incisez le rétrécissement, enlevez le calcul, guérissez l'uréthrite, la valvule disparaîtra. Plus souvent peut-être il n'en est pas ainsi et on se trouve dans la nécessité de s'attaquer à l'obstacle lui-même. Pour cela, plusieurs instruments ont été construits qui peuvent se diviser en deux espèces : les uns ayant pour but d'inciser simplement la valvule, les autres de l'exciser. Ils ont tous, à l'exception d'un seul, été inventés et mis en œuvre, pour la première fois, par M. Mercier.

Ce sont deux sécateurs et un emporte-pièce. Ces trois instruments quand ils sont à l'état de repos, c'est-à-dire fermés, ont la forme de la sonde coudée du chirurgien que nous venons de nommer.

Sécateur à lame oblique et fixe pendant la section. — Cet instrument aplati sur ses faces latérales, est creusé, sur presque toute la longueur du bec et dans la partie correspondante de la tige, d'une rainure renfermant une lame cachée que l'on peut faire saillir obliquement de manière qu'elle devienne la base d'un triangle dont l'angle de courbure du bec forme le sommet. Cette saillie de la lame s'opère à l'aide d'un mandrin renfermé dans l'intérieur de la sonde, qu'on fait mouvoir par un bou-

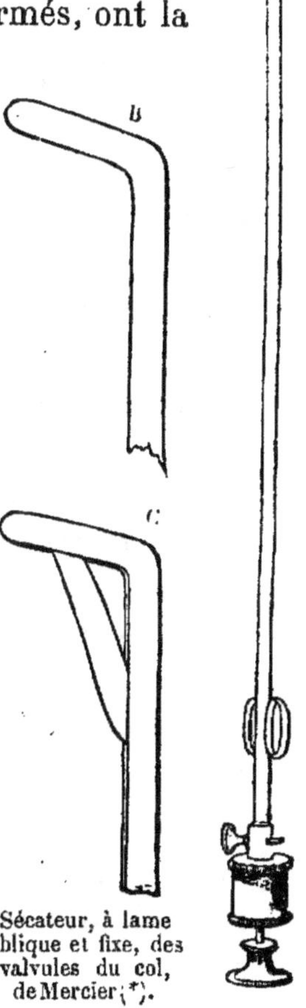

Sécateur, à lame oblique et fixe, des valvules du col, de Mercier (*).

(*) A, instrument complet réduit; B, bec de l'instrument, grandeur naturelle, avec sa lame cachée; C, le même bec, avec sa lame saillante. — Ces figures indiquent la courbure des sondes coudées de M. Mercier. — (Fig. tirée du *Traité des maladies des voies urinaires*, de Civiale, t. II, p. 167.)

ton placé à son extrémité. La manœuvre d'introduction de cet instrument dans la vessie est celle de la sonde coudée. Comme pour cette dernière, on en applique le bec contre la lèvre supérieure du col, puis, en lui faisant décrire un demi-cercle qui ramène celui-ci dans une position verticale inférieure, on accroche le col. Il ne reste plus qu'à faire saillir la lame et à appuyer sur la valvule pour en opérer la section. Malheureusement cette pression est inefficace et à peine suffisante pour entamer la muqueuse. Aussi faut-il, pour arriver à un résultat satisfaisant, faire exécuter à l'instrument un mouvement de va-et-vient, de manière à scier l'obstacle pour ainsi dire, et achever de cette façon ce qu'une simple pression n'aurait que commencé.

Sécateur à lame courante. — Cet instrument se compose, comme le brise-pierre ordinaire, dont il a d'ailleurs la forme, d'une branche mâle et d'une branche femelle. La branche femelle est percée, dans presque toute la hauteur de son bec, d'une fenêtre qui, se prolongeant dans la partie horizontale, sous forme d'une rainure de 1 centimètre de longueur, permet la libre allée et venue de la lame dans cette étendue. Cette lame est fixée sur un mandrin qui, comme dans le sécateur précédent, s'étend d'un bout de l'instrument à l'autre et en constitue la branche mâle. Cette branche et la lame, par conséquent, se font mouvoir au moyen d'un bouton placé sur le pavillon. Un renflement de la branche femelle concorde avec un renflement de même forme placé sur la branche mâle, quand la lame est cachée dans le bec, en sorte que l'écartement de ces deux points de repère indique de combien la lame est éloignée du bec. En outre, une vis fixée sur le point de repère de la branche femelle, et qui, sans la serrer sur la branche mâle, vient buter, en avant et en arrière, contre un point d'arrêt, limite à 2 centimètres la course de cette dernière, de sorte que la lame ne peut dépasser cette étendue, ni en avant ni en arrière.

La lame étant cachée dans la fenêtre et la branche mâle fixée, l'introduction de cet instrument s'opère comme celle du sécateur à lame fixe. Comme pour ce dernier, le bec, une fois arrivé dans la vessie, est appliqué contre la lèvre supérieure du col, puis ramené directement en bas, en ayant bien soin de le maintenir

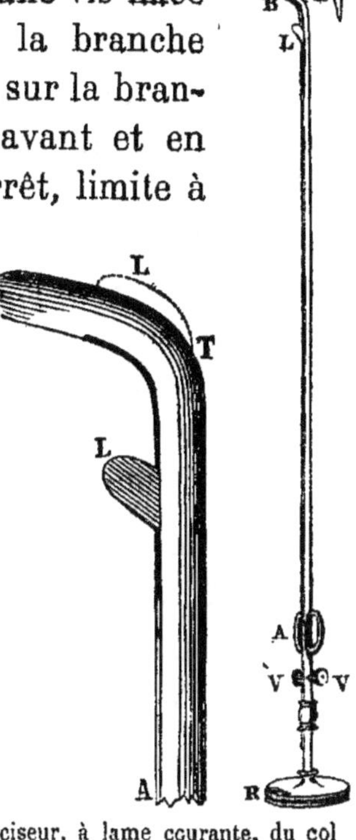

Inciseur, à lame courante, du col de la vessie, de Mercier (*).

toujours contre le col. Alors, le tenant étroitement appliqué sur la valvule, on attire vers soi la branche mâle jusqu'à ce que la vis vienne buter contre le point d'arrêt antérieur; puis l'instrument étant toujours maintenu dans la même position, on repousse la lame jusqu'à ce que les deux points de repère concordent parfaitement ensemble, ce qui indique que la lame est rentrée dans le bec.

Cette seconde manœuvre est nécessaire pour deux raisons : d'abord, il serait impossible de retirer l'instrument sans rentrer la lame ; ensuite, en venant reprendre sa place dans la fenêtre du bec, elle achève la section de la valvule, qui n'est jamais complète après le premier temps.

M. Maisonneuve a fait construire un sécateur à lame mobile dont voici la description : Il se compose, comme le sécateur à lame fixe de Mercier, d'une canule extérieure renfermant un mandrin. Ce mandrin porte à son extrémité vésicale une lame cachée, à l'état de repos, dans une rainure creusée dans le bec de l'instrument. Son

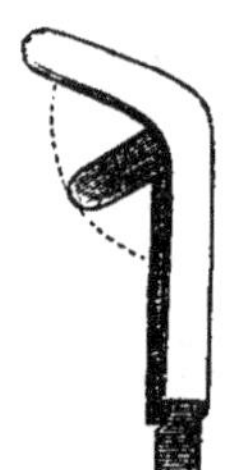

Sécateur du col vésical (*).

point fixe est à l'angle de courbure de l'instrument autour duquel elle décrit, comme centre, un tiers de circonférence, de telle sorte que, sortant de la rainure du bec, elle vient se cacher dans une rainure creusée sur la partie adjacente de la tige.

(*) Sécateur de la lèvre inférieure du col vésical (Maisonneuve). — Thompson, *Traité des maladies des voies urinaires*, p. 523.

On agit avec cet instrument comme avec les précédents ; seulement, il offre cet avantage, la manœuvre de la lame étant très-simple, puisqu'elle n'exige que d'appuyer sur le mandrin, de pouvoir la faire aller et venir plusieurs fois sans aucun dérangement.

Les opérations dont nous venons de parler, et c'est là un point très-important, ne doivent jamais être pratiquées sur une vessie vide. Et même si l'urine est alcaline, muqueuse ou purulente, il est bon, après l'avoir vidée, de la laver à plusieurs reprises jusqu'à ce que le liquide injecté soit clair. Quand le but est atteint, on en laisse une quantité suffisante, et on opère.

Quand la section est terminée, on introduit dans la vessie une sonde de gros volume par laquelle on fait de nouvelles injections d'eau froide, injections qu'il est facile de diriger sur le col en plaçant l'œil de la sonde au niveau de cet organe. Cette sonde doit être laissée à demeure et débouchée ; elle arrête l'hémorrhagie en comprimant les parties et permet l'écoulement des urines et du sang qui ne se coagule pas.

L'exciseur de Mercier a, lui aussi, la forme d'un brise-pierre ; seulement, les deux branches au lieu d'être emboîtées l'une dans l'autre glissent par deux de leurs faces correspondantes, l'antérieure pour la branche femelle, la postérieure pour la branche mâle, au moyen d'une rainure et d'une saillie s'emboîtant réciproquement.

La disposition importante de l'instrument, qui

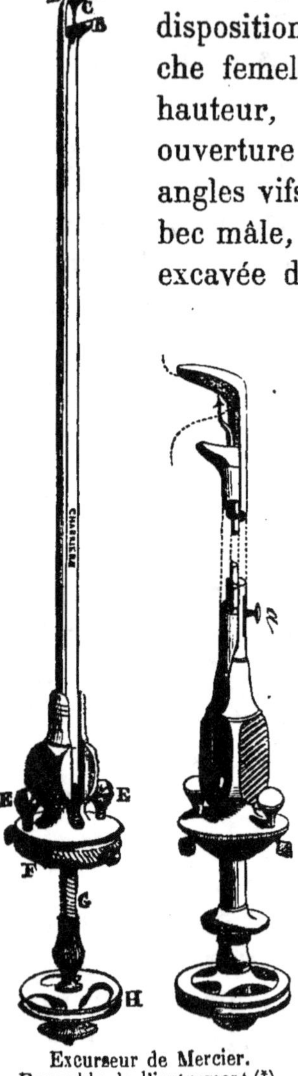

Excurseur de Mercier.
Ensemble de l'instrument (*).

est d'ailleurs très-simple, réside dans la disposition des becs. Celui de la branche femelle est creusé dans toute sa hauteur, la pointe exceptée, d'une ouverture dont les bords sont taillés à angles vifs. Cette échancrure reçoit le bec mâle, dont la face correspondante, excavée dans son milieu, est limitée par des bords à arêtes vives, de manière que les deux becs s'emboîtent l'un dans l'autre comme un véritable emporte-pièce.

L'instrument est parcouru dans toute sa longueur par un mandrin portant à son extrémité vésicale une tige en forme de lance recourbée à angle, de manière à ce qu'elle puisse traverser la fenêtre de la branche femelle. A son autre extrémité existe un bouton qui permet de la faire avancer ou reculer, mais seulement dans la longueur de 2 centimètres.

(*) Le bec de la branche femelle, long de 25 mm., est quadrilatère à son extrémité et percé d'une fenêtre près du coude A. Le bec C de la branche mâle a des bords aigus qui s'engagent exactement dans le bec de la branche femelle.

Quand l'instrument est fermé, cette lance se trouve cachée dans l'échancrure du bec mâle.

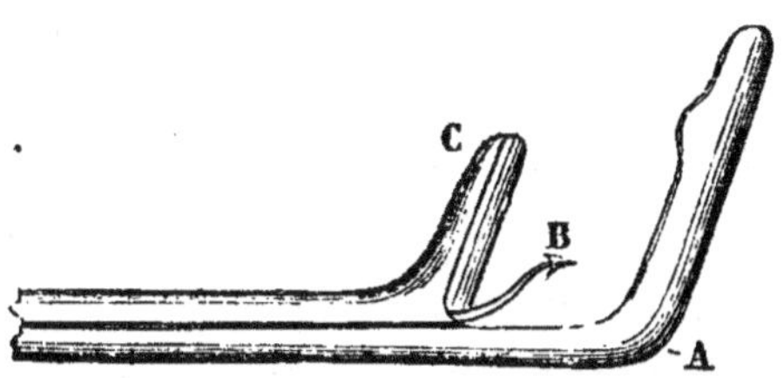

Becs de grandeur normale.

L'introduction de l'instrument est encore ici la même que celle des instruments précédents. Quand il y est arrivé on répète aussi les mêmes manœuvres qu'avec les autres : reconnaissance de la lèvre supérieure, demi-cercle en bas, accrochement de la valvule. Celle-ci bien reconnue, on élève l'instrument de manière à en appuyer le dos contre la paroi supérieure du col, puis on ramène dans le canal la branche mâle et ensuite la lame qui vient se cacher dans la rainure de ce bec. Ce mouvement ne doit pas dépasser 2 centimètres de longueur, ce qui est facile à régler au moyen du mécanisme dont l'instrument est muni.

Ce temps de l'opération exécuté, on applique l'instrument sur la paroi inférieure et on accroche la valvule avec la branche femelle. Quand on est bien sûr d'y être arrivé, on pousse la lance de manière à ce qu'elle embroche la valvule, puis on rapproche très-lentement la branche mâle dont le bec vient presser la valvule et l'écraser contre celui de la branche femelle.

On retourne alors l'instrument, on le retire, et on trouve la valvule entre les deux becs.

Les soins consécutifs sont les mêmes que ceux des opérations précédentes.

Il semble inutile de dire, après la description de cette opération, qu'elle est beaucoup plus radicale et efficace que les premières et que c'est à elle qu'il faut avoir recours, si la valvule est épaisse et les accidents qu'elle provoque arrivés à un haut degré.

L'incision et surtout l'excision de la prostate sont des opérations dangereuses ; d'abord par elles-mêmes, car il s'agit de porter l'instrument tranchant sur un organe délicat et sensible ; ensuite par le manuel opératoire qui, quoique bien défini et réglé, ne permet pas cependant d'agir avec une certitude parfaite, en ce sens que s'il arrive souvent qu'on n'atteigne pas le but, il peut très-bien se faire qu'on le dépasse, et cela au grand détriment du malade. Ainsi, sur 7 opérés dont les observations ont été recueillies par M. Dodeuil, il y a eu deux morts.

Ce qu'il importe avant tout, c'est de ne pas faire d'erreur de diagnostic, et de ne pas confondre la valvule prostatique du col avec le repli muqueux qui s'élève souvent entre les deux orifices des uretères. L'incision de ce repli exposerait le malade aux plus graves dangers.

Je dois ajouter ici que les valvules du col de la vessie donnant lieu, comme l'hypertrophie et les tumeurs prostatiques, à la stagnation d'urine et aux phénomènes qui en sont la conséquence, c'est-à-dire à la décomposition de ce liquide et à l'inflammation de la vessie, il faudra, comme nous l'avons dit en traitant de ces maladies, avoir recours, avant d'user des instruments tranchants, aux lavages et aux irrigations de l'organe.

Ici, comme dans l'augmentation de volume simple, comme dans les cas de tumeurs, de légères cautérisations au nitrate d'argent devront être mises en usage. Civiale, si prudent dans sa pratique, dit en avoir retiré de bons résultats.

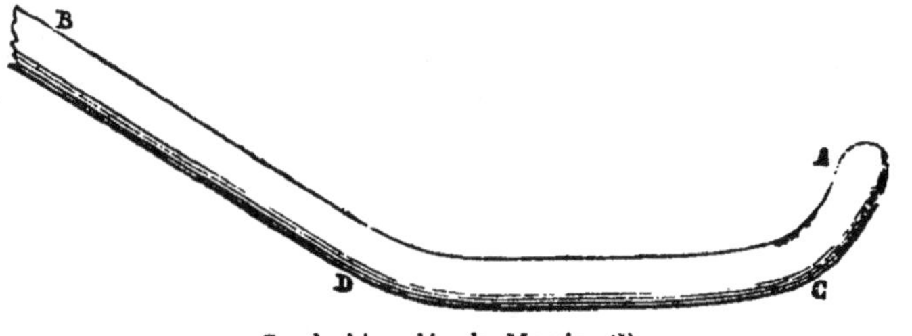

Sonde bicoudée de Mercier (*).

Enfin, si on éprouvait trop de difficulté à parvenir dans la vessie, il faudrait, dans le cas de valvules aussi bien que dans ceux énumérés précédemment, avoir recours aux sondes en caoutchouc vulcanisé. Leur mollesse en fait des instruments tout à fait inoffensifs et qui peuvent être très-utiles à cause de cela dans les cas dont nous parlons. Leur seul inconvénient est d'avoir des parois trop épaisses et, par suite, le diamètre de leur canal

(*) A, bec de la sonde; B, manche de la sonde; C, second coude du bec de la sonde; D, premier coude du bec de la sonde.

H. Picard.   24

trop étroit. Ce n'est pas d'huile, mais de blanc d'œuf qu'il faut enduire ces sondes. Pour les introduire, on ne les pousse pas à la manière ordinaire, mais on leur fait exécuter un mouvement de vrille.

Faute de réussir avec les sondes que nous venons de décrire ou avec les sondes coudées ordinaires, on se servira de la sonde bicoudée de Mercier, dont je donne ici la figure, et avec laquelle on aura souvent plus de facilité à parvenir dans la vessie.

M. Squire, un chirurgien américain, vient de présenter à l'Académie un nouveau cathéter prostatique, auquel il a donné le nom de *cathéter vertébré*. Cet instrument, que je n'ai pas vu, est ainsi décrit par M. Dolbeau dans son rapport sur le prix d'Argenteuil.

« L'instrument de M. Squire est une sonde d'argent faite d'une seule pièce jusque vers l'extrémité vésicale; celle-ci, au lieu d'être rigide, de présenter une courbure fixe et dans un sens unique, se compose d'une série de petites pièces articulées, mobiles, d'où la possibilité de voir prendre à cette partie de l'instrument telle ou telle courbure antéro-postérieure jointe à ses déviations alternatives de droite à gauche. L'extrémité vésicale de l'instrument de M. Squire est un véritable petit serpent métallique résistant et qu'on pousse devant soi à mesure que par la déviation de ses anneaux il se configure réciproquement avec la partie déviée du canal de l'urèthre.

Dix-huit observations sont jointes à l'appui de la description instrumentale et viennent témoigner en quelque sorte de la valeur pratique de ce nouveau cathéter évacuateur. Ces observations, empruntées à la pratique de M. Squire et de plusieurs de ses confrères, laissent beaucoup à désirer; elles sont généralement courtes, se réduisent parfois à de simples mentions et le diagnostic rigoureux fait absolument défaut.

C'est donc une question à revoir; le cathéter vertébré demeurera-t-il dans la pratique ou viendra-t-il se ranger à côté de tant d'autres qui constituent les collections d'instruments ? je ne saurais le dire : l'idée, sans être absolument nouvelle comme instrument vertébré, nous a paru ingénieuse et nous n'hésitons pas à recommander l'expérimentation de cette nouvelle ressource dans les dysuries urgentes. »

M. Mercier avait déjà depuis longtemps proposé des cathéters présentant une grande analogie avec le cathéter vertébré de M. Squire. Ces cathéters, fabriqués par M. Bénas, sur les indications du chirurgien que nous venons de nommer, n'étaient que des sondes ordinaires en gomme dont l'extrémité vésicale amincie renfermait une mince tige de métal, plomb ou étain, qui, tout en lui communiquant une certaine rigidité, lui permettait cependant de se prêter facilement aux sinuosités de la portion prostatique de l'urèthre. Si, malgré l'emploi des instruments que nous venons de décrire, et en particulier des sondes coudées ou bicoudées, on n'était pas parvenu à entrer dans la vessie, on devrait introduire l'index gauche dans le rectum de manière à relever l'enfoncement que nous avons désigné sous le nom d'excavation prostatique. Cette partie se trouvant dès lors au niveau du bas-fond de la vessie, on n'aurait plus à craindre d'accrocher la saillie formée par le lobe médian.

Dans tous les cas d'augmentation de volume de la prostate, simple, avec tumeurs ou valvules, si on soupçonne une pierre vésicale, c'est immédiatement en arrière du col, au niveau du trigone, dans la cavité formée par l'élévation des lobes prostatiques, tumeurs ou valvules, qu'il faudra aller la chercher, soit avec la sonde pour la reconnaître, soit avec le lithoclaste pour la broyer. Quand on l'aura saisie avec ce dernier instrument, le bec tourné en bas, il faudra lui faire exécuter un demi-cercle de manière à le ramener en haut, et broyer la pierre dans cette position.

Si un rétrécissement existe en même temps qu'une hypertrophie, une tumeur ou une valvule, il ne faudra pas craindre de pratiquer l'uréthrotomie ; de cette façon on délivrera immédiatement le malade d'une complication grave, ce qui permettra au médecin de diriger de suite ses soins vers le col et le corps de la vessie. Cette manière de faire n'est pas admise par tous les chirurgiens, mais c'est celle adoptée par M. Guyon, et il résulte des relevés consignés dans la thèse de M. Reverdin, qu'il n'a eu qu'à s'en louer.

Je dois dire, avant de terminer ce qui a rapport à l'augmentation de volume de la prostate, car c'est un point important, que l'*urée*, dans cette maladie, comme dans beaucoup d'autres affections des voies urinaires, se trouve en moindre quantité dans les urines qu'à l'état normal. Ce phénomène semble devoir être attribué à la néphrite interstitielle. Les reins, en effet, n'étant plus alors dans des conditions qui leur permettent de séparer ce produit du sang, il s'accumule dans ce liquide; à moins toutefois que la maladie n'entrave sa formation dans ce liquide, ce qui paraît beaucoup moins probable.

ATROPHIE DE LA PROSTATE.

L'atrophie de la prostate est caractérisée par la diminution du poids et du volume de la glande, à la suite de la disparition d'un ou de plusieurs de ses éléments.

Cette atrophie ne paraît être que dans de rares circonstances consécutive à une maladie de la glande elle-même; presque toujours, elle est la conséquence d'un état général de l'individu. C'est donc une transformation toute opposée à l'hypertrophie, non-seulement par sa nature intime, mais encore par ses causes et ses relations avec les autres organes.

L'hypertrophie, en effet, par une exception singulière apparaît, comme nous l'avons vu, à un moment où les éléments anatomiques commençant à s'atrophier partout, diminuent le volume des organes. Dans l'atrophie, au contraire, l'assimilation impuissante ne peut suffire à neutraliser, dans la glande, pas plus que dans les autres organes, les effets de la désassimilation; les tissus ne s'y reconstituent pas plus qu'ailleurs, faute d'une nutrition suffisante. Aussi comprend-on que toutes les conditions propres à favoriser la faiblesse générale, et à s'opposer à la nutrition et à l'assimilation et, par suite, à la reconstitution des éléments anatomiques, seront une cause d'atrophie prostatique. Il en sera de même de tous les états qui, sans agir sur tout l'individu, porteront leur action sur l'organe lui-même et entraveront sa nutrition. C'est ce qui aurait lieu, d'après la théorie de M. Dodeuil, si, comme le prétend cet auteur, l'hypertrophie n'est que le premier degré de l'atrophie, le tissu fibreux se substituant aux autres éléments anatomiques de la glande, et les étouffant pour ainsi dire.

Quoi qu'il en soit, Thompson a rangé l'atrophie prostatique dans les cinq catégories suivantes :

1° Atrophie par épuisement à la suite d'une maladie générale ;

2° Atrophie sénile ;

3° Atrophie par compression ;

4° Atrophie par maladie de la prostate elle-même ;

5° Atrophie congénitale (1).

(1) Thompson. *Maladies des voies urinaires.*

On retrouve dans la division précédente les idées que nous avons émises en commençant : dans les deux premières catégories, l'atrophie est la conséquence d'une cause générale qui se fait sentir dans toute l'économie et dans tous les organes; il y a défaut de nutrition et, par conséquent, d'assimilation, par suite de cette influence inconnue, intangible et insaisissable que fait naître la maladie ou la vieillesse.

Dans les deux catégories suivantes sont rangées les atrophies dont l'origine est dans la glande elle-même; c'est une cause différente, mais d'un effet identique, une entrave à la nutrition et à l'assimilation.

1° *L'atrophie par épuisement* s'observe surtout dans la phthisie; c'est du moins dans cette maladie que Thompson l'a rencontrée le plus souvent. Il a vu sur un sujet de vingt et un ans, mort de cette maladie, l'atrophie portée si loin que la glande ne pesait plus que 3 gr. 50. Civiale, de son côté, prétend qu'elle peut être réduite d'un tiers, de la moitié et même davantage de son volume. D'après Thompson, la diminution de la prostate serait dans la phthisie proportionnellement plus marquée que celle des autres organes. Après la phthisie, Thompson place, comme cause d'atrophie prostatique, la scrofule. Il fait, en outre, remarquer que, dans l'une comme dans l'autre affection, tous les éléments constitutifs de la glande sont également atrophiés.

2° *L'atrophie sénile* n'est pas, quoi qu'on en ait dit, générale chez les individus qui ne sont pas atteints d'hypertrophie, et beaucoup de vieillards ne sont atteints ni de l'une ni de l'autre de ces affections. Dans l'atrophie par la vieillesse, la prostate ne diminue jamais autant que dans l'atrophie par épuisement. Thompson ne l'a jamais vue peser moins de 12 grammes. De plus l'atrophie ne porte pas, comme dans le cas précédent, sur tous les éléments de la glande, mais principalement sur le tissu glandulaire; le tissu musculaire est en même temps un peu induré, ce qui concorde avec les idées émises par M. Dodeuil. L'atrophie précédente est donc générale, tandis que celle-ci n'est que partielle.

3° *L'atrophie par compression*, qui n'offre d'ailleurs aucun caractère spécial, est assurément la plus fréquente de toutes; ce qui s'explique par son origine. Combien sont communes, en effet, les causes de compression de cet organe : une tumeur développée dans la prostate elle-même ou dans les organes voisins, un calcul arrêté dans la région prostatique, la pression exercée par l'urine dans les rétrécissements. Ce ne sont pas, du reste, seulement les tumeurs solides, mais des kystes, des abcès qui peuvent occasionner l'atrophie de la prostate. Enfin, on a vu des prostates en partie détruites par la pression de la sonde à demeure; nous en avons rapporté un cas d'après Mercier. Chez certains enfants, nés avec des calculs dans la vessie, la prostate est considérablement diminuée de volume et quelquefois même complétement disparue.

Dans quelques cas, c'est l'un des tissus qui atrophie l'autre par la compression qu'il exerce sur lui, et, alors, c'est presque toujours le tissu glandulaire qui se trouve détruit par l'hypertrophie du tissu fibro-musculaire. Effet identique à celui que nous avons exposé à la fin du paragraphe précédent.

4° *Atrophie consécutive à une maladie de la prostate.* Sans parler du tubercule et du cancer qui détruisent le tissu propre de la glande et le remplacent par des productions de mauvaise nature, il est d'autres affections relativement bénignes qui peuvent amener dans la nutrition de la glande une perturbation telle que le tissu puisse en partie s'atrophier. Telle est l'inflammation de la glande qui laisse quelquefois dans l'organe des noyaux de lymphe plastique, dont la transformation en tissu fibreux comprime la glande et ses vaisseaux nourriciers ; tels sont les abcès dont la cavité, pour peu qu'elle soit considérable, se trouve comblée par un tissu inodulaire dont l'action et les transformations sont identiques à celles de la lymphe plastique.

5° *Atrophie congénitale.* Cette sorte d'atrophie ne s'observe guère que sur les enfants, et encore faut-il pour cela que d'autres vices de conformation existent dans les organes génito-urinaires. L'exstrophie de la vessie est celui avec lequel cette atrophie coïncide ordinairement ; nous en avons parlé assez longuement en traitant des vices de conformation de la prostate pour ne pas y revenir ici.

On a, dit-on, observé l'atrophie de la prostate à la suite de l'ablation des testicules, mais rien n'est prouvé à cet égard. Cependant voici un fait, rapporté par Leroy d'Étiolles, qui tendrait à prouver que la prostate peut s'atrophier et même disparaître à la suite de la castration. Il s'agit d'un jeune homme de vingt et un ans, admis à l'hôpital Saint-Antoine pour un énorme calcul vésical, que l'on sentait au-dessus du pubis; la prostate manquait complétement et la portion membraneuse elle-même avait été effacée. Ce jeune homme, dont la figure et la voix étaient celles d'une vieille femme, avait subi, à l'âge de deux ans, une double castration, pour la guérison de deux hernies inguinales, La présence d'une pierre dans la vessie peut assurément ici jeter quelque doute sur l'influence de la castration, comme cause de disparition de la prostate; mais il n'en est pas moins vrai que l'aspect glandulaire de cet organe s'efface presque entièrement sur les chevaux châtrés, et que le tissu fibro-musculaire acquiert chez eux une prédominance considérable.

Du reste, je dois faire ici une remarque, c'est l'action indéniable qu'exerce un testicule tuberculeux sur une prostate malade, en y entretenant une inflammation inguérissable. Aussi, pour M. Richet, n'y a-t-il dans ces cas que l'ablation du testicule qui puisse guérir la maladie : du même coup, on débarrasse le sujet d'un organe inutile et gênant, on guérit l'affection prostatique et on prévient, dans une certaine mesure, la tuberculisation générale. L'opération offre, d'ailleurs, peu de dangers dans ces circonstances.

La pratiquè de M. Richet n'est pas adoptée, tant s'en faut, par tous les chirurgiens. M. Dolbeau la rejette complétement. C'est qu'en effet il n'y a pas que la prostate à considérer dans le testicule tuberculeux. Comme le fait très-bien remarquer le chirurgien de l'hôpital Beaujon, dans la tuberculose de l'appareil génito-urinaire tous les organes qui le composent sont presque toujours, sinon constamment, envahis par les productions morbides; cela est si vrai que, le plus souvent, les deux testicules sont malades simultanément. S'il n'y en a qu'un seul, enlevez-le et vous ne tarderez pas, ordinairement, à voir l'affection s'emparer de celui qui reste; en sorte que vous serez forcé d'en arriver à une castration complète; sans compter que vous serez bien obligé de laisser à leur place, sans compter la prostate, les vésicules séminales qui, elles aussi, sont indurées par l'affection tuberculeuse. Introduisez, en effet, votre index dans le rectum, poussez-le jusqu'à la base de la prostate, et vous sentirez parfaitement les bosselures de ces deux organes que leur mollesse soustrait au toucher dans l'état normal. Aussi, pour M. Dolbeau, la castration doit-elle être rejetée dans le traitement du testicule tuberculeux. Il n'y a d'exception que pour les cas de tumeurs très-volumineuses avec abcès et fistules multiples, le tout accompagné de douleurs vives (1).

Civiale parle d'un homme traité par lui à Necker qui avait une atrophie des corps caverneux et du corps spongieux, surtout du bulbe où l'on sentait la sonde presque sous les téguments. Mais ce malade avait un abcès urineux à la partie libre de la verge, un autre à l'aine qui furent suivis de fistule; de plus un troisième abcès existait au testicule gauche et le droit était atrophié. D'après toutes ces lésions, on est en droit de penser que ce malade était tuberculeux et la disparition de sa prostate qui n'a pas été constatée à l'autopsie pouvait tenir à une fonte tuberculeuse.

Les symptômes de l'atrophie prostatique sont vagues et la plupart de ceux qui ont été donnés comme lui appartenant s'observent aussi bien dans la plupart des maladies des voies urinaires. Ce son des douleurs au col de la vessie, des envies fréquentes d'uriner et une difficulté plus ou moins grande d'y satisfaire. D'ailleurs une atrophie simple, sans complications, ne donne souvent lieu à aucun trouble manifeste des fonctions urinaires ou génitales.

Le meilleur moyen de s'assurer de l'atrophie de la prostate c'est le cathétérisme combiné avec le toucher rectal. La sonde, une fois arrivée à la cour-

(1) Dolbeau. *Clinique chirurg.*, p. 264.

bure sous-pubienne, entre beaucoup plus vite dans la vessie, et l'urine elle-même commence parfois à couler dès qu'on a franchi l'aponévrose moyenne ; c'est-à-dire dès qu'on entre dans la portion membraneuse. D'un autre côté, le doigt, introduit dans le rectum, sent la sonde séparée de lui seulement par une épaisseur très-mince de tissu et qu'elle n'est plus, à ce niveau, repoussée en haut, comme à l'ordinaire, mais au contraire portée en bas.

Il n'existe aucun remède direct contre l'atrophie de la prostate et la seule chose à faire c'est de s'opposer aux affections qui en sont la cause : combattre le tubercule, la scrofule et l'inflammation; soutenir les vieillards, ouvrir les abcès de bonne heure et enlever les tumeurs si c'est possible et si les risques de l'opération ne sont pas redoutables, constituent les seules indications thérapeutiques auxquelles donne lieu cette affection.

INDEX BIBLIOGRAPHIQUE

ADAMS. — *Anatomy and diseases of the prostate Gland.* 2e édit. London, 1853.

ACTON (W). — *Pratical treatise on disease of the generative organs.* London, 1851. Traduit de l'anglais. Paris, 1863

AMUSSAT. — *Leçons sur les rétentions d'urine.* Paris, 1832.

ARIBAUD. — Thèse de Paris, 1861.

AUBRY. — *Sur l'épidimyte blenn.* (Arch. gén. méd. 1841. T. XI.)

BACQUIAS. — *Bull. soc. anat.* 1851, page 375.

BARBETTE. — Thèse de Paris, 1848.

BARNIER (M.). — *Des tubercules du testicule.* Thèse de Paris, 1873

BAUDENS. — *Clinique des plaies d'armes à feu.* Paris, 1836, in-8.

BLANDIN. — *Gazette des hôp.* Janvier 1849, p. 35. — Journal hebdomadaire de médecine, t. I.

BEALE (L.). — *De l'urine, des dépôts urinaires et des calculs, de leur composition chimique, de leurs caractères physiologiques et pathologiques.* Trad. par Ollivier et Bergeron. Paris, 1865.

BECLARD. — *Traité de physiologie.*

BÉDARD. — *Gazette des hôpitaux.* 1872, n° 14.

BÉRAUD. — *Maladies de la prostate.* Th. agrég. Paris, 1857.

BELL (B.). — *Traité de la gonorrhée.* Trad. par Boquillon, t. II, p. 151. Paris, 1802.

BÉGIN. — Dict. de méd. et de chirurgie prat. en 15 vol., t. XIII, art. *Prostate.*

BERTRAND. — *Gazette médicale.* Paris, 1851.

BLIN. — *Bull. soc. anat.* 1853, p. 240.

BONNAFONT. — *Gazette médicale.* Paris, 1851.

BOULOUMIÉ. — *Considérations générales sur la pathogénie des maladies de la prostate.* Paris, 1874.

BOYER. — *Malad. chirurg.* T. VII.

BOYER (L.). — *Montpellier médical.* 1866.

BRESCHET. — *Dict. des sciences méd.* T. XIV, 1815.

BRODIE (B.). — *Lectures on the urinary organs.* — *Clinical Lectures.* Trad. en français, par J. Patron. Paris, 1845.

BROCA. — *Bull. soc. anat.* 1851, p. 89. 1854. — *Traité des tumeurs.*

CARON (A. D.). — *Des abcès urineux.* Thèse de Paris, 1868.

CAUDMONT. — *Sur les engorgements de la prostate.* Thèse de Paris, 1847.

CHAVASSE (P.). — *Étude sur la Tuberculose des organes génito-urinaires.* Thèse de Paris, 1872. N° 423.

CHOPART (F.). — *Traité des maladies des voies urinaires,* nouvelle édition avec notes, par Félix Pascal. Paris, 1831.

CIVIALE. — *Traité des maladies des voies urinaires.* 3° édition. Paris, 1858. Tome II. *Maladies du col de la vessie, de la prostate et des organes génitaux,* in-8, avec figures intercalées dans le texte.

COCTEAU. — *Des fistules uréthrales chez l'homme.* Thèse d'agrég. Paris, 1869.

COOPER (A.). Trad. par Chassaignac et Richelot. Paris, 1837.

COULSON (WALTER). — *La pierre dans la vessie,* traduit de l'anglais, par H. Picard. Paris.

GOULSON. — *Diseases of the Bladder and Prostate gland.*

CRUVEILHIER. — *Traité d'anatomie descriptive.* 5° édit., par Marc Sée.
— *Traité d'anatomie pathologique générale.* Paris, 1852-1862, t. II, III et IV.

CULLERIER (A.). — *Des affections blennorrhagiques.* Paris, 1861.

CULLERIER (neveu). — Dict. de méd. et chirur. 1830, t. IV.

CURLING. — *Traité des maladies du testicule.* Trad. de l'anglais, par Gosselin. Paris, 1857, in-8.

CURTIS (T. B.). — *Prostatite suppurée, Bull. soc. anat.* 5° série, t. VIII, p. 17.

Cyclopædia of anatomy and physiology, Vol. IV. London, 1847-1849.
— Art. *Prostate,* by J. ADAMS, p. 146. — Art. *Vésicules séminales,* p. 1429, by PITTARD..

DASSONVILLE. — *Causes et anat. pathol. de l'engorg. de la prostate* Thèse de Paris, 1855.

DAVID (P. J.). — *Rétention d'urine par engorgement de la prostate.* Thèse de Paris, an XII. N° 169.

DELFAU (N.). — *Des tubercules de la prostate.* Thèse de Paris, 1874.

DELHOMME (P. P.). — *De la prostatite aiguë chez les vieillards.* Thèse de Paris, 1859.

DEMARQUAY. — *Gazette des hôpitaux,* mars 1861. — *Mémoires de la société de chirurg.* T. II, p. 325 (*plaies par armes à feu*). — *Union médicale.* 1862, p. 598. — *Gazette méd.* Paris, 1873.

DENIAU. — *De la prostatite subaiguë.* Thèse de Paris, 1865.

DESAULT (P. J.). — *Maladies des voies urinaires,* rédigé par Bichat, *in Œuvres chirurg.*, 3° édit. Paris, 1813.

DESCHAMPS (F. J.). — *Traité historique et dogmatique de l'opération de la taille.* 1796.

DESCUBES. — *Abcés de la prostate.* Thèse de Paris, 1866.

DÉSORMEAUX (ANT.). — *De l'endoscope, de ses explications au diagnostic et au traitemeut des affections de l'urétre.* Paris, 1865, in-8

DESPRÉS (ARMAND). — *Essai sur le diagnostic des tumeurs du testicule.* Thèse de Paris, 1861.

DEVILLE. — *Vessie dilatée. Bull. soc. anat.* 1846, p. 103.

DODEUIL. — *De l'altération sénile de la prostate.* Thèse de Paris, 1866.

DOLBEAU. — *Traité pratique de la pierre dans la vessie.* Paris, 1864, in-8.

DUFOUR (CH.). — *Tuberculisation des organes génito-urinaires.* Thèse de Paris, 1854.

DUGAS. — *Des inflammations de la prostate.* Thèse de Montpellier, 1832.

DUPUYTREN. — *Mémoire sur une nouvelle maniére de pratiquer l'opération de la pierre,* terminé et publié par Sanson et Bégin. Paris, 1836. — *Clinique chirurgicale,* t. IV, p. 720.

DURAND-FARDEL. — *Traité des eaux minérales.*

DURAND (J. B.). — *Tubercules de l'appareil genito-urinaire.* — *Destruction de la prostate, perforation de l'uréthre, fistules urinaires,* (Service de Cullerier.) *Bull. soc. anat.* 1839, p. 29.

ELLIS. — *Médico-chirurgical Transactions,* vol. XXXIX, p. 331-332, cité dans Thompson, p. 29 et 319.

FOURNIER (ALFRED). — Art. *Blennorrhagie* du *nouveau Dict. de médecine et de chirurgie pratiques.* Paris, 1866. T. V.

GAZIL. — Thèse de Montpellier, 1855.

GELLÉ. — *Gaz. des hôpit.* 1857, p. 18.

GELLIE (P.). — *De l'hypertrophie de la prostate et de son influence sur la production de quelques états morbides de la vessie chez le vieillard.* Thèse de Paris, 1854, n° 149.

H. Picard. 25

GELY. — *Étude sur le cathétérisme curviligne et sur l'emploi d'une nouvelle sonde.* Paris, 1862, in-4.

GODARD (E.). — *Recherches sur les monorchides et les cryptorchides chez l'homme.* (Mém. soc. biol. 1856, 2e série, t, III.) — *Compte rendus de la soc. de biol.* 3e série, t. I. Année 1859.

GOSSELIN. — *Clinique chirurgicale de l'hôpital de la Charité,* t. II, 2e édition. Paris, 1876.

GOSSELIN (L.). — *Sur les oblitérations des voies spermatiques* (Arch. gén. méd). 1847 et 1853.

GRANCHER. — *De l'unité de la phthisie.* Thèse de Paris, 1873.

GROSS (de Philadelphie). — *De la prostatorrhée.* (Gaz. hebd., 1860, p. 540). — *Urinary organs.* Philadelphia.

GUBLER (AD.). — *Des glandes de Mery.* Thèse de Paris, 1849. N° 172.

GUERLAIN. — *De la prostatorrhée dans ses rapports avec la prostatite.* Thèse de Paris, 1860. N° 257.

GUTHRIE (G. J.). — *On the anatomy and diseases of the urinary organs.* London, 1836; thind édition. London, 1843.

GUYON (FÉLIX). — *Société de chirurgie,* 1867. — *Éléments de chirurgie clinique.* Paris, 1873, in-8 avec figures.

HARDY (C. L. V.). — *Études sur les inflammations du testicule et principalement sur l'épididymite et l'orchite blennorrhagique.* Thèse de Paris, 1860. N° 207.

HARLEY. — *De l'urine et de ses altérations pathologiques.* Trad. par Hahn. Paris, 1875, in-18.

HÉRARD et CORNIL. — *Traité de la phthisie pulmonaire, étude anatomo-pathologique et clinique.* Paris, 1867.

HODGSON. — *The Prostate gland and its elargement in old age.* London, 1856.

HOME (EVERARD). — *Practical Observations on the treatement of the Prostate gland.* London, 1811. — *Traité ou observations pratiques et pathologiques sur le traitement des maladies de la prostate.* Trad. de l'angl., par L. Marchant. Paris, 1820, in-8, avec planches.

HOSPITAL. — *Prostatite chronique.* Thèse de Paris, 1865.

HOWSHIP. — *Diseases of the urinary organs.* London, 1823.

HUNTER (JOHN). — *Œuvres.* Trad. Richelot. Paris, 1843.

JAMAIN (J. A.). — *De l'exstrophie ou extroversion de la vessie.* Thèse inaug., 1845, p. 21.

JAPIN. — Thèse de Paris, 1857.

JARDIN. — *Blennorrhagie, blennorrhée.* Paris, 1874.

JARJAVAY. — *Recherches anat. sur l'uréthre de l'homme.* Paris, 1856.

JOLY (MAURICE). — *Du cancer de la prostate.* (*Arch. gén. de méd.* Mai, 1869.)

KOBRYNER. — Thèse de Montpellier, 1872.

LABARRAQUE (ED.). — *Des applications de l'endoscope.* Paris, 1871.

LAFORGUE. — *Arch. gén. de méd.*, 1834, p. 78.

LALLEMAND. — *Des pertes séminales.* Paris, 1836-1842. — *Clinique méd. chirur.*, 1845, p. 268.

LARCHER (J. P.). — *Bull. soc. anat.*, 1834, p. 218.

LARREY (D. J.). — *Clinique chirurgicale*, 1812-1829. T. II, p. 500. — *Mémoires de chirurgie militaire et campagnes.* T. IV, p. 285-294. Paris, 1818.

LASCANO. — *Étude sur les valvules du col de la vessie.* Thèse de Paris, 1864.

LAUGIER (ST.). — *Des rétrécissements de l'uréthre et de leur traitement.* Thèse de concours pour une chaire de clinique chirurgicale, p. 64. Paris, 1836.

LEFEBVRE. — *De l'orchite blenn.* Thèse de Paris, 1850.

LENOIR et NÉLATON. — *Gazette des hôpitaux*, 1846. — *Calculs de la prostate.*

LEPLAT. — *Hypertrophie de la prostate.* (*Bull. société anat.*, 1855. T. XXX, p. 145.)

LITTRE. — Dans *Histoire acad. royale des sciences de Paris*, 1789.

LEROY (RAOUL) d'Etiolles. — *Bull. soc. anat.*, 1855, p. 551.

LEROY d'Étiolles père. — *Thérapeutique des rétrécissements, des engorgements de la prostate.* Paris, 1849. — *Considérations anatomiques et chirurgicales sur la prostate.*

LOUIS (ANT.). — *Mém. Acad. roy. chirurg.* Paris, 1747, t. III, p. 333.

LOWEL. — *Arch. gén. méd.* T. XXX, p. 145.

MALHERBE (ALBERT). — *De la fièvre urineuse.* Thèse de Paris, 1873.

MALLEZ. — *Thérapeutique des voies urinaires.*

MALSANG. — *Prostatite aiguë.* Thèse de Paris, 1865.

MALTESTE. — *Des calculs de la prostate.* Thèse de Paris, 1876.

MARJOLIN. — *Bull. soc. anat.* 1838, p. 301.

MAUVAIS. — *Des accidents fébriles qui se rattachent au cathétérisme, etc.* Thèse de Paris, 1860.

MAUVIEZ. — *Engorgement de la prostate.* Thèse de Paris, 1838.

MÉHU. — *Chimie médicale appliquée aux recherches cliniques.* Paris, 1870, in-18.

MERCIER (L. A.). — *Union médicale, 1858. — Recherches sur les maladies des organes urinaires et génitaux des hommes âgés.* Paris, 1841, in-8. — *Recherches sur les valvules du col de la vessie.* Paris, 1848, in-8.

MESSER. — *Trans. of the méd. chirur. Society.* Vol. XLIII, p. 153.

MONOD. — *Gaz. des hôp. Oct.* 1855, p. 484.

MONTANIER. — *Gaz. des hôpit.* 1863.

MOREAU-WOLF et CHÉRON. — *Des services que peuvent rendre les courants continus dans l'engorgement de la prostate.*

MORGAGNI. — *De sedibus et causis morborum.* Lettre 7.

MOUGIN. — *De l'épididymite caséeuse.* Thèse de Paris, 1873.

MURON (ANT.). — *Pathogénie de l'infiltration d'urine.* Thèse de Paris, 1872.

NARGAUD (A. L.). — *De la suppuration chronique des voies séminales.* Thèse de Paris, 1873.

NEIS. — Thèse de Montpellier, 1872.

ONIMUS et LEGROS. — *Traité d'électricité médicale.* Paris, 1872, in-8.

OULÈS. — *Influence des lésions de la prostate dans la lithotritie.* Thèse de Paris, 1838. N° 274.

OUVRY. — *Des affections douloureuses de la prostate.* Thèse de Paris, 1858. N° 18

PASCAL (FÉLIX). — *Annotations au traité de Chopart.* Paris, 1821.

PASTUREAU. — *Des abcés de la prostate.* Thèse de Paris, 1872.

PETER (M.). — *Union médicale,* 1856.

PETIT (H.). — *Bull. soc. anat.* 5e série, t. VIII, p. 42.

PETIT (J. L.). — *Maladies chirurg.* T. III.

PHILIPS. — *Traité des maladies des voies urinaires.* Paris, 1860, in-8 avec figures dans le texte.

PICARD (HENRI). — *Note sur les abcés et inflammations de la prostate.* 1875.

PIDOUX. — *Etudes générales et pratiques sur la phthisie,* 2e édition. Paris, 1874.

PIGEAUX. — *Bull. soc. anat.* 1830, p. 188.

RABUTEAU. — *Analyse des urines.*

RAYER. — *Traité des mal. des reins.* Paris, 1841. T. III, p. 87.

RECLUS. — *Tubercules généralisés des organes génito-urinaires,* dans

Revue photographique des hôpitaux. Paris, 1872. — *Du tubercule du testicule.* Paris, 1876.

RELIQUET. — *Traité des opérations des voies urinaires.* Paris, 1871, in-8 avec figures dans le texte.

REVERDIN (de Genève). — Thèse de Paris, 1873.

RICHET. — *Anatomie chirurgicale.*

RICORD. — *Testicule tuberculeux, marche de la tuberculisation dans les organes génitaux,* communication à l'Académie de Médecine. (*Bull. Acad. de méd.,* 1852. Séance du 29 juin, tome XVII, p. 791.)

RINDFLEISCH. — *Traité d'histologie pathologique.* Trad. par Gross.

ROBIN (CHARLES). — Art. *Tubercules, Dict. de médecine,* 14e édition. Paris, 1877. — Art. *Lamineux, Dict. encyclopédique des sciences médicales.* — *Leçons sur les humeurs normales et morbides du corps de l'homme,* 2e édition. Paris, 1874.

ROBIN et VERDEIL. — *Chimie anatomique et physiologique.* Paris, 1853.

ROMBEAU. — *Bull., soc. anat.* 1851, p. 101.

SAINT-GERMAIN (L. A. de). — *De la fièvre uréthrale.* Thèse de Paris, 1861.

SAPPEY. — *Traité d'anatomie descriptive.*

SEDILLOT. — *Journal de médecine, de chirurgie et de pharmacie.* t. XXX, p. 550.

SÉGALAS. — *Bull. soc. anat.* 1855, p. 103.

SENNE. — *Méthode de taille sous-pubienne.* Thèse de Paris, 1825. N° 108r

SŒMMERING. — *Trait. des maladies de la vessie et de l'urétre considérée particulièrement chez les vieillards.* Trad. par H. Hollard, Paris, 1824, p. 142.

SOLLY. — *Arch. gén. méd.* T. XXIX, 4me série, p. 84.

STAFFORD. — *An essay on the treatment of some affections of the prostate gland.* London, 1845.

STOPFER. — Thèse de Paris, 1873.

TAPERET. — *De la tuberculisation des organes génito-urinaires,* inédit.

THAON. — *Recherches sur l'anat. patholog. de la tuberculose.* Thèse de 1870.

THEVENON. — *Des polypes de l'uréthre.* Thèse de Paris, 1869.

THEZET. — *De l'exstrophie de la vesie.* Thèse de Paris, 1872.

THIRY. — *Presse médicale de Bruxelles,* 1856. — *Recherches nouvelles sur les affections blennorrhagiques.* Bruxelles, 1864.

THOMPSON (HENRY). — *Traité pratique des maladies des voies uri-naires*. Traduit par Ed. Martin, Ed. Labarraque et Victor Campenon. Précédé des *leçons cliniques sur les maladies des voies uri-naires*. Paris, 1874.

TOUPLAIN. — *De l'hypertrophie prostatique*. Thèse de Paris, 1872.

TRIPIER. — *Manuel d'électrothérapie*. Paris, 1861, in-18.

VADET. — *Influence des lésions de la prostate dans la lithotritie*. Thèse de Paris, 1840.

VAUTIER. — *Bull. soc. anat.* 1853, p. 106.

VEDRINE (LÉON). — *De certains modes de début des tubercules du testicule*. Thèse de Paris, 1873.

VELPEAU. — *Clinique chirurgicale*, t. III. Paris, 1841. — *Anatomie chirurgicale*. 3me édit., t. II. — *Dict. de méd.* en 30 vol. Article *prostate*.

VERDIER. — *Obs. et réflex. sur les maladies de la prostate*. Paris, 1838.

VERNEUIL. — *Bull. soc. anat.* 1854, p. 73.

VIARD. — *Bull. soc. anat.* 1847, p. 326.

VIDAL (de CASSIS). — *Traité de Path. externe*. T. IV, 4me édit. — *Gazette des hôpitaux*. 1850, p. 440.

VIGNEAU. — *De l'extrophie de la vessie*. Thèse de Montpellier, 1866.

VILLEMIN (J. A.). — *Études sur la tuberculose, preuves rationnelles et expérimentales de sa spécificité et de son inoculabilité*. Paris, 1868.

VIRCHOW. — *Traité des tumeurs*, trad. par Aronssohn. Paris, 1871. T. III.

VOILLEMIER. — *Traité des maladies des voies urinaires*. Paris, 1868. T. I, *Maladies de l'uréthre*.

WYSS (OSCAR). — *Du cancer de la prostate*, 1866.

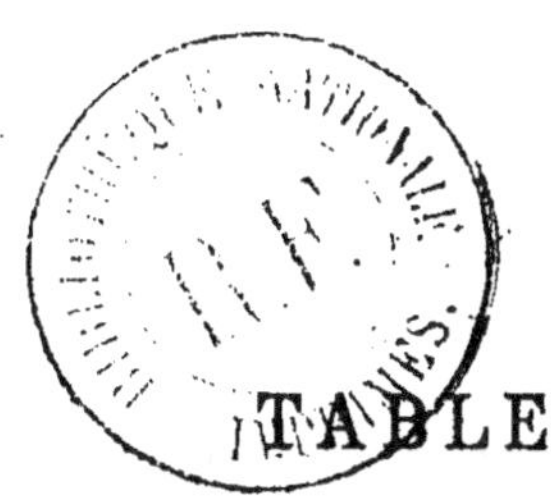

TABLE

ANATOMIE DE LA PROSTATE.

CONSIDÉRATIONS GÉNÉRALES.

VICES DE CONFORMATION.

BLESSURES DE LA PROSTATE.

INFLAMMATION ET SUPPURATION DE LA PROSTATE.

ULCÉRATIONS DE LA PROSTATE.

MALADIES DIATHÉSIQUES.

CAVERNES ET FISTULES DE LA PROSTATE.

CALCULS PROSTATIQUES.

KYSTES DE LA PROSTATE.

AUGMENTATION DE VOLUME DE LA PROSTATE.

ATROPHIE DE LA PROSTATE.

Paris. — Imprimerie PILLET et DUMOULIN, rue des Grands-Augustins, 5.